中國本草圖錄

卷三

蓋載之三墳者也其二百六十五

百二十種爲君主養命以應天無

老延年之說中藥一百二十種爲

有過病補虛益損之用下藥一百

可久服故有除寒熱邪氣破積聚

尹湯液之與本平神農仲景傷寒

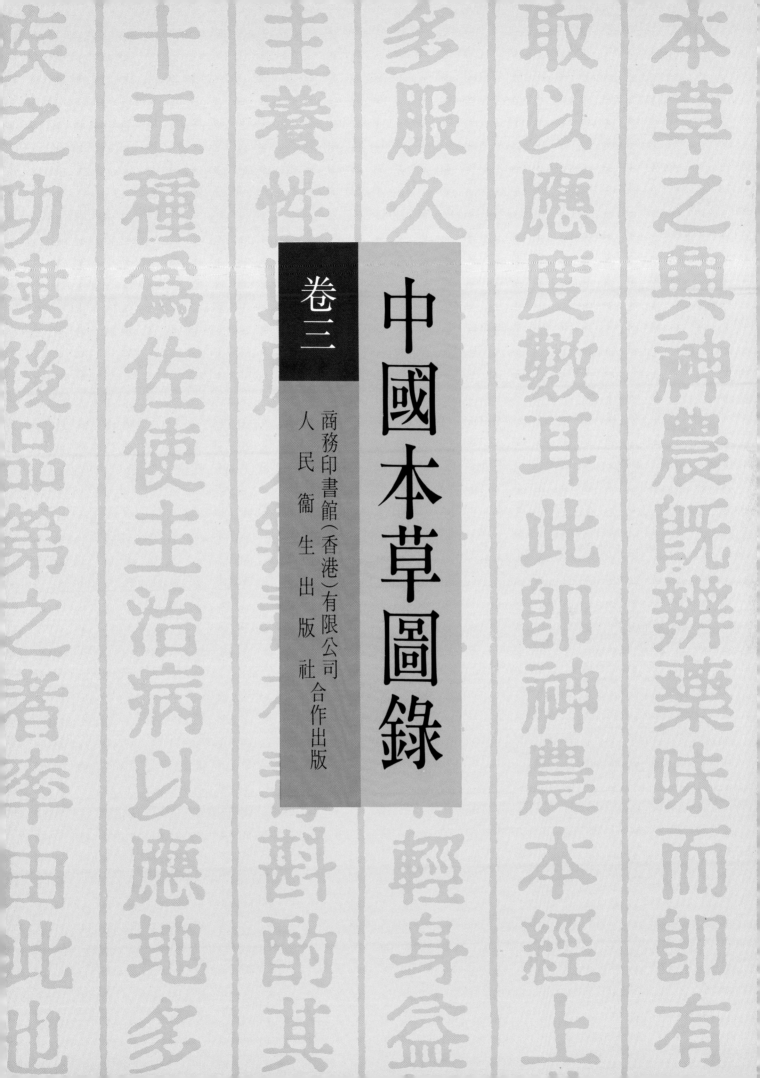

卷三

中國本草圖錄

商務印書館（香港）有限公司
人民衛生出版社 合作出版

中國本草圖錄　　卷三

全書主編——蕭培根

本卷主編——嚴仲鎧

編寫——《中國本草圖錄》編寫委員會

責任編輯——孫祖基　　江先聲

編輯顧問——李甯漢

圖片編輯——嚴麗娟

裝幀設計——王鑑豐

出版——商務印書館(香港)有限公司

　　　　香港鰂魚涌芬尼街 2 號 D 僑英大廈

　　　　人民衞生出版社

　　　　北京天壇西里10號

製版——亞洲製版公司

　　　　香港柴灣豐業街10號業昌中心7字 D 座

印刷——中華商務彩色印刷有限公司

　　　　香港新界大埔汀麗路36號中華商務印刷大廈

版次——1989年 4 月第 1 版第 1 次印刷

　　　　1992年 4 月第 1 版第 2 次印刷

　　　　ⓒ 1989 1992 商務印書館(香港)有限公司

　　　　ISBN 962 07 3080 1

本卷主編的話

　　近年來中國中醫藥科技人員對國內各省、區的中藥資源進行了全面的調查。《**中國本草圖錄**》收載的藥物品種極為豐富，它收集了中國各地區各民族的用藥經驗及古今文獻記載，說明了中國藥用資源的開發利用有着無限的潛力；同時它對於指導中國中藥資源的系統開發利用，進行對外合作和國際學術交流，均是直觀的基礎資料，堪稱是現代本草的代表作。

　　《**中國本草圖錄**》全書共分十卷，載藥五千種。卷三是由吉林省中醫中藥研究院、上海第二軍醫大學等九個單位合編而成，它主要收載中國東北和華東地區的藥用資源的種類，收載藥用眞菌39種、植物藥411種、動物藥30種、礦物藥20種。其中常用中藥有：人參、黃蓍、五味子、甘草、紫靈芝、茯苓、蓮、白頭翁、平貝母、桔梗、淫羊藿、南山楂等等；近代新發現的有抗癌用途中藥有：三尖杉、海南粗榧、喜樹、長春花、馬藺子等；有滋補強壯作用中藥刺五加、甸果等等均作了收錄。卷四是由吉林省中醫中藥研究院、四川省中藥學校等八個單位合編而成，它主要收載中國東北、西南及華北部分地區的藥用資源，載有藥用眞菌43種、藥用地衣14種、植物藥393種、動物藥30種、礦物藥20種。其中常用中藥有：黃柏、升麻、威靈仙、心葉淫羊藿、板藍根、桃仁、杏仁、苦參、知母、半夏、天南星、馬勃、鹿茸、海馬等等。

　　在本書編寫及拍攝過程中，國家自然科學基金會在經費上給予支持；吉林省科委、吉林省衛生廳也列入科研計劃並在經費上給予有關單位以資助；各地藥用植物園對拍攝圖片時提供了方便條件；樓之岑、謝宗萬、蕭培根、朱有昌、鄧明魯、李承祜、蘇中武等教授協助審定圖片，在此一併致謝。

　　由於本書規模宏大而編者水平有限，敬請同道在使用中提出寶貴意見。

嚴仲鎧

一九八九年元月於長春

編　寫　說　明

　　1.　《中國本草圖錄》收載中草藥(包括植物、動物、礦物)五千種，分十冊出版。全書採用彩色照片拍攝中草藥的生態環境、生長狀態(活植物、活動物體態)，礦物則拍攝藥材形狀。

　　2.每種中草藥附有簡要的文字描述，目的在於彌補彩照的不足，並使讀者對該中草藥有一個概括的認識。

　　3.本書編排以植物(動物)科爲順序；植物科以恩格勒系統爲編排依據。科屬內的中草藥則按植物(動物)的拉丁學名的字母順序依次排列。

　　4.書前的目錄備列中草藥所屬的植物(動物)的科及科內各中草藥。書後則分別附有中草藥及所屬植物(動物)的中名索引及拉丁學名索引。

　　5.正名一般祇採用中草藥的常用名稱。若一種中草藥爲多來源或來自同屬多種植物(或動物)，如黃連、貝母、天南星、前胡等，正名參照基源動植物名取名爲三角葉黃連(黃連)、白花前胡(前胡)等，括號內附常用的中草藥名稱。如此藥爲民間藥，則應採用民間藥名稱。若無中草藥名稱，可採用此藥的植物名或動物名。

　　6.本書文字描述包括：**來源、形態、分佈、採製、成分、性能、應用、文獻**及**附註**等項目。

　　7.**來源**是記載中草藥所屬的植物(動物)科的中名，植物(動物)名稱及其拉丁學名，藥用部分。礦物藥則記述其礦物來源的名稱或學名。

　　8.**形態**一項是概述中草藥的原植物(或原動物)的全貌的形態特徵(尤詳於藥用部分)。若爲礦物藥，則祇描述藥材性狀。

　　9.**分佈**是描述該植物(動物)在野生狀態下的生態環境或栽培狀況，或其棲息環境及習性等。分佈是指野生植物(動物)在中國境內的自然分佈。由於篇幅限制，若分佈的省區太多，可採用大區描述，如東北、華北、華東、中南、西北、西南等，也可寫長江以南等。

　　10.**採製**是描述該中草藥的採集季節，加工方法(如曬乾、陰乾、鮮用、切片、切段等)，或特殊的炮製加工等方法。

　　11.**成分**祇記載該中草藥所含的主要成分或有活性成分，對一般次要的化學成分，可不予全部記載，而且也以該中草藥的藥用部位爲主，非藥用部位的成分則或略而不述。

　　12.**性能**是先描述該中草藥的性味(先寫味，後寫性)，再述其功能。功能祇描述該中草藥的主要作用。對有些有毒的中草藥，按毒性的大小，寫明小毒、有毒、大毒等，以便引起注意。

　　13.**應用**祇描述該中草藥沿用以治療的主要病症，也可能是與其他藥物配伍的效用。用法一般指內服或外用或其他用法。文中描述"用於"云云即指內服。用量是指成人每日的常用量。

　　14.**文獻**一項是供進一步查閱該中草藥的詳細資料而編注的；如別名、成分、藥理等內容，可在文獻中查閱。爲節省篇幅，常用文獻多採用簡稱。如《大辭典》上，865，即《中藥大辭典》上冊第865條。各卷所引用的文獻的書目資料，可於每卷後面所附的"參考書目"中找到。

目　　錄

1201. 雲實
1202. 檸條
1203. 檸雞兒果
1204. 鐵藤根
1205. 三尖葉豬屎豆
1206. 農吉利
1207. 白扁豆
1208. 山皂莢
1209. 甘草
1210. 長白岩黃蓍
1211. 華東木藍
1212. 馬棘
1213. 牧地山黧豆
1214. 胡枝子
1215. 朝鮮槐
1216. 小苜蓿
1217. 長白棘豆
1218. 四棱豆
1219. 刺槐
1220. 四方木皮
1221. 苦豆子
1222. 酸角
1223. 小葉野決明
1224. 野火球
1225. 白車軸草
1226. 布狗尾
1227. 草藤
1228. 柳葉野豌豆

酢漿草科
1229. 楊桃

牻牛兒苗科
1230. 毛蕊老鸛草
1231. 突節老鸛草
1232. 長白老鸛草

旱金蓮科
1233. 旱金蓮

蒺藜科
1234. 白刺
1235. 駱駝蒿

芸香科
1236. 枸櫞（香櫞）
1237. 山小橘
1238. 川黃柏
1239. 竹葉椒
1240. 野椒

1241. 柄果花椒
1242. 梅迪乳香

橄欖科
1243. 烏欖

遠志科
1244. 黃花遠志
1245. 蟬翼藤
1246. 銀柴

大戟科
1247. 小柿子
1248. 地錦草
1249. 錐腺大戟
1250. 野梧桐
1251. 野桐

漆樹科
1252. 黃練芽

冬青科
1253. 大葉冬青

衛矛科
1254. 刺南蛇藤
1255. 絲棉木
1256. 東北雷公藤

槭樹科
1257. 雞爪槭

鳳仙花科
1258. 鳳仙花
1259. 東北鳳仙花
1260. 水金鳳

鼠李科
1261. 鼠李
1262. 金剛鼠李
1263. 烏蘇里鼠李
1264. 翼核果
1265. 滇刺棗

葡萄科
1266. 蛇葡萄根
1267. 九牛薯
1268. 烏蘞梅
1269. 花斑葉
1270. 六方藤
1271. 爬山虎

杜英科
1272. 水石榕

椴樹科
1273. 糠椴

錦葵科
1274. 蜀葵
1275. 玫瑰茄
1276. 野錦葵

獼猴桃科
1277. 牛嗓管樹

山茶科
1278. 山茶
1279. 白花果

藤黃科
1280. 橫經席
1281. 紅旱蓮
1282. 芒種花

堇菜科
1283. 走邊疆
1284. 香堇菜
1285. 黃花堇菜

大風子科
1286. 柞木葉

番木瓜科
1287. 番木瓜

秋海棠科
1288. 四季海棠

瑞香科
1289. 芫花
1290. 長白瑞香
1291. 夢花

胡頹子科
1292. 沙棗

珙桐科
1293. 喜樹

桃金娘科
1294. 水翁花

柳葉菜科
1295. 毛脈柳葉菜
1296. 東北柳葉菜
1297. 丁香蓼

五加科
1298. 刺五加
1299. 短梗五加
1300. 牛角七
1301. 黃毛楤木
1302. 八角金盤
1303. 刺人參
1304. 人參

1001　粉瘤菌

來源　粉瘤菌科真菌粉瘤菌 Lycogala epidendrum (L.) Fr. 的子實體。

形態　塊狀複孢囊密集或散生，近球形，無柄，直徑0.2～1.5 cm，粉灰色、青褐色至灰褐色。包被薄，上有小疣。假孢絲系分枝，薄壁，有半透明至淡黃色，具橫皺褶的小管。直徑8～30 μ，頂端圓鈍。孢子半透明，具小疣，成堆時肉色。

分佈　春至秋季生於闊葉樹腐木上。分佈於全國各省區。

採製　春至秋季採摘，曬乾。

應用　用於消除黏膜發炎，可用作外敷藥。

文獻　《中國藥用真菌圖鑑》，5。

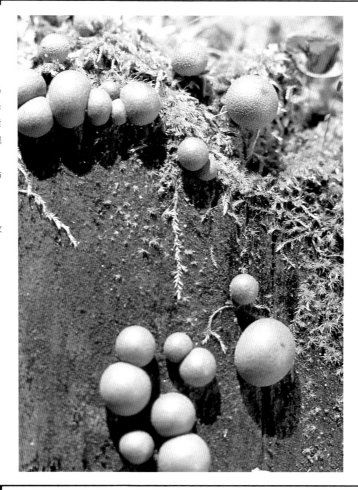

1002　蛹蟲草

來源　麥角科真菌蛹蟲草 Cordyceps militaris (L. ex Fr.) Link 的子實體。

形態　子座棒狀，橙黃色，單生或有時數個從寄主的頭部或近中部長出。產囊組織由縱向平行的或略交織的無色菌絲組成。子囊殼卵形，近圓柱形，稍外露。子囊細圓柱形，孢子線狀，有許多隔膜，可斷裂成單細胞的小段。分生孢子階段為蛹草頭孢。

分佈　生於半埋在土中的鱗翅目昆蟲的蛹上。分佈於東北、華東及河北、廣西、雲南。

採製　春至秋季採挖，去掉泥土，曬乾。

成分　含蛹蟲草素 (cordycepin) 及多糖類化合物和多種氨基酸。

性能　甘，平。益肺腎，補精髓，止血化痰。

應用　用於貧血虛弱，肺結核。用量2～5 g。

文獻　《中國藥用真菌圖鑑》，17。

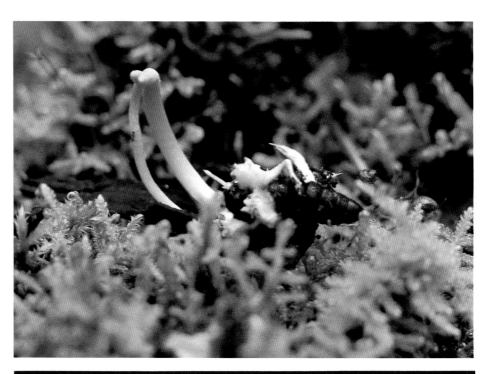

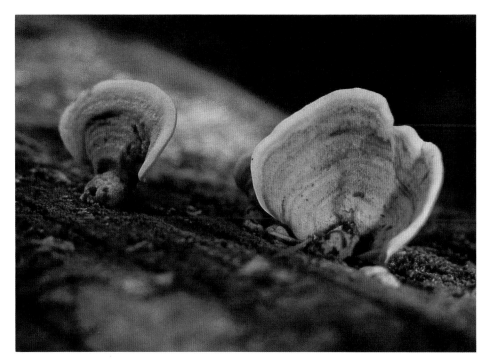

1003　血革

來源　革菌科眞菌血痕靱革菌 Stereum sanguinolentum (Alb. et Schw.) Fr. 的子實體。

形態　子實體革質，薄片狀，完全側生或平伏而反卷。菌蓋半圓形，蓋面有平貼的細毛或絨毛，青灰色至淡褐色，有光滑的青灰色或黃褐色與血紅色相間的寬窄不同的環帶；乾後變橙黃色或黃褐色，邊緣全緣或波狀。子實層面光滑，淺肉色至淡粉灰色。子實層內有色汁導管。孢子橢圓形，稍彎曲，無色，光滑。

分佈　生於雲、冷杉的活立木或倒木上。分佈於東北、西北及四川、雲南等省區。

採製　夏秋季採摘，曬乾。

應用　本品可作爲抗癌藥。藥理實驗證明，此菌含有抗癌物質，對小白鼠肉瘤 S-180的抑制率爲80％。

文獻　《吉林省有用和有害眞菌》，165；《吉林醫藥工業》6：2（1984），43。

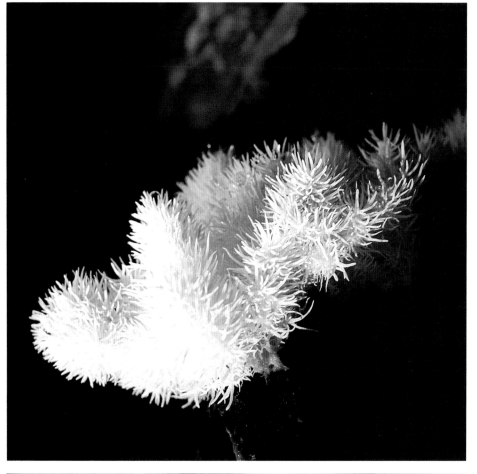

1004　玉髯

來源　齒菌科眞菌玉髯 Hericium coralloides (Scop. ex Fr.) Pers. ex Gray 的子實體。

形態　子實體肉質，新鮮時白色，乾後淡褐色。初期由狹小的基部發出數枚主枝，以後每個主枝生出許多細小的小枝，小枝上生有成叢密集的刺，形似珊瑚枝團，直徑10～30 cm。小刺長圓柱形，銳尖，長0.5～1.5 cm。油囊體棒狀或圓柱形。孢子無色，寬橢圓形至近球形。

分佈　生於雲杉、冷杉等的枯立木和倒木上。分佈於吉林、四川、雲南、西藏、新疆。

採製　秋季採摘、曬乾。

性能　甘，平。利五臟，助消化，滋補。

應用　用於胃潰瘍，神經衰弱，體虛無力。用量3～5 g。

文獻　《中國藥用眞菌》，56。

1005　猴頭

來源　齒菌科眞菌猴頭 Hericium eri-
naceus (Bull. ex Fr.) Pers. 的子實體。

形態　子實體肉質，團塊狀，無柄，基部
狹窄，懸生於樹幹上，長徑5～20 cm。菌
針長針形，生於表面和中下部，中下部彎
曲，長2～6 cm，粗1～2 mm；幼時全部
白色，成熟時淡黃色，尖端黑褐色。子實
層生於菌針表面。孢子球形，平滑，無
色。

分佈　生於櫟等立木及腐木上。分佈於東
北、西北、華東及雲南、西藏、廣西。

採製　秋季採摘後曬乾。

成分　子實體含有多糖類和多肽類物質。

性能　甘，平。利五臟，助消化，滋補。

應用　用於胃潰瘍，慢性胃炎，消化不
良，神經衰弱。用量30～150 g。

文獻　《中國藥用眞菌》，58；《中國藥
用眞菌圖鑒》，91。

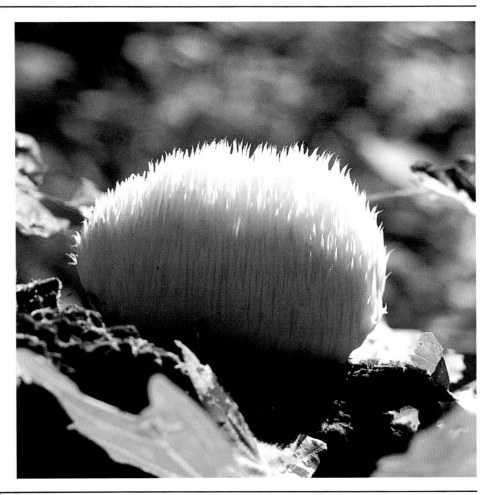

1006　樺菌芝

來源　多孔菌科眞菌木蹄 Fomes foman-
tarius (Fr.) Kickx 的子實體。

形態　子實體多年生，木質，側生，馬蹄
形，5～20×7～40 cm，厚3～20 cm。蓋
面光滑，有硬皮殼，呈灰色、褐色至紫黑
色，有同心環棱；蓋緣鈍。菌肉軟，火絨
狀，暗褐色至紅褐色。菌管多層，層次不
明顯，每層3～5 mm，顏色比菌肉淺。管
口面灰色至淡褐色，管口圓形，每毫米間3
～4個。孢子長橢圓形，無色。

分佈　生於樺等闊葉樹樹幹上。分佈於全
國大部分省區。

採製　夏秋季採收，曬乾。

成分　含多糖類，木蹄醇 (fomentariol)、
木蹄酸 (fomantaric acid) 及皂甙等。

性能　苦、淡，平。消積，化瘀，抗癌。

應用　用於小兒食積，食道癌，胃癌，子
宮癌。用量12～15 g。

文獻　《滙編》下，490；《長白山植物藥
誌》，53。

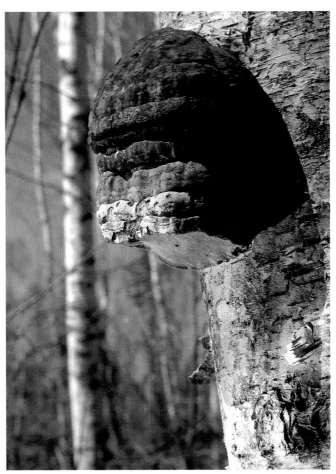

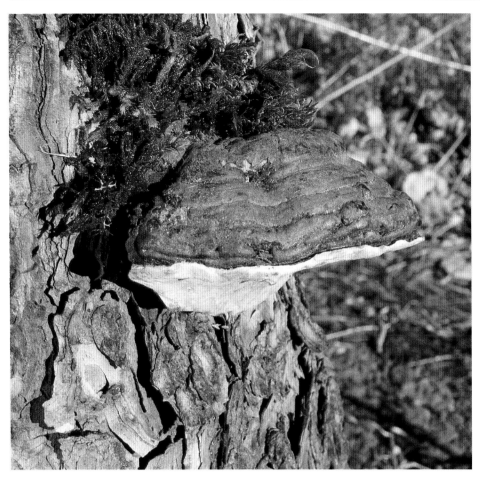

1007　多年擬層孔菌

來源　多孔菌科眞菌多年擬層孔菌 Fomi-topsis annosa (Fr.) Karst. 的子實體。

形態　子實體無柄，有時半平伏。菌蓋扁平，貝殼狀，1～12×2.5～25 cm，厚0.4～2 cm；初期蛋殼色至淺土黃色，有棱紋及環帶，老後深棕灰色至暗灰色，有時有薄皮殼。菌肉近白色。菌管多層，層次不明顯；管口近圓形，白色至乳白色，每毫米間3～4節。孢子近球形，光滑。

分佈　生於松、冷杉等針葉樹幹基部。分佈於吉林、河北、湖南、四川、雲南、廣東、廣西。

採製　秋季採摘，曬乾。

成分　發酵液中含有 fomannosin。

應用　該菌含有抗菌物質，對某些細菌顯示毒性。

文獻　《中國藥用眞菌圖鑒》，131。

1008　樹舌

來源　多孔菌科眞菌樹舌 Ganoderma ap-planatum (Pers. ex Gray) Pat. 的子實體。

形態　子實體多年生，無柄，側生。菌蓋半圓盤形或緩山丘形，5～30×6～50 cm，厚2～10 cm；皮殼光滑，有時有疣，有同心環狀棱紋，常呈灰色，漸變成褐色。菌肉淺褐色。菌管多層，每層長3～8 mm。管口面白色至淡黃色，傷處立即變爲暗褐色；管口圓形。孢子卵形，褐色，有截頭，雙層壁，內壁有小疣。

分佈　生於闊葉樹樹幹上及樹幹基部。分佈於全國大部分省區。

採製　夏秋季採摘，切片，曬乾。

成分　含麥角甾醇 (ergosterol)、異麥角甾醇 (isoergosterol) 及多糖類。

性能　微苦，平。清熱，消積，化痰，止痛，抗癌。

應用　用於乙型肝炎，食道癌，神經衰弱，肺結核。用量15～30 g。

文獻　《中國藥用眞菌圖鑒》，143；《長白山植物藥誌》，36。

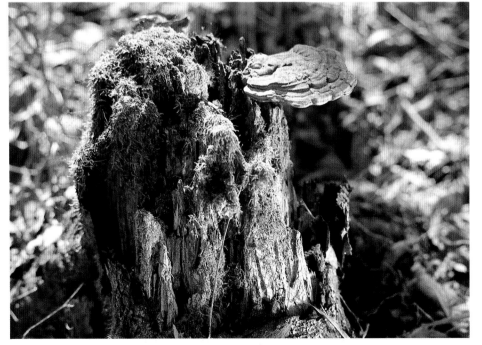

1009 紫芝

來源 多孔菌科眞菌紫芝Ganoderma sinense Zhao, Xu et Zhang 的子實體。

形態 子實體木栓質，有柄。菌蓋半圓形、近圓形或近匙形；蓋面和菌柄均有黑色具光澤的皮殼，有明顯或不明顯的同心環棱及縱皺紋。菌柄側生或偏生。菌管褐色；管口面污白色、淡褐色至深褐色；管口圓形。孢子卵形，頂端平截，雙層壁，內壁有小刺，淡褐色。

分佈 生於腐木及腐木樁上。分佈於河北、山東、浙江、江西、福建、湖南、廣東、廣西。

採製 全年可採，洗淨，曬乾。

成分 含麥角甾醇 (ergosterol)、有機酸、氨基葡萄糖、多糖類等。

性能 淡，溫。滋補强壯，健腦，消炎，益胃。

應用 用於頭暈，失眠，神經衰弱，高血壓，冠心病，肝炎，氣管炎，風濕性關節炎。外用治鼻炎。用量5～10 g；外用適量。

文獻 《大辭典》上，2395；《滙編》上，423。

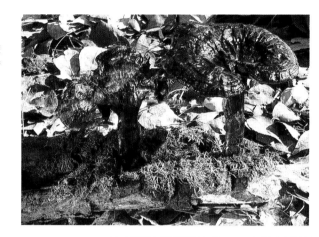

1010 松杉靈芝

來源 多孔菌科眞菌松杉靈芝 Ganoderma tsugae Murr. 的子實體。

形態 子實體一年生。菌蓋扇形或腎形，7～18×5～14 cm，厚1～3 cm；蓋面皮殼有光澤，紅褐色至紫紅色，無環帶；邊緣有棱紋。菌柄側生，長2～10 cm，粗1～3 cm，色澤與菌蓋相同或稍深。菌肉白色，木栓質，近菌管處稍帶淺褐色。菌管肉桂色或黃褐色；管口面白色，乾後褐色。孢子褐色，卵形，有截頭，雙層壁，肉壁具小刺。

分佈 生於落葉松和紅松的幹部及倒木上。分佈於黑龍江、吉林、甘肅。

採製 秋季採收，曬乾。

成分 含有多糖類和多肽類等十幾種成分。

功能 抗寒，滋補，活血。

應用 用於風濕性關節炎，神經衰弱。用量5～10 g。

文獻 《吉林省有用和有害眞菌》，208。

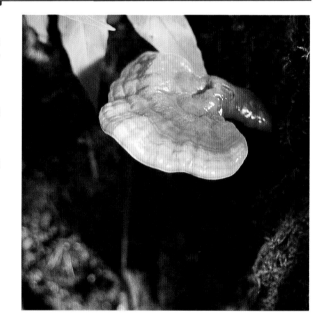

1011 密黏褶菌

來源 多孔菌科眞菌密黏褶菌 Gloeophyllum trabeum (Pers. ex Fr.) Murr. 的子實體。

形態 子實體無柄，菌蓋半圓形，0.8～3.5×1～5 cm，厚2～7 mm，革質，有時側面相連或平伏反卷至全部平伏，有絨毛或近光滑，銹褐色，稍有環紋。邊緣鈍，完整至波浪狀，有時色稍淺。菌肉與菌蓋同色。菌管圓形，迷路狀至深褶狀。孢子橢圓形，光滑，無色。

分佈 生於闊葉樹倒木或枯立木上。分佈於西北、西南及河北、吉林、湖南、台灣。

採製 夏秋季採摘，曬乾。

應用 經藥理實驗證明，此菌含有抗癌物質，其菌液對小白鼠肉瘤 S-180有抑制作用。

文獻 《中國藥用眞菌圖鑒》，159。

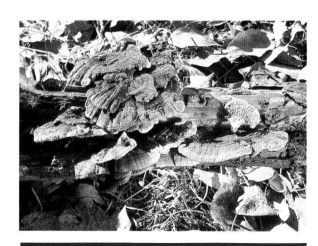

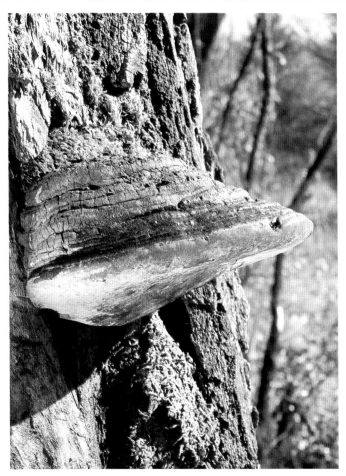

1012 桑黃

來源 多孔菌科眞菌針層孔菌 Phellinus igniarius (L. ex Fr.) Quél. 的子實體。

形態 子實體木質，無柄。菌蓋扁半球形或低馬蹄形，5～20×7～30 cm，淺褐色、灰色或黑色，老時有明顯的龜裂，有同心環棱，無皮殼。菌肉深咖啡色，木質。菌管與菌肉同色，多層，層次不明顯，長1～5 cm；管口面銹褐色，常凸起；管口圓形。孢子近球形，無色。剛毛少，頂端尖，基部膨大。

分佈 生於楊、柳等闊葉樹幹上。分佈於東北、華北、西北及四川、雲南。

採製 秋季採收，切片，曬乾。

成分 含落葉松蕈酸 (agaricic acid)、脂肪酸、氨基酸等。

性能 微苦，寒。利五臟，宣腸氣，止血，軟堅，排毒。

應用 用於崩漏帶下，癥瘕積聚，癖飲，脾虛，泄瀉。用量16～19 g。

文獻 《大辭典》下，4037；《中國藥用眞菌圖鑒》，181。

附註 只生於桑樹上的稱之爲桑黃，但同種生於其它樹上的也有相同的療效。

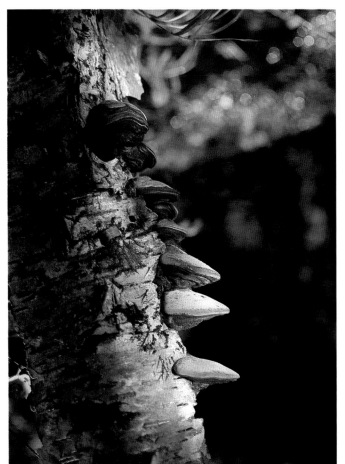

1013 針裂蹄

來源 多孔菌科眞菌針裂蹄 Phellinus linteus (Berk. & Curt.) Teng 的子實體。

形態 菌蓋半圓形至馬蹄形，蓋面深烟黑色，無光澤，有窄同心環棱，有龜裂，初期有細絨毛，後期脫落；邊緣鈍，比蓋面色淺。菌肉肉桂色至深咖啡色，硬。菌管多層，層次明顯，顏色比菌肉淡；管口面與菌管同色；菌管口較小，圓形，1毫米間6～8個。孢子黃褐色，光滑，近球形。剛毛錐形，少。

分佈 生於岳樺等立木及枯木上。分佈於東北、西北、華北及浙江、四川、雲南。

採製 全年可採，夏秋季採爲佳，曬乾。

成分 含有針裂蹄葡聚糖 (Pc-2)。

應用 本品可作爲抗癌藥。藥理實驗證明，此菌含有抗癌物質，對小白鼠肉瘤 S-180的抑制率爲96.7%。

文獻 《中國藥用眞菌圖鑒》，183；《藥學學報》18：6 (1983)，430-433。

1014 裂蹄

來源 多孔菌科眞菌裂蹄 Phellinus rimosus (Berk.) Pilát 的子實體。

形態 子實體無柄，半圓形、半球形至高馬蹄形，側生。蓋面初期灰褐色，漸變爲深褐色，有寬的同心環棱，老時龜裂；蓋緣鈍，深褐色，寬。菌肉黃褐色至銹褐色。菌管與菌肉同色，多層，層次不明顯，每層厚2～5 mm；管口暗黃色，圓形，每毫米間5～6個。無剛毛。孢子球形，黃褐色，平滑。

分佈 生於闊葉樹樹幹基部。分佈於吉林、山西、福建、廣東、四川、貴州。

採製 秋季採收爲佳，曬乾。

功能 益氣，補血，補身心。

應用 民間用於疳積，化結核瘰癧。用量10～20 g。

文獻 《中國藥用眞菌圖鑒》，213。

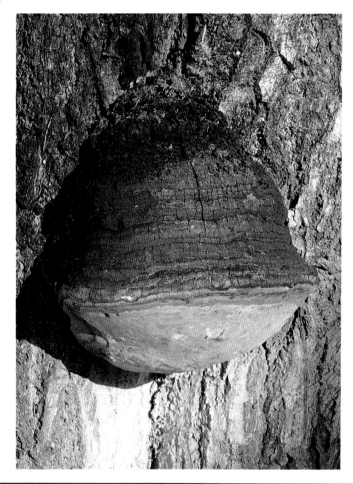

1015 茯苓

來源 多孔菌科眞菌茯苓 Poria cocos (Schw.) Wolf. 的子實體。

形態 菌核呈球形，卵形或不規則形，長徑10～30 cm，新鮮時軟，乾後堅硬。表面有深褐色多皺的皮殼；菌核內部粉質，白色稍帶粉紅色。子實體平伏，生於菌核表面形成一薄層，幼時白色，老後變褐色。菌管單層；管口多角形。孢子長方形，近圓柱形，平滑。

分佈 寄生於松屬植物的根部，深入地下20～30 cm。分佈於全國各省區。

採製 全年可採挖，以8～9月採收爲佳。採後洗去泥土，切片，曬乾。

成分 含 β-茯苓聚糖（β-pachyman）、乙酰茯苓酸（pachymic acid）、茯苓酸（tumulosic acid）等。

性能 甘、淡，平。滲濕利溺，健脾化痰，寧心安神。

應用 用於水腫脹滿，小便不利，脾虛泄瀉，痰飲內停，驚悸失眠。用量10～50 g。

文獻 《大辭典》下，3314；《滙編》上，602。

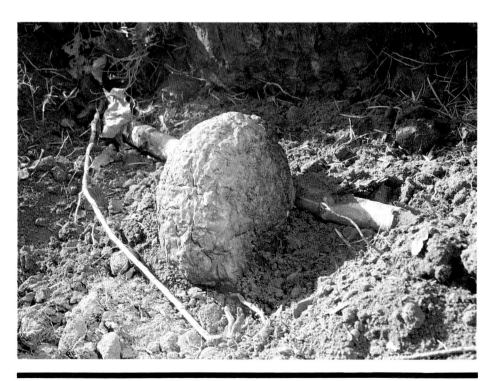

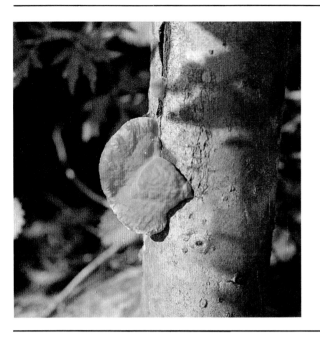

1016　朱砂菌

來源　多孔菌科眞菌紅栓菌 Trametes cinnabarina (Jacq.) Fr. 的子實體。

形態　子實體側生，無柄。菌蓋半圓形或扇形，4～10×4～15 cm，厚0.5～2 cm；表面橙紅色至朱紅色，無環紋，有微絨毛或無毛。菌肉與菌蓋同色。菌管亦與菌蓋同色，長4～9 mm；管口圓形或近多角形，每毫米間2～4個。孢子短柱形，光滑，無色。

分佈　生於闊葉樹倒木或枯立木上。分佈於全國大部分省區。

採製　夏秋季採摘，曬乾或烘乾。

性能　微辛、澀，溫。清熱除濕，消炎解毒，止血。

應用　用於支氣管炎，風濕性關節炎。用量9～15 g。研末外敷用於治療外傷出血。外用適量。

文獻　《中國藥用眞菌圖鑑》，98；《中國藥用眞菌》，1：4（1987）。

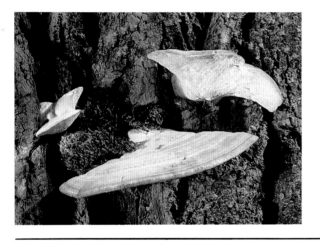

1017　褶孔栓菌

來源　多孔菌科眞菌褶孔栓菌 Trametes gibbosa (Pers. ex Fr.) Fr. 的子實體。

形態　子實體側生，無柄，有時基部狹小。菌蓋半圓形，扁平，5～14×7～25 cm，厚0.5～2.5 cm；蓋面密生絨毛，淺灰色至灰白色，近基部肉桂色，有較寬的同心環紋或棱紋，後期毛漸脫落；蓋緣薄而銳，常呈波浪狀。菌肉白色。菌管單層，白色，長0.3～1 cm；管口面材白色；管口長方形，輻射狀排列，後期部分變爲褶狀。孢子橢圓形，光滑，無色。

分佈　生於闊葉樹枯立木和倒木上。全國大部分省區均產。

採製　夏秋季採摘，曬乾。

應用　本品可作爲抗癌藥。藥理實驗證明，此菌含有抗癌物質，其熱水及乙醇提取物對小白鼠肉瘤 S-180的抑制率爲49％。

文獻　《中國藥用眞菌圖鑑》，225。

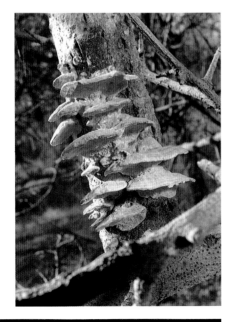

1018　灰帶栓菌

來源　多孔菌科眞菌灰帶栓菌 Trametes orientalis (Yasuda) Imaz. 的子實體。

形態　子實體無柄，側生。菌蓋半圓形，扁平，3～12×4～20 cm，厚3～10 mm；蓋面有細絨毛，後期絨毛漸脫落，表面米黃色、灰褐色至紅褐色，常有淺灰色至深灰褐色的同心環紋和較寬的同心環棱，基部常有疣突。菌肉白色，堅韌。菌管與菌肉同色或稍深，呈材白色至淡黃色；管口面淡黃色或淡鏽色；管口圓形。孢子長橢圓形，稍彎曲，光滑無色。

分佈　生於闊葉樹枯立木及倒木上。分佈於吉林、湖北、湖南、江西、廣東、貴州。

採製　夏秋季採摘，曬乾。

功能　順氣，消炎，祛風除濕。

應用　民間用於肺結核，支氣管炎，風濕及各種炎症，用量20～30 g。

文獻　《中國藥用眞菌圖鑑》，227。

1019　香栓菌

來源　多孔菌科眞菌香栓菌 Trametes suaveoleus (L. ex Fr.) Fr. 的子實體。

形態　子實體單生或疊生。菌蓋半圓形、半球形或不規則塊狀，4～6×5～11 cm，厚2～4 cm；蓋面有細絨毛，後變光滑，白色至灰白色，有時呈灰黃色；蓋緣厚而鈍，全緣。菌肉白色，木栓質，新鮮時有芳香氣味。菌管單層，白色，管壁厚；管口面白色；管口圓形至多角形。孢子圓柱形，稍彎曲，無色，光滑。

分佈　生於柳等闊葉樹枯立木及倒木上。分佈於東北、西北、華北、華東及廣東、廣西。

採製　秋季採摘，曬乾。

應用　用於治療結核病。用量10～20 g。

文獻　《藥學通報》，9：7（1963），296～298；《吉林省有用和有害眞菌》，302。

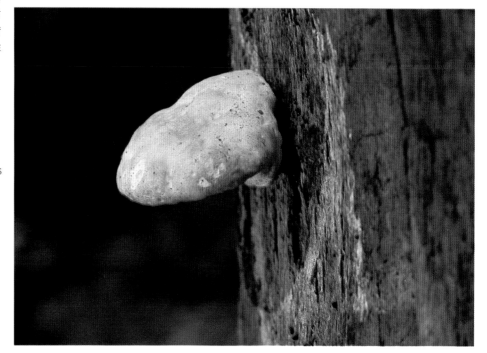

1020　硫磺菌

來源　多孔菌科眞菌硫磺菌 Tyromyces sulphureus (Bull. ex Fr.) Donk 的子實體。

形態　子實體無柄，基部狹窄。菌蓋半圓形或扇形，往往覆瓦狀疊生，肉質，老後乾酪質，3～20×5～30 cm，厚0.5～3 cm；有微細絨毛或光滑，有皺紋，無環帶，檸檬黃色至鮮橙色，後期褪色。邊緣波狀至瓣裂。菌肉白色或淡黃色。管口硫磺色，後期褪色，多角形。孢子卵形至球形，平滑，無色。

分佈　生於闊葉樹及針葉樹的乾部或乾基部。分佈於全國各省區。

採製　秋季採摘，曬乾或烘乾。

成分　含有層孔酸 (eburicoic acid) 等。

性能　甘，溫。調節機體，增進健康，抗癌。

應用　用於體虛無力，乳腺癌，前列腺癌，惡瘡。用量15～30 g。

文獻　《中國藥用眞菌圖鑒》，233；《中國藥用眞菌》，1：4（1987）。

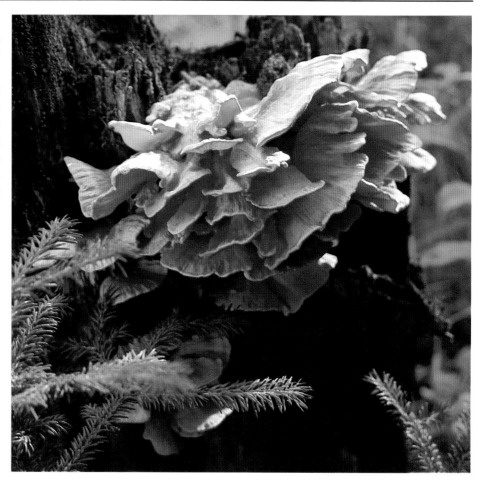

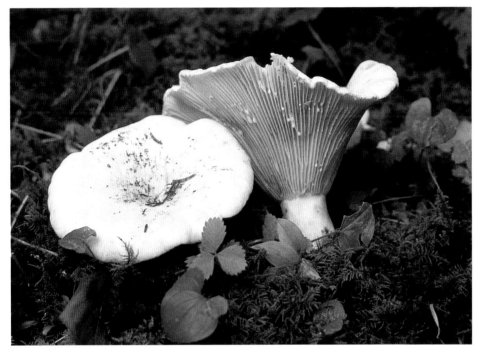

1021　白乳菇

來源　紅菇科眞菌白乳菇 Lactarius piper-
atus (L. ex Fr.) Gray 的子實體。

形態　菌蓋初期扁半球形，展開後中央下
凹，直徑4～18 cm；蓋面白色，稍帶黃
色，光滑，不黏，無環帶。菌肉厚，白
色。乳汁白色；不變色，味辣。菌褶直生
或近延生，白色，成熟時蛋殼色或淡黃褐
色。菌柄短粗，向下漸細，無毛，白色。
孢子無色，近球形，表面有微細的小疣。
囊狀體紡綞形，無色。

分佈　生於闊葉林中地上。全國大部分省
區均產。

採製　夏秋季採摘，曬乾。

性能　苦，溫。有小毒。追風散寒，舒筋
活絡。

應用　腰腿疼痛，手足麻木，筋骨不適，
風濕病。用量15～30 g。

文獻　《滙編》下，716。《中國藥用眞
菌》，128。

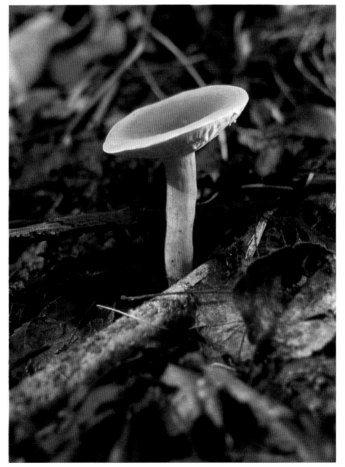

1022　多汁乳菇

來源　紅菇科眞菌多汁乳菇 Lactarius
volemus Fr. 的子實體。

形態　菌蓋幼時半球形，中部臍狀，伸展
後中部下凹，寬5～12 cm；蓋面琥珀色及
深棠梨色，平滑，無環帶。菌肉白色，久
露空氣中變褐色。乳汁多，白色，不變
色。菌褶白色至淺黃色，直生至延生。菌
柄近圓柱形，長3.5～8 cm，粗1.2～2.5
cm，與菌蓋同色。孢子無色，近球形，有
小疣。囊狀體梭形，淡黃色。

分佈　散生或羣生於林中地上。分佈於東
北、華東及廣東、廣西、四川等省區。

採製　夏秋季採收，洗淨泥土，曬乾。

功能　清肺，益胃，去內熱。

應用　用於慢性支氣管炎，消化不良。用
量10～20 g。

文獻　《中國藥用眞菌圖鑒》，421；《中
國藥用眞菌》，1：11（1988）。

1023 毒紅菇

來源 紅菇科眞菌毒紅菇 Russula emetica (Schaeff. ex Fr.) Pers. ex Gray 的子實體。

形態 菌蓋初期半球形，後平展呈圓盤狀，中央稍凹，直徑4～10 cm；蓋面鮮紅色至血紅色，邊緣色淺，具隆起的條紋；表面光滑，濕時稍黏，表皮易剝離，乾後有光澤。菌肉白色，近表皮處淡紅色，脆，味辣。菌柄圓柱形，白色或淺粉紅色。菌褶彎生至狹生，白色，寬，等長，褶緣有齒。孢子印白色。孢子近球形，無色，有刺。囊狀體披針形。

分佈 生於林中地上，散生或羣生。分佈於吉林、河北、江蘇、安徽、福建、四川等地。

採製 夏秋季採摘，曬乾。

應用 本品可用作抗癌藥。藥理實驗證明，本品含有抗癌物質，對小白鼠肉瘤 S-180的抑制率爲100％，對艾氏癌的抑制率達90％。

文獻 《中國藥用眞菌圖鑒》，437。

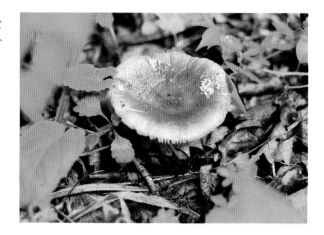

1024 黑紅菇

來源 紅菇科眞菌黑紅菇 Russula nigricans (Bull.) Fr. 的子實體。

形態 菌蓋寬9～15 cm，初期半球形，長成後中央下凹，漸成漏斗形；蓋面無毛，濕時稍黏，暗褐色、棕灰色至灰黑色，老熟時黑色。菌肉灰白色，傷時先變爲磚紅色，後變灰黑色。菌柄短，粗壯，圓柱形，中空，長4～8 cm。菌褶彎生至直生，稀疏。孢子無色，粗糙，近球形。囊狀體近圓柱形。

分佈 生於闊葉樹林地上。分佈於華東、華南及吉林、四川、雲南等省。

採製 夏秋季採摘，洗淨，曬乾。

性能 微鹹，溫。追風散寒，舒筋活絡。

應用 用於風濕性關節炎，腰腿疼痛，跌打損傷。用量10～20 g。

文獻 《滙編》下，717；《中國藥用眞菌圖鑒》，449。

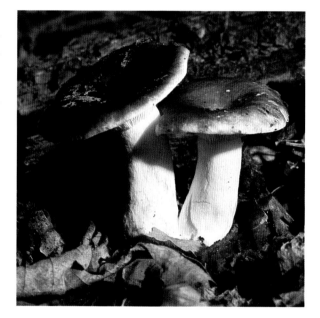

1025 亞側耳

來源 側耳科眞菌亞側耳 Hohenbuehelia serotina (Schead. ex Fr.) Sing. 的子實體。

形態 子實體覆瓦狀叢生，扁半球形至平展。菌蓋半圓形或腎形，黃綠色或帶褐色，黏，有短絨毛。菌柄側生，很短或無。菌肉白色。菌褶稍密，白色至淡黃色，近延生。囊狀體梭形，中部膨大。孢子小，臘腸形，平滑，無色。

分佈 生於闊葉樹的腐木上。分佈於黑龍江、吉林、山西、陝西、四川、雲南等省區。

採製 秋季採摘，曬乾。

應用 本品可作爲抗癌藥。動物實驗證明，該菌含有抗癌物質，其提取物對小白鼠肉瘤 S-180及艾氏腹水癌的抑制率均爲70％。

文獻 《中國藥用眞菌圖鑒》，247。

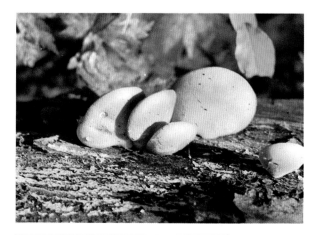

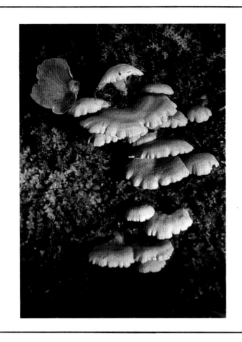

1026　止血扇菇

來源　側耳科眞菌鱗皮扇菇 Panellus stypticus (Bull. ex Fr.) Karst. 的子實體。

形態　菌蓋扇形至腎形，革質或半革質，寬1～3 cm。蓋面暗黃色，表皮裂成麩狀鱗片，邊緣常內卷。菌肉薄，白色。菌柄側生，短粗，長0.2～1 cm，粗2～5 mm，稍彎曲，與蓋面同色。菌褶窄，稠密，薄，黃褐色至肉桂色。孢子長方形，光滑無色。褶緣囊狀體披針形。

分佈　羣生於闊葉樹腐木上。分佈於全國大部分省區。

採製　夏秋季採摘，曬乾，研末。

性能　辛，溫。有毒。收斂，止血。

應用　外敷於傷處治外傷出血。外用適量。

文獻　《中國藥用眞菌圖鑒》，271。《中國藥用眞菌》，154。

1027　金頂側耳

來源　側耳科眞菌金頂側耳 Pleurotus citrinopileatus Sing. 的子實體。

形態　菌蓋初期扁半球形，黃色至蛋黃色，展開後爲漏斗形或偏漏斗形，寬3～10 cm；蓋面光滑，呈鮮艷的佛手黃色。菌肉白色，薄，致密。菌柄偏生至近中生，白色帶淡黃色，長6～10 cm，粗0.5～1 cm，基部相連。菌褶延生，白色帶黃色。孢子印烟灰色至淡紫色。孢子近圓柱形，光滑無色。

分佈　生於榆、櫟等闊葉樹枯立木或倒木上。分佈於吉林、河北等省區。

採製　夏秋季採收，曬乾。

功能　滋補强壯。

應用　用於虛弱萎症，肺氣腫，痢疾。用量5～10 g。

文獻　《大辭典》上，2438。

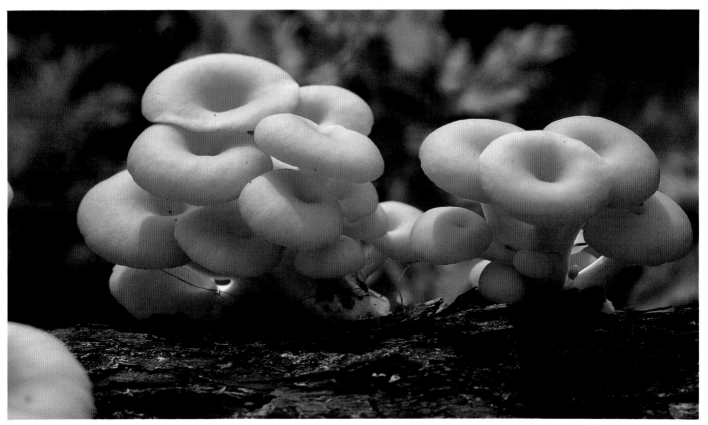

1028 側耳

來源 側耳科眞菌側耳 Pleurotus ostreatus (Jacq. ex Fr.) Quél. 的子實體。

形態 菌蓋扁半球形，後平展，呈扁形或腎形，中部下凹，寬5～17 cm；蓋面有纖毛，初時堇紫色，後鉛灰色、灰白色或污白色；蓋緣初時內卷，後平展。菌肉白色，厚。菌褶延生，在柄上交織或成縱條紋，白色。菌柄側生，短，1～2 cm，或無柄。孢子印白色。孢子近圓柱形，平滑，無色。

分佈 疊生或蕈生於闊葉樹的枯立木、倒木或伐樁上。分佈於東北、華北、西北等地。

採製 夏秋季採摘，去淨泥土，曬乾。

成分 含有 enkitake-kinokses A 和 B 及多種核苷酸。

性能 甘，溫。疏風活絡，強筋壯骨。

應用 用於腰腿疼痛，筋絡不適，手足麻木。用量25～50克。

文獻 《長白山植物藥誌》，65。

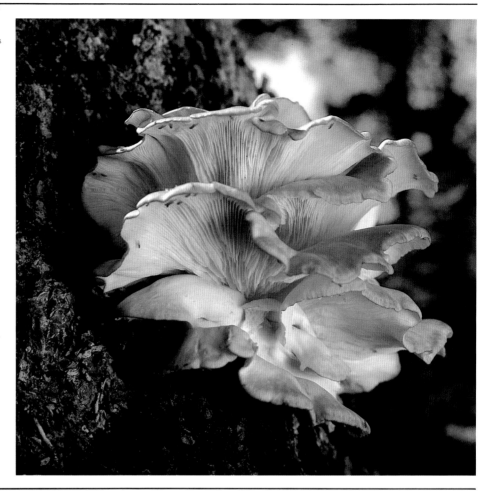

1029 蜜環菌

來源 白蘑科眞菌蜜環菌 Armillariella mellea (Vahl. ex Fr.) Karst. 的子實體。

形態 菌蓋初期扁半球形，漸平展；蓋面乾，淺土黃色至淺黃褐色，覆有褐色毛鱗；邊緣有條紋。菌肉白色。菌柄近圓柱形，基部稍膨大，通常覆有絮狀鱗片。菌環上位，膜質，白色帶黃色。菌褶直生至延生，老時常生暗褐色斑點。孢子印乳黃色。孢子無色，橢圓形。

分佈 叢生或蕈生於針葉樹和闊葉樹的根部或樹幹基部。全國各省區均產。

採製 夏秋季採收，曬乾。

成分 含甘露醇 (mannitol)、D－蘇糖醇 (D-threitol) 及多種氨基酸。

性能 甘，溫。祛風活絡，鎮靜活血。

應用 用於腰腿疼痛，神經衰弱，肢麻癱瘓，眩暈，失眠。用量50～100 g。

文獻 《滙編》下，668；《中國藥用眞菌》，18。

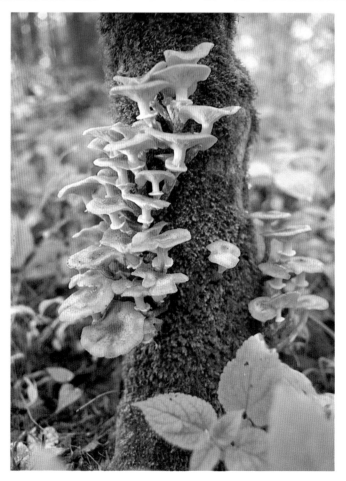

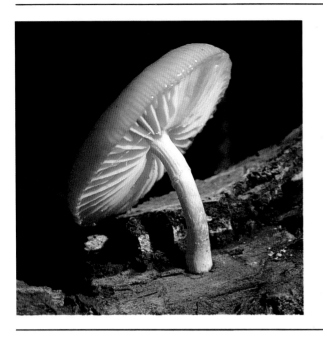

1030 白蜜環菌

來源 白蘑科眞菌白蜜環菌 Oude-mansiella mucida (Schrad. ex Fr.) Höhn. 的子實體。

形態 子實體白色，黏。菌蓋寬4～10 cm，初時半球形，漸平展，水浸狀，黏滑或膠黏，邊緣具稀疏而不明顯的條紋。菌肉白色，軟。菌褶白色，直生至彎生。菌柄長4～12 cm，白色，圓柱形。菌環生於菌柄上部，白色，膜質。孢子球形，光滑，無色。囊狀體無色，棱形至長筒形。

分佈 單生或叢生於林中倒木上。分佈於東北、西北及福建、廣西、雲南等省。

採製 夏秋季採摘，曬乾。

成分 含有黏蘑菌素 (mucidin)。

功能 抗眞菌，抗癌。

應用 本品可作爲抗癌藥。藥理實驗證明，此菌含有抗癌物質，對小白鼠肉瘤 S-180 和艾氏癌的抑制率爲80%、90%。

文獻 《中國藥用眞菌圖鑒》，267。

1031 橙蓋傘

來源 毒傘科眞菌橙蓋傘 Amanita caesarea (Scop. ex Fr.) Pers. ex Schw. 的子實體。

形態 子實體大型。菌蓋初期卵形至鐘形，後漸平展，中部稍突起，直徑5.5～20 cm；蓋面鮮橙色至桔紅色，光滑，稍黏，邊緣有明顯的條紋。菌肉白色。菌褶黃色，離生。菌柄圓柱形，淡黃色，高8～25 cm，粗1～2 cm。菌環上位，淡黃色，膜質，下垂，有條紋。菌托大，苞狀，白色。孢子印白色。孢子橢圓形，光滑，無色。

分佈 單生或散生於林中地上。分佈於全國大部分省區。

採製 夏秋季採摘，曬乾。

應用 本品可作爲抗癌藥。動物實驗證明，其子實體乙醇提取物對小白鼠肉瘤 S-180 有抑制作用。

文獻 《中國藥用眞菌圖鑒》，295。

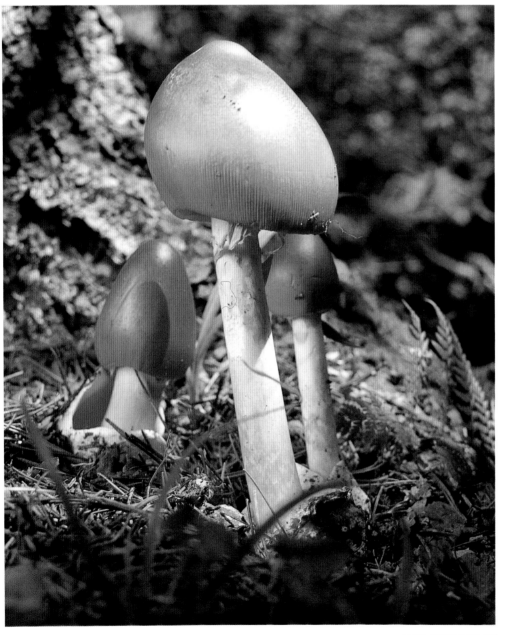

1032 毒蠅傘

來源 毒傘科真菌毒蠅傘 Amanita muscaria (L. ex Fr.) Pers. ex Hook. 的子實體。

形態 菌蓋初期半球形，後平展，寬6～20 cm；表面黏，鮮紅色至桔紅色，有白色帶黃色的疣狀鱗片；邊緣有條紋。菌肉白色。菌褶離生，白色。菌柄圓柱形，基部膨大。菌環白色，膜質，上位。菌托灰白色，呈幾輪同心環狀，包於菌柄基部。孢子無色，寬卵圓形。孢子印白色。

分佈 生於混交林地上。分佈於黑龍江、吉林、福建、西藏。

採製 夏秋季採摘，曬乾。

成分 含毒蠅鹼 (muscarine)、依博酸 (ibotennic acid) 和毒蠅醇 (muscimol)。

應用 小劑量應用時具有安眠作用。

文獻 《中國藥用真菌圖鑒》，297。

附註 該菌有毒。國外應用該菌的提取物毒蠅醇 (muscimol) 研製成鎮痛化合物"TIHP"。

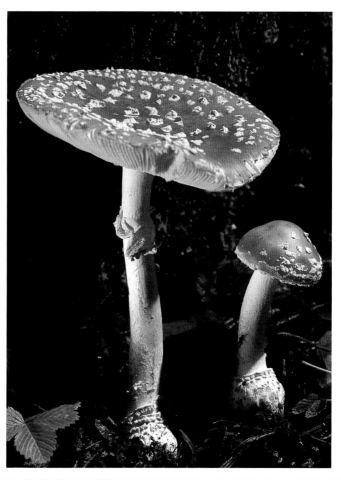

1033 豹斑毒傘

來源 毒傘科真菌豹斑毒傘 Amanita pantherina (D.C. ex Fr.) Secr. 的子實體。

形態 菌蓋初期半球形，展開後寬5～12 cm；蓋面濕時黏，灰褐色至黃褐色，中央色深，有白色塊狀鱗片，邊緣有條紋。菌肉白色。菌柄白色，圓柱形，基部膨大。菌環白色，寬帶狀，生於菌柄的中部或中下部。菌托白色，包於菌柄基部，形成4～5輪明顯的環帶。菌褶白色，離生。孢子無色，橢圓形。

分佈 生於林緣、林間空地及草地上。分佈於吉林、河北、安徽、福建、雲南、海南。

採製 夏秋季採摘，鮮用或曬乾。

成分 含有α-毒傘肽 (α-amatoxins) 及β-毒傘肽等多種毒肽。

應用 民間用作驅蟲劑，毒殺害蟲。

文獻 《吉林省有用和有害真菌》，440。

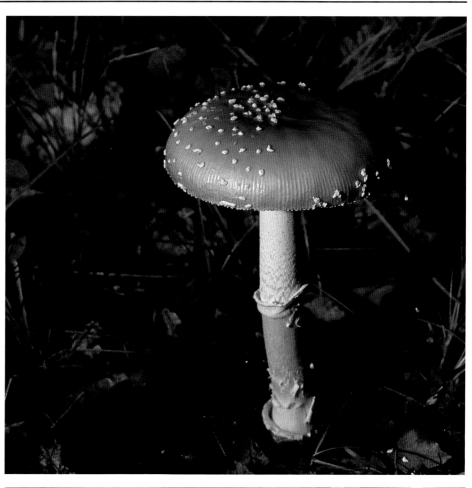

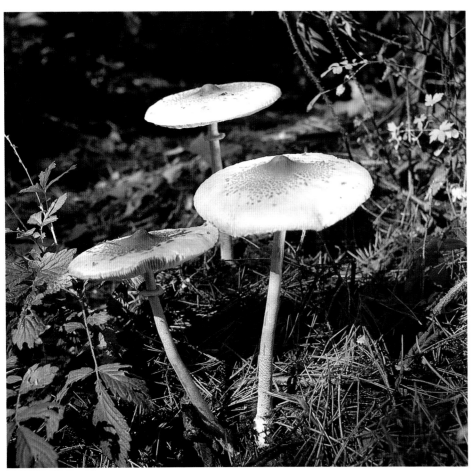

1034　高環柄菇

來源　毒傘科真菌高環柄菇 Macrolepiota procera (Scop. ex Fr.) Sing. 的子實體。

形態　菌蓋初期卵形，後平展，中央凸，寬6～32 cm，初期蓋面平滑，展開後有鏽褐色絮狀鱗片。菌肉白色。菌褶離生，白色。菌柄長12～70 cm，粗1～2 cm，向上漸細。菌環厚，雙層，能上下移動；上環白色，下環褐色。孢子橢圓形，光滑，無色。

分佈　生於林緣、林間向陽地和草地上。分佈於全國大部分省區。

採製　夏秋季採摘，曬乾。

成分　含有十八種氨基酸，其中八種人體必需氨基酸含量較高。

應用　用於助消化，增進健康。可適量炒食。

文獻　《中國藥用真菌圖鑒》，301。

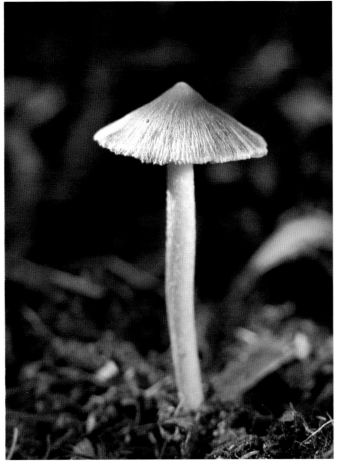

1035　黃絲蓋傘

來源　鏽傘科真菌黃絲蓋傘 Inocybe fastigiata (Schaeff. ex Fr.) Quél. 的子實體。

形態　菌蓋初期錐形至鐘形，後展開呈圓盤狀，邊緣上卷，中央微隆起，寬3～6 cm；蓋面深黃色或深黃褐色，有輻射狀條紋，成熟後蓋緣開裂。菌肉白色。菌柄圓柱形，光滑，長4～10 cm，粗0.4～1 cm，淡褐色至黃褐色。菌褶彎生或狹生，淡黃褐色。孢子印黃褐色，孢子橢圓形至腎形，淡鏽色，光滑。

分佈　生於林下或林緣草地上。分佈於吉林、河北、甘肅等省區。

採製　夏秋季採摘，曬乾。

應用　用於治療濕疹，適量外敷。

文獻　《吉林省有用和有害真菌》，476；《中國藥用真菌》，23。

附註　本菌有毒，內服慎用。

1036 多脂鱗傘

來源 鏽傘科眞菌多脂鱗傘 Pholiota adiposa (Fr.) Quél. 的子實體。

形態 菌蓋初期半球形，漸平展，寬 3～12 cm，中央稍凸起，有黏性；蓋面穀黃色至淺朽黃色，中央色濃，覆有褐色三角形鱗片；鱗片呈同心環狀排列。菌肉白色至淡黃色。菌柄粗壯，圓柱形，長 4～10 cm，稍彎曲，有鱗片。菌環毛狀。菌褶直生，黃色至鏽黃色。孢子橢圓形，鏽色，光滑。囊狀體褐色，棒狀。

分佈 多叢生於闊葉樹的樹幹上，有時也生於針葉樹的樹幹上。全國大部分省區均產。

採製 夏秋季採收，曬乾。

功能 消積化食，醒腦提神。

應用 用於胃腸不適，消化不良。用量 30～50 g。

文獻 《中國藥用眞菌圖鑒》，325。

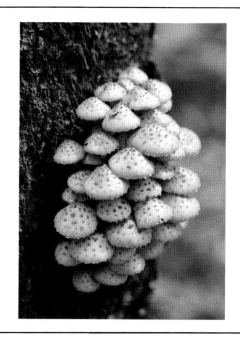

1037 網紋灰包

來源 灰包科眞菌網紋灰包 Lycoperdon perlatum Pers. 的子實體。

形態 子實體倒卵形至陀螺形，寬 2～5 cm，高 3～7 cm，通常頂部稍突起，初期白色，後變爲灰黃色至褐色，不育的基部發達，有時伸長如柄，外包被密生小疣，疣間混有較大易脫落的刺。孢子成熟時小疣脫落，出現網狀痕迹，包被頂端開一口。孢體青黃色，後變爲褐色。孢子球形，淡黃色。孢絲長，分枝少。

分佈 夏秋季生於地上，偶爾生於腐木上。全國各省區均產。

採製 在包被破裂前採摘，曬乾。

成分 含生物碱，原生物碱 (protoaloids) 及 β－葡萄糖苷酶 (β－glucosidas) 等。

性能 辛，平。清肺，利喉，解毒，消腫，止血。

應用 用於咽喉腫痛，熱毒癰腫。外用治外傷出血。用量 3～10 g。外用適量。

文獻 《長白山植物藥誌》，72。

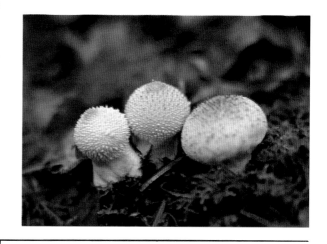

1038 梨形灰包

來源 灰包科眞菌梨形灰包 Lycoperdon pyriforme Schaeff.ex Pers. 的孢子。

形態 子實體梨形至近球形，高 2.5～5 cm，粗 1.3～3 cm。幼時包被白色，光滑，後期包被變爲褐色至烟灰色。不育的基部發達。外包被成熟時形成細小的顆粒狀小疣。內部橄欖褐色，後期變爲褐色。孢子球形，青黃色，光滑。孢絲綫形，青褐色，分枝少。

分佈 散生或羣生於腐木上及樹幹上，稀生地上。全國大部分省區均產。

採製 夏秋季包被未破裂前採收，曬乾，置瓶內或盒內。

應用 民間外用孢子粉治外傷出血。外用適量。

文獻 《吉林省有用和有害眞菌》，503。

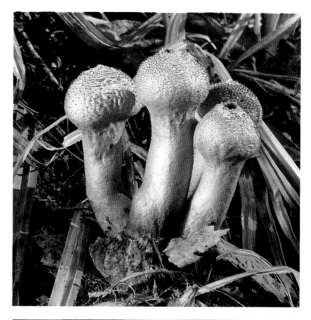

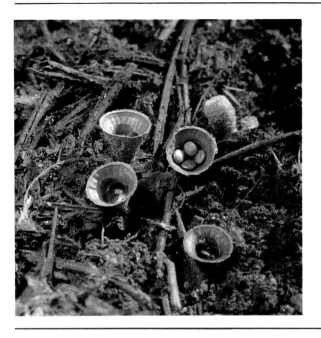

1039　糞生黑蛋巢

來源　鳥巢菌科真菌糞生黑蛋巢 Cyathus stercoreus(Schw.) de Toni 的子實體。

形態　子實體杯狀，高0.5～1.5 cm，寬0.3～0.5 cm，有粗毛，初期棕黃色，後變淡黃色或灰色，有時毛全脫落呈深褐色，後期近黑色。內側光滑。小包黑色，扁圓，直徑0.2 cm，由菌襻固定於杯中，小包壁的外層由褐色粗絲組成。孢子球形至廣橢圓形。

分佈　羣生於糞堆或垃圾堆上。分佈於全國大部分省區。

採製　夏秋季採收，洗淨，曬乾或焙乾，研末。

性能　微苦，溫。健胃，止痛。

應用　用於消化不良，胃氣痛。用量6～16 g。

文獻　《中國藥用真菌圖鑒》，537；《中國藥用真菌》，200。

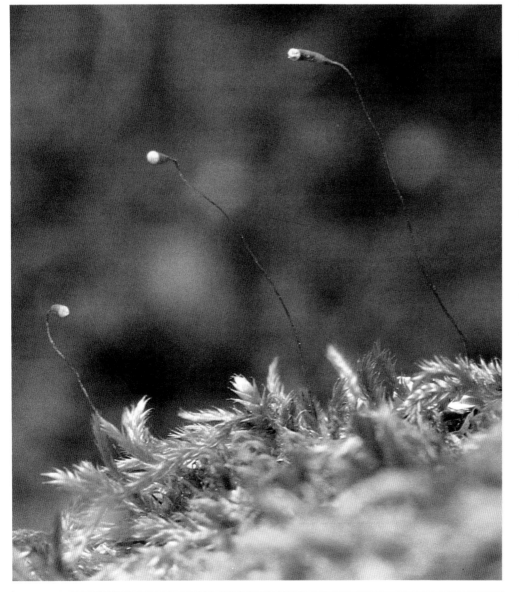

1040　大金髮蘚

來源　金髮蘚科植物大金髮蘚 Polytricum commune Hedw. 的全草。

形態　植物體稀疏叢生或密集叢生，高10～30 cm。莖直立，不分枝或稀分枝，常扭曲，無假根，基部有少數假根或密生假根。上部深綠色，老時棕紅色或黑棕色。葉叢生於上部者較大，基部鞘狀，葉片長披針形，尖端卷曲，腹面有多數櫛片（50～70條）。雌雄異株；雄株稍短，頂端生雄器，似花苞狀；雌株較大，頂生孢蒴；蒴柄長達10 cm；蒴帽覆蓋全蒴，蒴蓋扁平，有短喙；托部盤狀。孢子小，圓形，黃色，平滑。

分佈　生於山野陰濕土坡、森林沼澤等處。分佈於全國各省區。

採製　7～8月採集，去泥土雜質，晾乾即可。

成分　含皂甙、脂類和色素。

性能　苦，涼。滋陰清熱，涼血止汗。

應用　用於久熱不退，肺病咳嗽，盜汗，吐血，衄血，咯血，便血，崩漏，跌打損傷，子宮脫垂。用量10～30 g。外用治瘡癤，鮮品搗敷患處。

文獻　《大辭典》上，0265；《滙編》下，24；《長白山植物藥誌》，86。

1041 杉曼石松

來源 石松科植物杉曼石松 Lycopodium annotinum L. 的全草及孢子。

形態 多年生草本，高15～25 cm。根莖匍匐，橫走。葉稀疏螺旋狀着生，綫狀披針形。孢子囊穗單生莖頂，無柄，圓柱狀；孢子葉廣卵圓形。孢子囊生孢子葉葉腋內，圓腎形，孢子呈四面體，圓形。

分佈 喜生於針葉林、針闊混交林下。分佈於東北、華北等地。

採製 7～8月小穗變黃，孢子成熟時採收，置乾燥後，搓取孢子。

成分 全草含經年石松次鹼 (annotine)、石松鹼 (lycopodine)、經年石松泡定鹼 (annopodine) 等及多種三萜類化合物。

性能 苦、微辛，平。祛風除濕，舒筋活血。

應用 用於跌打損傷，腰腿筋骨疼痛，風濕麻木。用量5～20 g。或浸酒服。

文獻 《大辭典》上，1237；《長白山植物藥誌》，89。

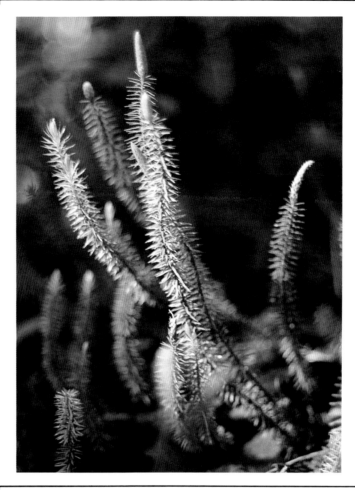

1042 石上柏

來源 卷柏科植物深綠卷柏 Selaginella doederleinii Hieron 的全草。

形態 多年生常綠草本。主莖直立，高約35 cm，有棱，常在分枝處着根；側枝密，多回分枝。葉上面深綠色，下面灰綠色，邊緣有細齒，交互並列指向枝頂；側葉2行，卵狀長圓形。孢子囊生於枝頂，常有2穗，孢子葉卵狀三角形，邊緣有細齒，交互複瓦狀排列，孢子囊圓形。

分佈 生於林下或陰濕溝中酸性石岩上。分佈於浙江、福建、台灣、廣東、廣西、四川、貴州、雲南。

採製 全年可採，曬乾。

成分 含生物鹼、甾醇、皂甙。

性能 甘，平。清熱解毒，抗癌，止血。

應用 用於癌症，肺炎，急性扁桃體炎，眼結膜炎，乳腺炎。用量9～30 g。

文獻 《滙編》上，240。

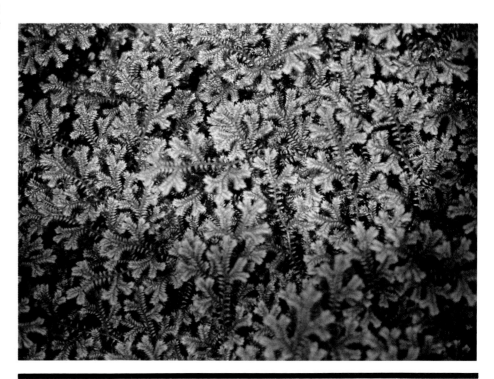

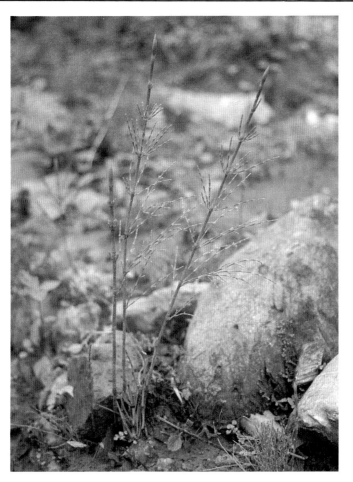

1043 密枝木賊

來源 木賊科植物散生木賊 Equisetum diffusum D. Don 的全草。

形態 一年生草本。莖一型,細弱,高達 30 cm 或更高,粗2～3 mm,營養莖具許多輪生的分枝,主莖與分枝的節間具有方形的棱背,兩側有隆起的角,直達葉鞘,鞘齒深褐色,狹披針形,幾與鞘筒等長,宿存。孢子囊莖少分枝,孢子囊穗長圓形或短棒狀,長2～3 cm 或稍長,鈍頭,通常無柄;孢子葉六角盾形,下面着生孢子囊6～8個。

分佈 生於雜木林緣或河灘沙土地上。分佈於甘肅、廣西、雲南、四川、貴州。

採製 夏季採收,陰乾。

成分 含皂甙、硅酸、有機酸、脂肪及氨基酸等。

性能 苦,辛。清熱,涼血,止咳,利尿。

應用 用於吐血,便血,咳嗽氣喘。用量3～10 g。

附註 調查資料。

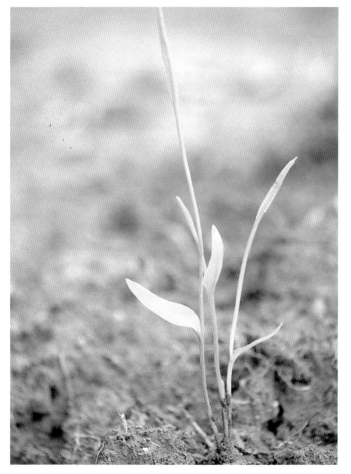

1044 有梗瓶爾小草

來源 瓶爾小草科植物有梗瓶爾小草 Ophioglossum pedunculosum Desv. 的帶根小草。

形態 多年生小草本,高15～20 cm。根莖短,簇生黃色肉質根。營養葉單一,生於總柄基部以上6～9 cm 處,卵圓形,先端鈍或有小突尖,基部楔形,全緣。孢子囊穗自總柄頂端發出,穗狹綫形,先端尖,孢子囊30～50對,排成2列,無柄,橫裂,無蓋,孢子球狀四面體,蒼白色。

分佈 生於林下溝邊、草地、山坡灌叢陰濕處。分佈於福建、江西、廣東、四川、雲南。

採製 春夏採,曬乾。

成分 含一支箭三糖甙。

性能 甘、酸,涼。清熱解毒,活血散瘀,消腫止痛。

應用 用於疔瘡腫毒,跌打損傷,毒蛇咬傷,脘腹脹痛。用量10～15 g。外用適量。

文獻 《滙編》上,652。

1045　一枝箭

來源　瓶爾小草科植物狹葉瓶爾小草 Ophioglossum thermale Kom. 的帶根全草。

形態　多年生草本，高7～20 cm。根狀莖細短，簇生多數細長的肉質根。營養葉單生或2～3葉自根部生出，有柄，長約3～4 cm，葉片倒披針形或闊卵狀披針形。孢子葉自營養葉基部生出，有長柄，高出營養葉；孢子囊穗呈狹綫形，長2～3 cm。孢子囊15－20對，孢子營白色。

分佈　生於河灘、草地及溫泉附近。分佈於東北、華北、華東等地。

採製　春夏採挖，去泥土，晾乾。

性能　苦、甘，涼。清熱解毒，活血散瘀。

應用　內服用於疔瘡腫毒，毒蟲咬傷，感冒發熱，小兒肺炎，脘腹作痛。外用治目赤腫痛，角膜雲翳，眼瞼緣炎等症。用量5～15 g。外用適量。

文獻　《大辭典》上，0001；《長白山植物藥誌》，126。

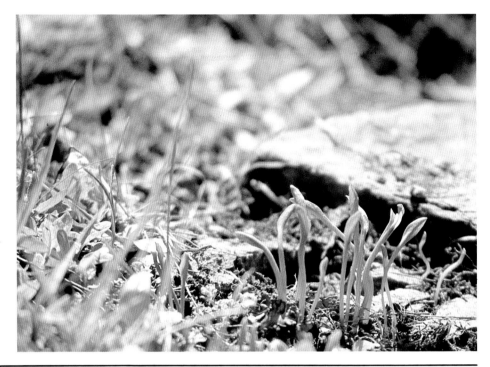

1046　瓶爾小草

來源　瓶爾小草科植物瓶爾小草 Ophioglossum vulgatum L. 的全草。

形態　多年生草本，高7～20 cm。根多數細長。營養葉1片，狹卵形至狹披針形，全緣，稍肉質。孢子囊穗從營養葉腋間抽出，孢子囊10～50對排爲2行，形成穗狀，無柄，橫裂，無蓋。孢子球狀四面形。

分佈　生於陰濕山地、河岸或溝邊。分佈於長江流域及陝西、雲南等。

採製　夏秋採收，洗淨曬乾。

成分　葉含3-0-甲基槲皮素-7-0雙葡萄糖甙-4'-0葡萄糖甙（3-0- Methylquercetin -7-0- diglucoside -4'-0- glucoside）。

性能　甘、微酸，涼。清熱解毒，涼血鎮痛。

應用　用於肺熱咳嗽，蛇蟲咬傷。用量10～16 g，外用適量。

文獻　《大辭典》下，4009。

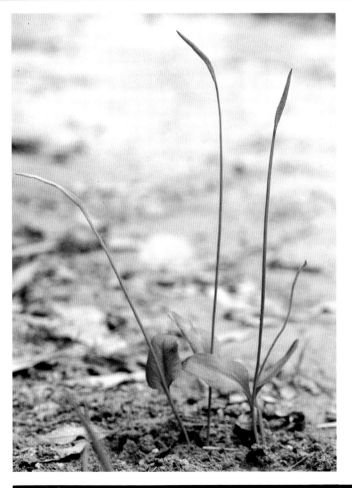

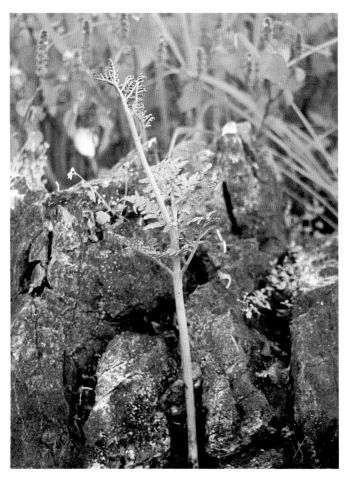

1047　獨蕨箕

來源　陰地蕨科植物絨毛陰地蕨 Botry-
chium lanuginosum Wall. 的全草。

形態　多年生宿根草本，高達30 cm。根
莖短，具多數肉質鬚根。葉二型，營養葉1
片，自根狀莖頂端生出；葉柄莖狀，有灰
白色絨毛。孢子葉自營養葉基部以上生
出，較營養葉為短，2至3回羽狀，複圓錐
形，小穗張開，疏鬆，有絨毛。

分佈　生於山地常綠林下。分佈於湖南、
貴州、廣西、雲南等地。

採製　冬季採收，曬乾。

性能　微苦，平。有毒。清熱解毒，滋
補，平肝散結。

應用　用於產後體虛，肝腎虛弱等。用量
25～50 g。

文獻　《滙編》下，680。《大辭典》下，
3516。

1048　金花草

來源　鱗始蕨科植物烏蕨 Stenoloma chu-
sanum (L.) Ching 的全草或根狀莖。

形態　多年生草本，植株高矮不一。根狀
莖短而橫走，密生赤褐色鑽狀鱗片。葉近
生，厚革質，無毛；葉柄禾稈色至棕禾稈
色，有光澤。葉3～4回羽狀分裂，披針
形，葉脈在小裂片上2叉。孢子囊羣位於裂
片頂部，頂生於小脈上，每裂片上1～2
枚；囊羣蓋紙質。

分佈　生於林下或路邊。廣佈於長江以南
各地。

採製　秋季採收，淨泥曬乾。

成分　含牡荊素、丁香酸、原兒茶醛和原
兒茶酸。

性能　微苦，寒。無毒。清熱，解毒，利
濕，止血。

應用　用於傷風感冒。外用於九子瘍，消
腫毒。用量50～100 g。外用適量。

文獻　《大辭典》上，0291。

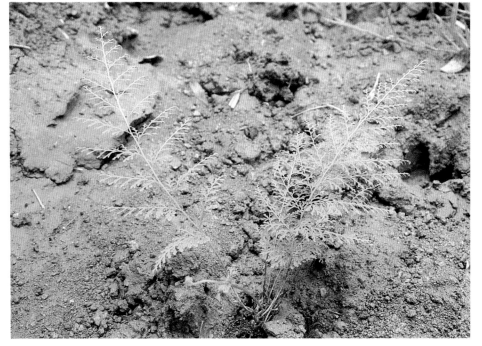

1049 毛石蠶

來源 骨碎補科圓蓋陰石蕨 Humata tyer-manni S. Moore 的根狀莖。

形態 多年生常綠附生草本，高13～23 cm。根狀莖長而橫走，圓柱形，斷面有黑色針狀物，外面密被灰白色或棕色窄鱗片，盾狀着生。葉遠生，革質，無毛，基部有關節，鱗片；葉片闊卵狀三角形，3～4回羽狀深裂。孢子囊羣在葉緣之裏，囊羣蓋近圓形，僅基部一點着生，其餘分離。

分佈 附生於石上及樹上。分佈於華東、華南、西南。

採製 全年可採，洗淨曬乾。

成分 含黃酮甙、酚類、有機酸、氨基酸及糖類。

性能 微苦、甘，涼。祛風除濕，清熱解毒，止血，利尿。

應用 用於風濕痹痛，濕熱黃疸，風濕性關節炎等。用量10～15 g。外用鮮草適量。

文獻 《滙編》上，280；《大辭典》下，3288。

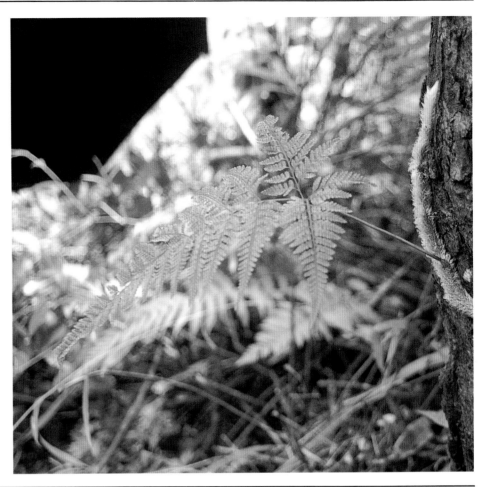

1050 鳳半邊旗

來源 鳳尾蕨科植物半邊旗 Pteris semi-pinnata L. 的全草。

形態 植株高35～80 cm。根狀莖橫走，其頂部及葉柄基部被鱗片。葉近簇生，葉片卵狀披針形，頂部羽狀深裂達於葉軸，葉片下部兩側生羽片4～7對，小羽片邊緣向上近全緣，向下則深裂，梳狀。孢子囊羣連續沿小羽片背緣着生。

分佈 多生於山谷、山坡、山溝陰濕處。分佈於華東、華南、西南。

採製 全年可採，洗淨鮮用或曬乾。

成分 含生物碱、黃酮甙等。

性能 苦、辛，涼。清熱解毒，消腫止血。

應用 用於細菌性痢疾，急性腸炎，消腫止血，瘡瘍，濕疹，跌打，蛇傷等。用量15～60 g。

文獻 《滙編》上，226。

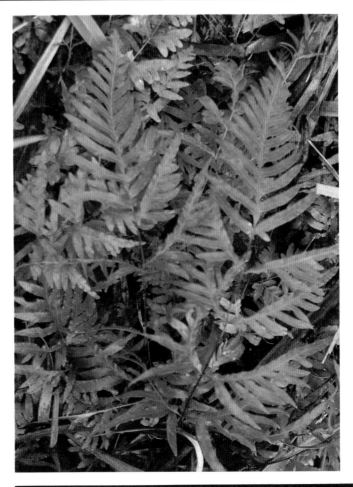

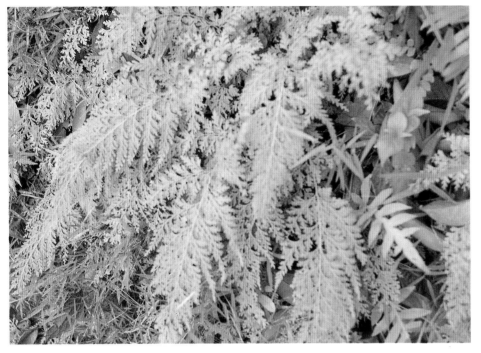

1051 金粉蕨

來源 中國蕨科植物野鷄尾 Onychium japonicum (Thunb.) Kunze 的全草。

形態 多年生草本，高達 1 m。根莖長而橫走，被鱗毛。葉疏散遠生，葉片草質，長 15～30 cm，卵狀披針形或三角狀披針形，3～5 回羽狀分裂，小羽片及裂片多數。孢子囊羣短，囊羣蓋綫形，孢子四面體形，透明。

分佈 生於山坡林下溝邊。分佈於長江以南及河北西部、河南南部、陝西秦嶺。

成分 含山奈醇雙鼠李糖甙 (kaempferol dirhamnoside)。

性能 苦，寒。清熱解毒。

應用 用於感冒高燒，腸炎，痢疾，小便不利，燙火傷，疔瘡腫痛。用量 15～30 g。外用適量。

文獻 《滙編》上，540。

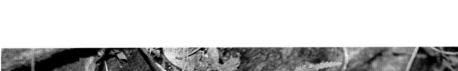

1052 虎尾鐵角蕨

來源 鐵角蕨科植物虎耳鐵角蕨 Asplenium incisum Thunb. 的全草。

形態 植株高 10～30 cm。根狀莖短而直立，頂部密生狹披針形鱗片。葉簇生；葉柄淡綠色或亮栗色，略有纖維狀小鱗片；葉片闊披針形，薄草質，長 10～27 cm，寬 1.8～4.5 cm，無毛，頂部漸尖並深羽裂，基部變狹，二回羽狀。孢子囊生於小脈中部，靠近主脈；囊羣蓋矩圓形，膜質，全緣。

分佈 生林下濕岩石上或溪邊、田埂旁。除雲南外，長江流域各省區均有分佈。

採製 夏秋季採挖，洗淨，鮮用或曬乾。

性能 淡，涼。清熱解毒。

應用 治白喉，慢性腎炎，急性黃疸型肝炎，小兒驚風，解雷公藤中毒。用量 15～20 g。

文獻 《中國高等植物圖鑑》一，197。《杭州藥用植物名錄》，15。

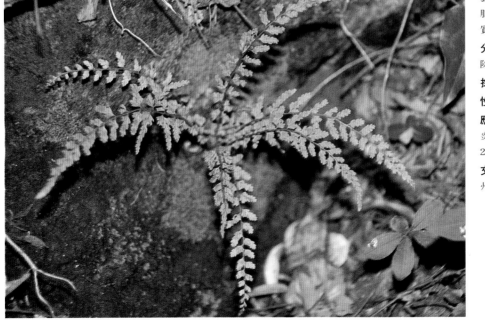

1053 巢蕨

來源 鐵角蕨科巢蕨 Neottopteris nidus (L.) J. Sm. 的全草。

形態 植株高100～120 cm。根狀莖短，頂部密生鱗片，鱗片綫形，頂部纖維狀分枝並卷曲。葉輻射狀叢生於根莖頂部，中空如鳥巢，葉柄基部有鱗片；葉片闊披針形，革質，兩面光滑，全緣，有軟骨質的邊，乾後略反卷。孢子囊羣狹綫形，生於側脈上側，向葉邊伸達1/2，葉片下部不育；囊羣蓋綫形，厚膜質，全緣，向上開。

分佈 生於雨林中樹幹或石岩上。分佈於廣東、廣西、雲南、台灣。

採製 夏季採全草，曬乾。

性能 微苦，涼。清熱解毒。

應用 用於瘡瘍腫毒，跌打損傷。用量10～15 g。

附註 調查資料。

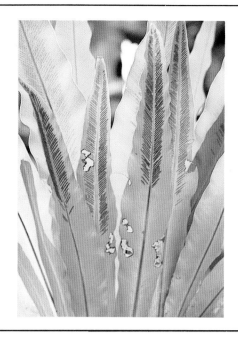

1054 球子蕨

來源 球子蕨科植物球子蕨 Onoclea sensibilis L. var. interrupta Maxim. 的根狀莖。

形態 植株高達40～70 cm。根狀莖長而橫走，近光滑。葉遠生，二型；不育葉一回羽狀，柄長20～48 cm，禾桿色；葉片闊卵形，草質，葉脈兩面疏生白色長毛；能育葉二回羽狀，羽片條形，小羽片緊縮成革質的小球形通常由3～5個裂片組成，成熟時開裂。孢子囊羣圓形，生於裂片小脈頂端，有膜質囊羣蓋向外包被，在球內成隔膜狀。

分佈 生於草甸或濕地灌叢中。分佈於東北、華北、西北等地。

採製 春秋季採挖，去泥土，洗淨，曬乾。

功能 利尿。

應用 民間用作利尿劑。用量10～30 g。

文獻 特產科學實驗《中草藥專輯》，6。

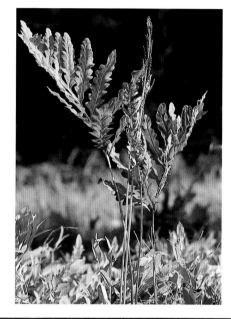

1055 抱石蓮

來源 水龍骨科植物抱石蓮 Lepidogrammitis drymoglossoides (Bak.) Ching 的全草。

形態 多年生小形蔓生草本。根狀莖橫走，疏生淡棕色鱗片。葉遠生，肉質，二型；營養葉圓卵形或倒卵形，長1.5～2 cm，下面疏生鱗片；孢子葉較長，舌狀或匙形，長3～6 cm，寬不及1 cm，有時與營養葉同形，葉面光滑，孢子囊羣二列，排列於葉背中脈兩側，分離，圓形。

分佈 生山地陰濕岩石或樹幹上。因抱石而生而名"抱石蓮"。分佈於長江流域及以南地區。

採製 四季可採，曬乾或鮮用。

性能 淡，平。清熱解毒，祛風利濕。

應用 治肺結核，小兒高熱，內臟及外傷出血，關節疼痛等。用量15～30 g。外用適量，鮮葉搗爛外敷。

文獻 《浙藥誌》上，109；《滙編》上，554。

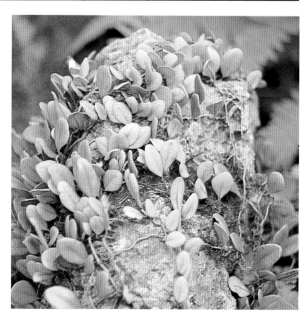

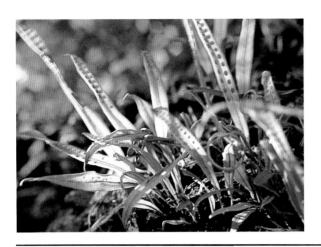

1056　烏蘇里瓦韋

來源　水龍骨科植物烏蘇里瓦韋 Lepisorus ussuriensis (Regel et Maack) Ching 的全草。

形態　草本，高10～20 cm。根莖細長而橫走，粗約1.2 mm，密生披針形黑色鱗片。葉遠生，厚紙質；葉柄長2～4 cm；葉片狹披針形，主脈兩面隆起，小脈不明顯。孢子囊羣小，生於主脈與葉緣之間，彼此遠離，幼時有盾狀隔絲覆蓋。

分佈　生於樹幹上或石縫中。分佈於東北、華北、西北和山東等地。

採製　四季可採，除去泥沙，充分曬乾。

性能　苦，平。清熱解毒，利尿消腫，止血，止咳。

應用　用於尿路感染，腎炎，痢疾，肝炎，眼結膜炎，口腔炎，咽炎，肺熱咳嗽，百日咳，咯血，血尿，發背癰瘡。用量15～25 g。

文獻　《滙編》下，114；《大辭典》下，3878。

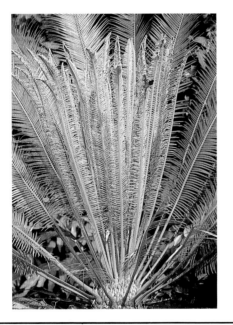

1057　雲南蘇鐵

來源　蘇鐵科植物雲南蘇鐵 Cycas siamensis Miq. 的莖、葉及果實。

形態　常綠樹，高2～4 m。莖幹直立，粗壯，不分枝。羽狀複葉長達1.5 m；小葉40～80對，最下部小葉呈刺狀。雌雄異株；雌花頭狀，花序外被覆多片羽狀孢子葉。種子卵矩圓形，金黃色。

分佈　生於山坡林下灌叢中。分佈於西南、華南。

採製　莖葉全年可採，果實夏季採收，切片曬乾。

成分　含雙黃酮化合物、糖類等。

性能　苦、酸澀，平。解毒，收斂，健胃，止咳祛痰。

應用　果用於腸炎，痢疾，消化不良。用量6～9 g。莖葉用於慢性肝炎，急性黃疸型肝炎，癌症。用量10～15 g。

文獻　《滙編》上，441；《思茅中草藥》，294。

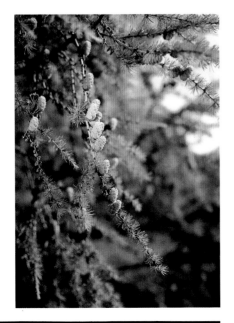

1058　黃花落葉松

來源　松科植物黃花落葉松 Larix olgensis Henry 的樹脂。

形態　落葉大喬木，高達30 m。樹皮灰褐色，鱗片狀剝裂。一年枝黃褐色，具短毛或無毛，二年生以上枝漸變爲紅色。葉綫形，長1.0～2.8 cm，寬0.7～1 mm，背面中脈隆起氣孔帶較明顯。花單性，雌雄同株，雌雄花均單一生於枝頂；雄花球形，黃色；雌花球形，常綠褐色。苞鱗長於果鱗。球果多卵狀球形，長1.5～1.8 cm；果鱗約20片左右，鱗片卵圓形，先端常截圓形微帶波齒，背面密生腺毛，老時無毛。

分佈　生於水甸子、陰濕山坡及火山灰質地和石碴子上。分佈於東北。

採製　在採伐前1～2年用刀將樹皮割掉，待樹脂流出後刮取。

功能　皮膚刺激藥。

應用　用於肌肉痛或關節痛。

文獻　《吉林省野生經濟植物誌》，20。

1059 長白魚鱗松

來源 松科植物長白魚鱗松 Picea jezoensis Carr. var. komarovii (V. Vassil) Cheng et L. K Fu 的葉、皮。

形態 常綠喬木，高達30 m，胸徑可達1 m。樹幹通直，樹冠圓錐形。樹皮暗褐色，老時灰色，鱗狀剝裂。葉扁平，條形，葉座發達。雌雄同株；雄球花腋生，圓筒形，黃褐色；雌球花生牛頂，橢圓形，淡紫色，邊緣紅色。球果橢圓狀卵形或橢圓形，斜下垂；果鱗菱狀卵形。種子三角狀卵形。

分佈 生於濕潤山地及平地。分佈於東北地區。

採製 全年均可在砍伐倒木上採取。

成分 乾葉含揮發油0.66 % 和黃酮。油中含蒎烯 (pinene)，石竹烯 (caryophyllene) 和冰片。樹皮中的蠟狀物質中含木蠟酸、木醋醇和穀甾醇，尚含鞣質。

功能 鎮咳，祛痰。

應用 民間用葉、枝、樹皮蒸餾液用於氣管炎。用量20－30 g。

文獻 《長白山植物藥誌》，173。

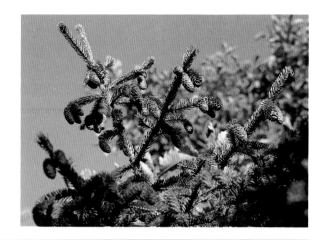

1060 白皮松

來源 松科植物白皮松 Pinus bungeana Zucc. 的球果。

形態 常綠喬木。樹皮灰綠色或灰褐色，內皮白色，裂成不規則薄片脫落。一年生枝灰綠色，無毛；冬芽紅褐色，無樹脂。葉三針一束，粗硬，葉背和腹面兩側均有氣孔綫。球果單生，卵圓形，成熟後淡灰黃褐色，種鱗先端厚，鱗盾菱形，有橫脊；鱗臍生於鱗盾的中央，具尖刺。種子倒卵圓形，種翅有關節，易落。

分佈 生於山地等處。分佈中國北方各省區，浙江杭洲、寧波等有栽培。

採製 秋季果熟時，採集球果，去種子，曬乾。

性能 溫，苦。鎮咳祛痰，消炎，平喘。

應用 治慢性支氣管炎。

文獻 《杭州藥用植物名錄》，28。

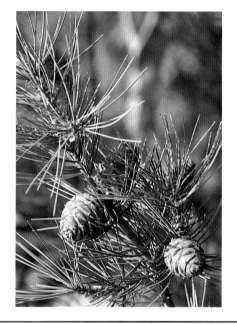

1061 長白松

來源 松科植物長白松 Pinus sylvestris L. var. sylvestriformis (Takenouchi) Cheng et C.D.Chu 的花粉。

形態 常綠喬木，高25～30 m，胸徑25～40 (100)cm。樹幹下部樹皮棕褐色，深龜裂，裂片不規則長方形，上部棕黃色至紅黃色，薄片狀剝離，微反曲。枝每年一輪，當年枝黃褐色或綠褐色，平滑無毛，次年以後色變深，灰褐色。葉二針一束，稍扭曲，樹脂道邊生。雌雄同株；雄球花集生成橢圓形穗狀花序，黃色；雌球花卵形，紅色，生幼枝先端，單生或2～3集生。球果圓錐形，灰綠色至褐綠色，鱗質隆起，有銳脊。種子灰褐色，卵形，

有長翅。

分佈 喜生於陽光充足、排水良好的沙質地，常成純林。分佈於東北長白山。

採製 初夏採集，陰乾。

成分 含異鼠李素 (isorhamnetin) 和槲皮素。

性能 甘，溫。祛風益氣，燥濕止血。

應用 用於眩暈，胃疼，久痢，咳嗽，瘡瘍，出血。用量5～15 g。

文獻 《長白山植物藥誌》，181。

附註 本品莖幹木質部乙醇提取物具有抗真菌作用。

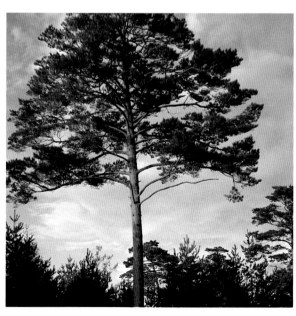

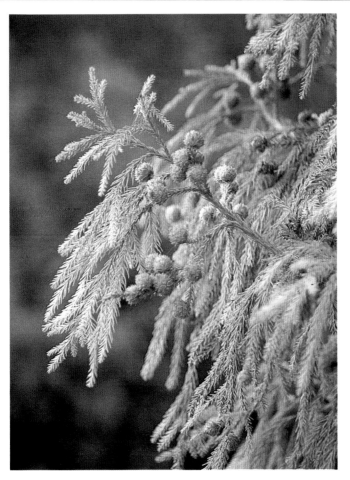

1062　柳杉

來源　杉科植物柳杉 Cryptomeria fortunei Hooibrenk ex Otto et Dietr. 的根皮。

形態　常綠喬木。葉螺旋狀着生，呈五列，鑽形，兩側扁，微向內彎曲，基部下延。雌雄同株；雄球花矩圓形，單生葉腋，雌球花單生枝端，近球形，苞鱗和珠鱗合生，僅先端分離。種鱗木質，盾形，先端常具5～6齒，背面有三角狀突起。種子微扁，緣具窄翅。

分佈　喜生溫暖濕潤山坡。產浙江天目山、福建北部、江西廬山。其它各省均有栽培。

採製　秋季採剝根皮，曬乾。

成分　含花柏黃酮和鞣質。

性能　苦，寒。解毒殺蟲。

應用　治癬症。外用鮮根皮250 g，搗爛，加食鹽30 g，開水沖泡，洗患處。

文獻　《滙編》下，429。

1063　三尖杉

來源　粗榧科植物三尖杉 Cephalotaxus fortunei Hook. f. 的種子和枝葉。

形態　常綠喬木，高20 m。小枝對生。葉螺旋狀着生，排成兩列，披針狀條形，長5～8 cm，上面中脈隆起，下面中脈兩側有白色氣孔帶。雌雄異株；雄球花腋生，聚成頭狀；雌球花有長柄，生於小枝基部苞腋。種子橢圓狀卵形，包被於紫紅色肉質的假種皮內。

分佈　生於溝邊或山坡林中。分佈於陝西、甘肅及長江流域以南各省區

採製　秋季採種子。枝葉隨時可採。

成分　枝葉含三尖杉鹼(Cephalotaxine)、內消旋肌醇及揮發油。種子含脂肪油等。

性能　種子：甘、澀，平。驅蟲，消積。枝、葉：苦、澀，寒。抗癌。

應用　種子內服治蛔蟲，鈎蟲，食積。用量15～18 g。枝葉提取生物鹼，治療惡性腫瘤。成人2±0.5 mg/公斤，肌注。

文獻　《滙編》下，16。

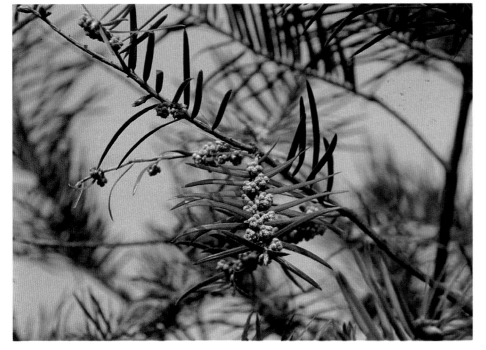

1064　海南粗榧

來源　粗榧科植物海南粗榧 Cephalotaxus hainanensis Li 的樹皮、根皮。

形態　喬木，高達30 m。樹皮暗灰褐色或紅棕色。葉排成2列，綫形，很少微彎成鐮刀狀，長1.5～3.5 cm，寬2.5～4 mm，邊緣平或微反卷，上面綠色，中脈明顯，下面中脈兩側各有1條藍白色闊氣孔帶。雄球花5～6朵聚生成頭狀，雄球花有雄蕊7～8，基部有苞片；雌球花頭狀，生於苞片腋內，苞片交叉對牛。種子2，卵圓形或橢圓形。

分佈　生於山谷林中或林緣。分佈於海南。

採製　全年可採，剝皮曬乾。

成分　含三尖杉酯碱 (harringtonine) 等生物碱。

性能　苦、澀，寒。抗癌。

應用　其總生物碱製劑對急性及慢性粒細胞白血病和惡性淋巴瘤等有一定療效。

文獻　《滙編》下，17。

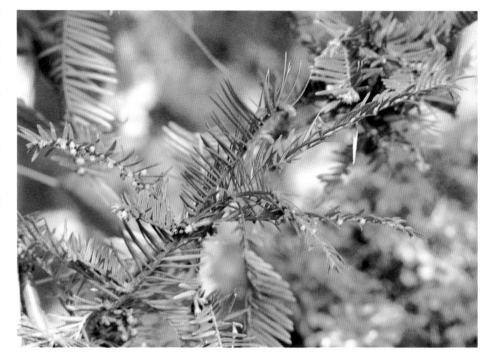

1065　西雙版納粗榧

來源　粗榧科植物版納粗榧 Cephalotaxus mannii Hook. f. 的枝葉及種子。

形態　小喬木或灌木，高達8 m。葉披針狀綫形，排成二列。葉面深綠色，中脈隆起，下面中脈稍明顯，兩側氣孔帶微具白粉，乾後脫落。雄球花總梗長4～5 mm，每一雄球花有雄蕊7～13，各具3～4個花藥。種子倒卵圓形。

分佈　生於海拔740～800米雜木林中，分佈於雲南西雙版納。

採製　枝葉四季可採，種子秋季採摘。

成分　含三尖杉碱 (cephalotaxine)、粗榧碱、異粗榧碱和高粗榧碱等。

性能　枝葉苦、澀，寒。抗癌。種子甘、澀，平。驅蟲，消積。

應用　枝葉用於惡性腫瘤。種子用於驅蟲，食積。用量15～18 g。

文獻　《雲南植物誌》四：114；《滙編》下，16。

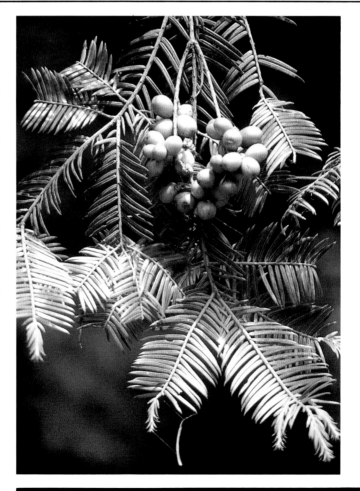

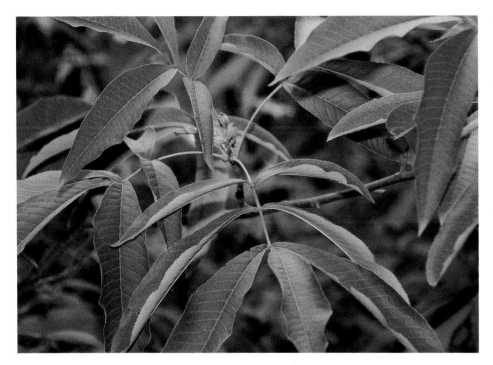

1066 山核桃

來源 胡桃科植物山核桃 Carya cathayensis Sarg. 的種仁和外果皮。

形態 落葉喬木。奇數羽狀複葉互生，小葉5～7對，披針形或倒卵狀披針形，長10～18 cm，葉背面黃色鮮片狀毛茸，邊緣有細鋸齒。花單性同株：雄花序柔荑狀，3條一束，長10～15 cm。花被3～6裂，與下部苞片貼生，雄蕊3～10；雌花序穗狀，直立，花序軸密生腺體，有花2～5朵，花被4裂。果實核果狀，外果皮密生鱗狀腺體，成熟時4瓣開裂。

分佈 生於疏林或山谷中。分佈於浙江、安徽、江西、湖南、貴州等省。

採製 秋季採摘成熟果實，剝取核曬乾，打碎取仁。青果皮隨用時採之。

成分 種仁含脂肪油及揮發油。外果皮含鞣質。

應用 種仁適量有滋潤補養之效。微炒，黃酒送服治腰痛。鮮外果皮搗汁擦治皮膚癬症。

文獻 《大辭典》上，0379。

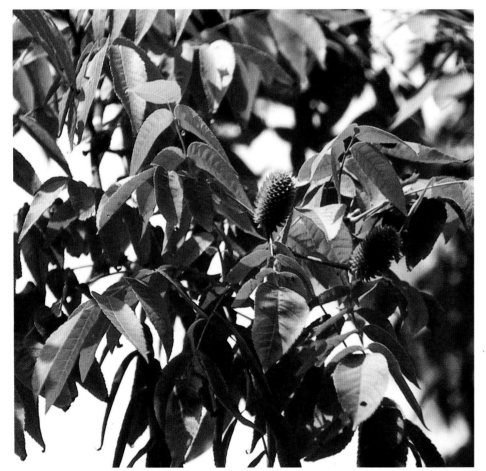

1067 化香樹

來源 胡桃科植物化香樹 Platycarya strobilacea Sieb. et Zucc. 的葉。

形態 落葉灌木或小喬木。枝條暗褐色，幼枝被棕色絨毛。單數羽狀複葉互生；小葉7～23，對生，邊緣有重鋸齒。花單性同株，花序穗狀，傘房狀排列在小枝頂端，中央頂端的一條常為兩性花序，兩性花序的下端為雌花序部分，上端為雄花序部分，在開花後脫落而留下雌花序；兩性花序下方周圍者為雄性穗狀花序；雄花有雄蕊8枚；雌花有2枚貼生於子房的花被片，雌蕊1。果序長球狀，小堅果扁平，有2狹翅。

分佈 生山坡或林中。分佈於長江流域及以南地區。

採製 隨用隨採，鮮用或曬乾。

成分 含抗壞血酸及鞣質。

性能 苦、辛，寒。有毒。解毒，殺蟲，止癢。

應用 外用，忌內服。治瘡癬腫毒，頭癬。煎水洗或鮮葉搽患處。可殺蠅蛆，孑孓。

文獻 《大辭典》上，0929；《滙編》下，140。

1068 岳樺

來源 樺木科植物岳樺 Betula ermanii Cham. 的樹皮。

形態 落葉喬木，高8～10 m。樹皮白色，剝裂。枝紅褐色，有腺點。葉互生；葉片三角狀卵形至卵形，先端漸尖或急尖，邊緣有較粗的重鋸齒，上面暗綠色，下面淺綠色，側脈8對。球果序直立，單生；果序柄有毛；果苞頂部3裂片，側裂片長圓形，近直立，短於中裂片。翅果倒卵形或長卵形，頂端有毛。

分佈 生於亞高山帶海拔1800～2000 m處，多成純林。分佈於東北。

採製 全年四季可剝取，鮮用或曬乾。

成分 含有白樺黃酮醇 (betuletol) 等。

應用 臨床用於傷口抗菌藥。對離體 KB carcinoma 癌細胞有毒樣作用。

文獻 《長白山植物藥誌》，209。

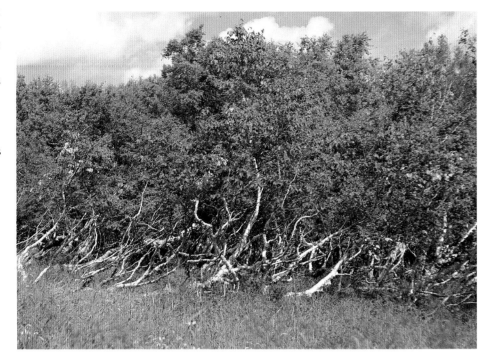

1069 千金榆

來源 樺木科植物千金榆 Carpinus cordata Bl. 的果穗。

形態 落葉喬木，高約15 m。樹皮黃褐灰色，菱形淺裂。小枝灰褐色，有柔毛。葉互生；葉片橢圓狀卵形或卵狀長圓形，先端漸尖，邊緣有不整齊的重鋸齒；側脈15～20對。花雌雄同株；雄花序生前年枝頂端，下垂，無花被，苞片紫紅色，雄蕊10餘枚；雌花序生新枝頂端，每小苞內有雌蕊，副苞大，包圍子房，子房下側有小萼。小堅果，橢圓形。

分佈 生針闊混交林或雜木林內濕潤肥沃處。分佈於東北。

採製 秋季採摘，曬乾。

性能 甘、淡，平。開胃消食。

應用 用於胸腹脹滿，食慾不振，消化不良。用量10～15 g。

文獻 《長白山植物藥誌》，217。

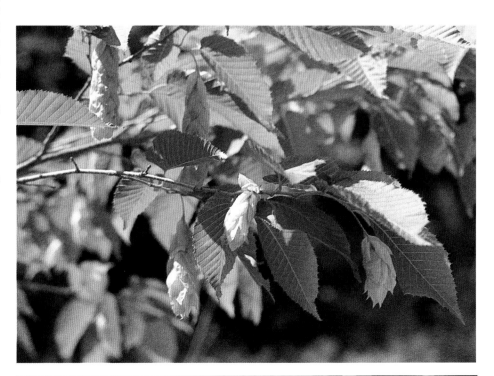

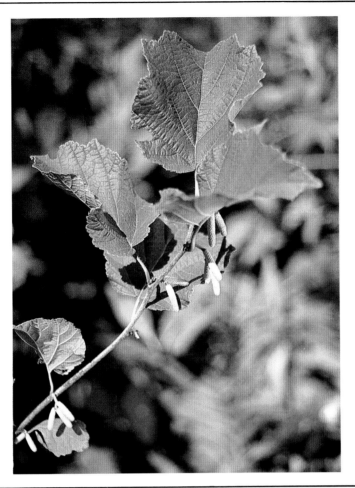

1070 榛子

來源 樺木科植物榛 Corylus heterophylla Fisch. ex Bess. 的種仁。

形態 灌木或小喬木，高1~7 m。葉圓卵形至寬倒卵形，長4~13 cm，先端驟尖，基部心形，邊緣有不規則重鋸齒，上面幾無毛，下面脈上有短柔毛；葉柄長1~2 cm。花單性，雌雄同株，先葉開放；總苞葉狀或鐘狀，由1~2個苞片組成，裂片三角形，幾全緣，有毛。小堅果近球形，徑0.7~1.5 cm。

分佈 生於山地陰坡叢林間。分佈於東北、華北。

採製 果實成熟後採摘，曬乾後除去總苞及果殼即可。

成分 含油約48%，還含碳水化合物、蛋白質。

性能 甘，平。調中，開胃，明目。

應用 用於病後體虛，食少疲乏等症。用量50~100 g。

文獻 《大辭典》下，5269。

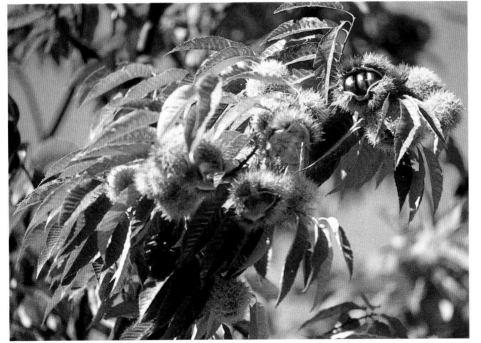

1071 栗子

來源 殼斗科植物栗 Castanea mollisima Bl. 的種仁。

形態 落葉喬木，高15~20 m。樹皮暗灰色，枝條灰褐色。單葉互生；葉片薄革質，長圓狀披針形或長圓形，先端尖尾狀，羽狀側脈10~17對，邊緣有疏鋸齒，刺毛狀。花單性，雌雄同株；雄花序穗狀，生於新枝下部的葉腋；雌花無梗，生雄花下部，外有殼斗狀總苞。總苞球形，外生尖銳被毛的刺，內藏堅果2~3個。

分佈 生於空氣乾燥的沙崗地。全國大部分省區均產。

採製 秋季採收，曬乾。

成分 果實含蛋白質5.7%，脂肪2.0%，碳水化合物62%等。

性能 甘，溫。養胃健脾，補腎強筋，活血止血。

應用 用於反胃，泄瀉，吐血，衄血，便血，跌傷腫痛。

文獻 《大辭典》下，3731。

附註 本品葉可治喉疔火毒；外果皮治反胃、便血；樹皮及總苞治瘡毒；花及內果皮治瘰癧；根治偏疝氣，血癖。

1072 枹柞皮

來源 殼斗科植物枹櫟 Quercus glandulifera Bl. 的樹皮。

形態 落葉喬木，高達25 m。樹皮暗灰色，不規則深裂。小枝略有毛，不久變無毛。葉長橢圓狀披針形至長橢圓狀倒卵形，長7～15 cm，寬3～8 cm，先端漸尖或急尖，基部楔形或圓形，邊緣有鋸齒，幼時被毛，側脈7～12對；葉柄長1～2.5 cm。殼斗杯形，包圍堅果⅓～¼，直徑1～1.2 cm，高5～8 mm；苞片小，三角形；堅果卵形至橢圓形，直徑0.8～1.2 cm，長1.7～2 cm。

分佈 生於向陽山地。分佈於山東、河南、陝西和長江流域各省，南達廣西。

採製 春季或秋季剝皮，刮去外皮，曬乾或鮮用。

性能 苦，涼。解毒，止痢，止血。

應用 用於痢疾，腸風下血。用量10～20 g。外用治惡瘡，瘰癧。煎水洗或熬膏敷。

附註 調查資料。

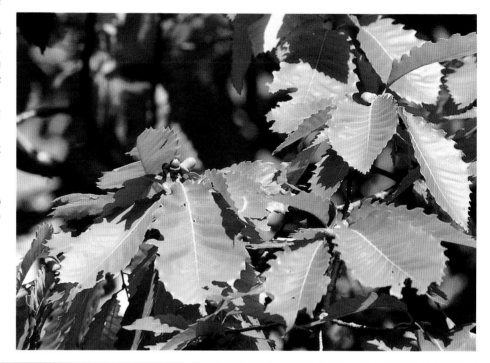

1073 糙葉樹

來源 榆科植物糙葉樹 Aphananthe aspera (Bl.) Planch. 的根皮及樹皮。

形態 落葉喬木，高達20 m。樹皮黃褐色，有灰斑與皺紋，老時縱裂。單葉互生；葉片卵形或狹卵形，先端漸尖，基部圓形或闊楔形，基部以上有單鋸齒，兩面生糙伏毛，側脈直脈至鋸齒緣；葉柄長7～13 mm；托葉綫形。花單性，雌雄同株；雄花成傘房花序，生於新枝基的葉腋；雌花單生新枝上部的葉腋，有梗，花被5裂，宿存；雄蕊與花被同數；柱頭2裂。核果近球形。

分佈 生於路旁、河邊。分佈於長江以南各省區。

採製 初夏剝取樹皮，或挖根剝皮，曬乾。

應用 治腰部損傷酸痛。用量21～24 g。

文獻 《大辭典》下，5598。

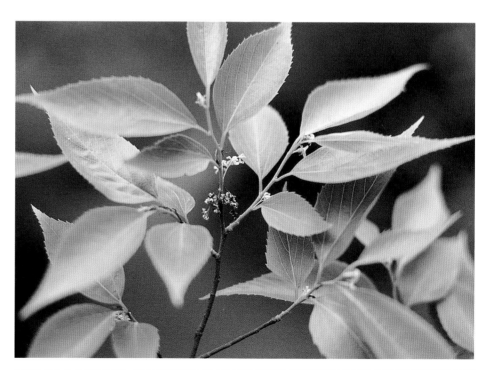

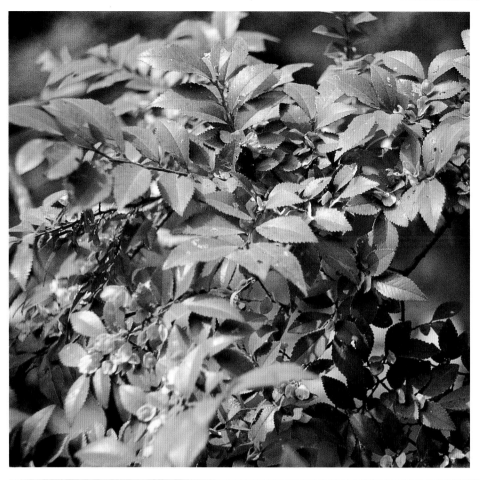

1074 榔榆皮

來源 榆科植物榔榆 Ulmus parvifolia Jacq. 的樹皮或根皮。

形態 落葉喬木。樹皮灰褐色，成不規則鱗片狀脫落。老枝灰白色，小枝紅褐色，多茸毛。單葉互生，葉片橢圓形、橢圓狀倒卵形至卵形，長1.5～5.5 cm，寬1～2.8 cm，上面光滑或稍粗糙，深綠色，下面幼時有毛，後脫落，淡綠色；托葉狹，早落。花簇生於葉腋；花被4裂；雄蕊4，花藥橢圓形；雌蕊柱頭2裂，向外反卷。翅果卵狀橢圓形，頂端凹陷。種子長約1 cm。花期7～9月。

分佈 生於平原、丘陵山地及疏林中。產中國中部以南地區。

採製 秋冬採收，曬乾或鮮用。

成分 樹皮含鞣質、植物甾醇、澱粉、黏液質等。

性能 甘，寒。利水，通淋，消癰。

應用 治乳癰，風毒流注。用量30～90 g。

文獻 《大辭典》下，4774。

1075 構樹

來源 桑科植物構樹 Broussonetia papyrifera (L.) Vent. 的果實、葉及莖。

形態 落葉喬木，高達10 m。莖、葉具乳汁；嫩枝有柔毛，後脫落。葉互生，卵形，不分裂，或3～5深裂，先端尖，基部圓形或心形，邊緣鋸齒狀，上生糙伏毛，下生柔毛；葉柄長3～10 cm。花單性，雌雄異株；雄花為葇荑花序，下垂，萼4裂，雄蕊4；雌花為球形頭狀花序，有多數棒狀苞片，雌蕊散生於苞片間，花柱細長，絲狀，紫色。聚花果肉質球形，橙紅色。

分佈 野生或栽培。全國大部分地區有分佈。

採製 秋季果熟呈紅色，打下，曬乾。夏季生長茂盛，採鮮葉及樹枝，曬乾。

成分 果實含皂甙、維生素 B 及油脂。

性能 果：甘，寒。無毒。滋腎、清肝、明目。

應用 果：治虛勞，目昏，目翳，水氣浮腫。葉：涼血，利水。樹枝治風疹、目赤。用量6～9 g。

文獻 《大辭典》下，4754。

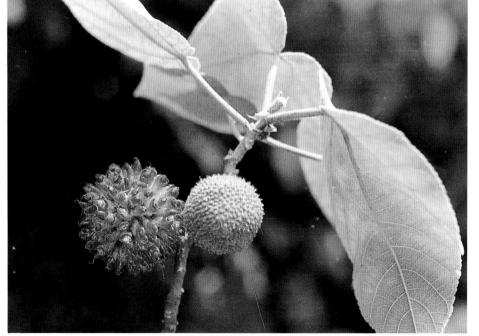

1076 雞桑

來源　桑科植物雞桑 Morus australis Poir. 的葉。

形態　落葉灌木或小喬木，高5～15 m。樹皮灰褐色，縱裂，小枝密生棕色皮孔。單葉互生，卵圓形，長6～15 cm，先端急尖或漸尖，基部平截或近心形，邊緣具粗鋸齒，有時3～5裂，兩面有短毛。穗狀花序生於新枝葉腋，單性，異株；雄花被片5，卵形，雄蕊5；雌蕊柱頭2裂。聚花果暗紫色，花柱宿存。

分佈　生於中山疏林中或山坡灌叢中。分佈於中國南方大部地區。

採製　秋季採收，曬乾。

性能　甘，寒。清熱解表。

應用　用於風寒感冒，咳嗽。

文獻　《大辭典》上，0489。

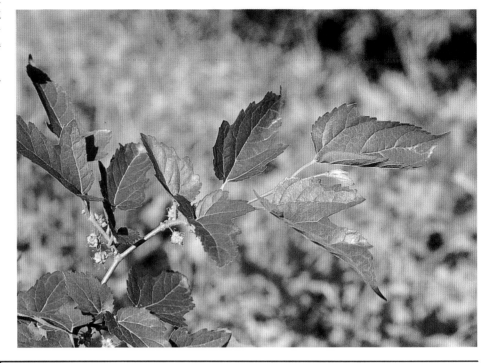

1077 苧麻

來源　蕁麻科植物苧麻 Boehmeria nivea (L.) Gaud. 的根、莖皮及葉。

形態　多年生草本，高達2 m。莖直立，分枝，有柔毛。單葉互生；葉片闊卵圓形，漸尖，邊緣有鋸齒，上面綠色，粗糙，下面密生白色綿毛。花單性，雌雄同株，圓錐花序腋生；雄花黃白色，4數；雌花淡綠色。瘦果細小，橢圓形，有毛，花柱突出。

分佈　野生或栽培。中國中部、南部及西南地區均有。

採製　冬春採挖其根，春季採葉及莖，曬乾。

成分　根含酚類、萜類，葉含芸香甙等。

性能　甘，寒。無毒。涼血，止血，散瘀，解毒。

應用　主治熱病，吐血，赤白帶下，癰腫，跌打損傷等。用量10～20 g

文獻　《大辭典》上，2687。

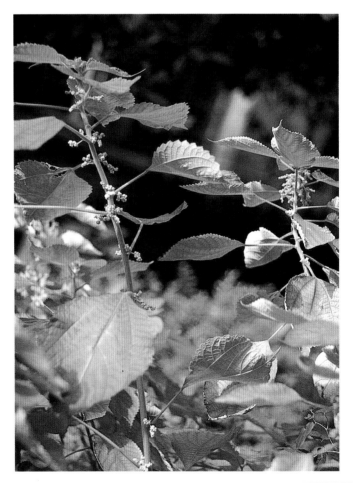

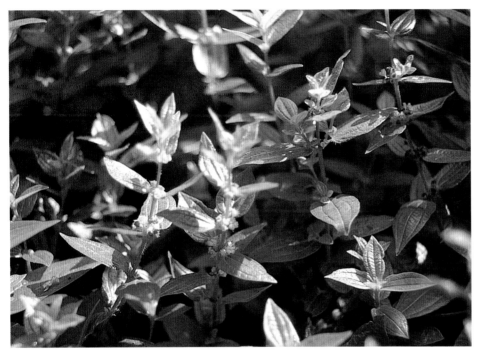

1078 糯米藤

來源 蕁麻科植物糯米團 Gonostegia hirta
(Bl.) Wedd. 的帶根全草。

形態 多年生草本，蔓生狀，有剛毛。主
根圓錐形，肉質，具乳汁。單葉對生；托
葉膜質卵形；葉柄短；葉片長3.5～7 cm，
寬1～2 cm，全緣，粗糙，主脈三出。花
小，簇生於葉腋，單性同株，黃綠色；雄
花被3～5，內彎，有剛毛。雄蕊5；雌花花
被管狀，2～4裂，包住子房。瘦果光滑，
棕色，三角狀卵形。

分佈 生溪溝，林下，草叢中。分佈於長
江以南各省區。

採製 全年可採。

性能 淡，平。健脾消食，清熱解毒。

應用 治消化不良，食積胃痛，白帶。用
量10～15 g。

文獻 《滙編》上，941；《大辭典》下，5734。

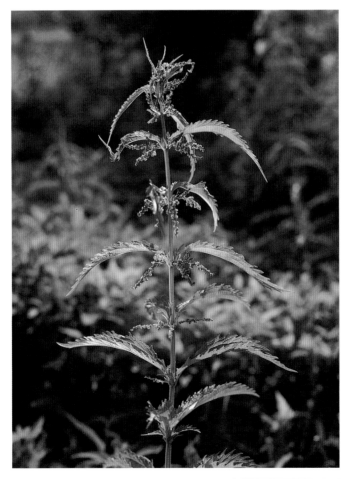

1079 蠍麻子

來源 蕁麻科植物狹葉蕁麻 Urtica angus-
tifolia Fisch. ex Hornem. 的全草。

形態 多年生草本，高40～150 cm。根莖
匍匐。莖直立，四棱形，有蠍毛，單一或
分枝。葉對生；葉片披針形或狹卵形，先
端漸尖，基部圓形，邊緣有尖牙齒，上面
生短毛，下面沿脈生短毛；托葉條形。雌
雄異株；花序多分枝；雄花的花被片4，雄
蕊4；雌花小，花被片4，果期增大，柱頭
畫筆頭狀。瘦果卵形。

分佈 生於林緣，溝邊，路旁。分佈於黑
龍江、吉林、遼寧、河北、山西、內蒙
古。

採製 夏秋季採收，曬乾。

性能 苦、辛，溫。有小毒。祛風濕，止
驚風，解毒，通便。

應用 用於風濕作痛，產後抽風，小兒驚
風，消化不良，便秘。用量5～10 g。

文獻 《長白山植物藥誌》，249。

1080 檀香

來源 檀香科植物檀香 Santalum album L. 的心材。

形態 常綠小喬木,高6～9 m。葉對生,革質,橢圓狀卵形。花腋生或頂生,三歧式的聚傘狀圓錐花序,花小,初為淡黃色,後變深銹紫色;花被管與花梗等長;蜜腺4,與花被片互生。核果球形,肉質多汁,熟時黑色。種子圓形。

分佈 野生或栽培,分佈印度、馬來西亞等地。中國台灣、海南、廣西、雲南有栽培。

採製 全年可採。取心材切成小段,曬乾。

成分 心材含揮發油2～6%,油中含 α-, β-檀香醇(α-, β-santa.)90%以上。

性能 辛,溫。溫中理氣,止痛。

應用 用於心腹疼痛,胸膈不舒。用量3～7 g。外用適量。

文獻 《大辭典》下,5607。

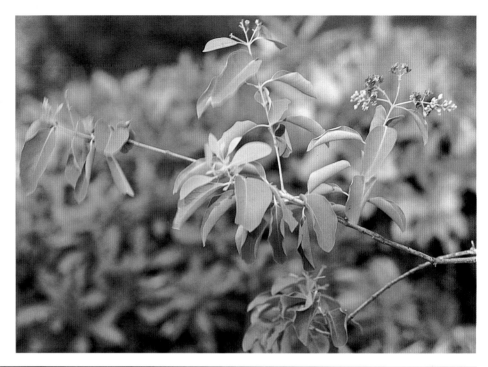

1081 海南馬兜鈴

來源 馬兜鈴科植物海南馬兜鈴 Aristolochia hainanensis Merr. 的葉、果。

形態 木質藤本。幼枝被短茸毛。葉革質,卵形至橢圓狀卵形,基出脈3。總狀花序腋生,花少數,花上部紅色,下部白色帶黃,內面黃色;花萼外散生短粗毛,與子房合生部分狹管形,中部膨大而驟折,上部呈二唇,上唇長圓形,下唇闊三角形,唇瓣邊緣外密生乳頭狀小凸尖;雄蕊6。蒴果圓柱形,兩端漸狹。

分佈 生於森林中。分佈於廣東、海南、廣西。

採製 葉夏季採。果秋季採收,曬乾。

成分 根、藤含馬兜鈴酸 (aristolochic acid) 等。

性能 果:苦、辛,寒。清熱降氣,止咳平喘。

應用 果用於慢性支氣管炎,肺熱咳嗽。葉外用於眼病。用量3～10 g。葉外用適量。

附註 調查資料。

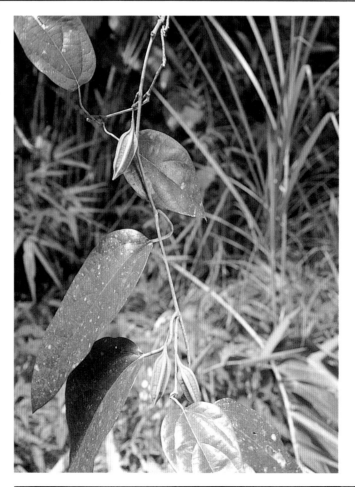

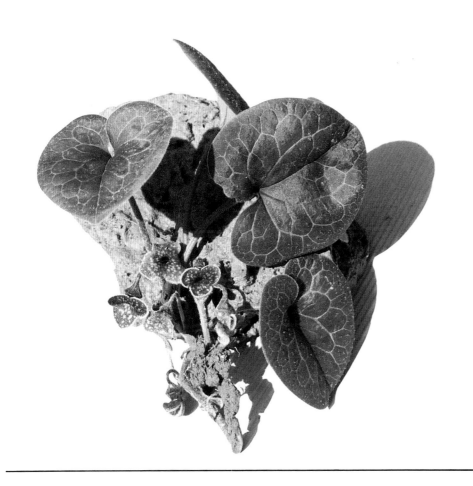

1082 圓葉細辛

來源 馬兜鈴科植物大塊瓦 Asarum geophilum Hemsl. 的根、全株。

形態 多年生草本,根狀莖橫走,根黃白色,粗約1 mm。葉卵圓形,兩面散生短柔毛;葉柄被柔毛。花暗紫色,花被3裂,外面被毛,裂片在子房以上愈合成短管;雄蕊12,具花絲。蒴果卵球形。

分佈 生於林下山谷濕潤處。分佈於廣東、海南、廣西、貴州。

採製 全年可採,陰乾。

性能 辛,溫。祛風散寒,宣肺止咳。

應用 根用於風寒感冒,慢性氣管炎,鼻炎,哮喘,風濕痺痛,毒蛇咬傷。全株用於避孕。用量1.5～4.5 g。

文獻 《廣西本草選編》下,1422。

1083 漢城細辛

來源 馬兜鈴科植物漢城細辛 Asarum sieboldii Miq. var. seoulense Nakai 的帶根全草。

形態 多年生草本。根莖短,具多數肉質根;莖端生1～2葉。葉腎狀心形,頂端銳尖至長銳尖,基部深心形,葉背面通常密生較長的毛,葉柄有毛。單花頂生,暗紫色;花被質厚,筒部扁球形,頂端3裂,裂片平展,寬卵形;雄蕊12;花柱6。蒴果肉質,近球形。

分佈 生於山坡林下陰濕處。分佈於吉林、遼寧。

採製 夏季挖起全株,除去泥土,晾乾。

性能 辛,溫。祛風散寒,通竅止痛,溫肺祛痰。

應用 用於風寒感冒,風濕痺痛,痰飲喘咳。用量1～3 g。外用治牙痛。

文獻 《滙編》上,563。

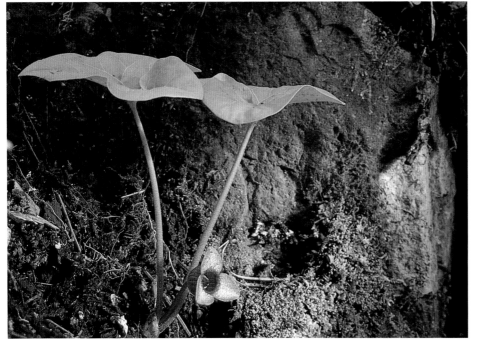

1084 酸漿菜

來源 蓼科植物腎葉高山蓼 Oxyria digyna (L.) Hill 的全草。

形態 多年生草本，高15～30 cm。根莖粗壯，紅褐色。莖直立。葉常簇生基部，具長柄；葉片腎形，莖生葉通常退化，僅存膜質托葉鞘，有時有1～2小葉。頂生圓錐狀花序；花兩性，2～6花簇生於一苞中；花被4，成兩輪；雄蕊6；花柱2。瘦果扁圓形。

分佈 生於高山地區的山坡或山谷。分佈於東北、西北和西南。

採製 夏秋間採收，曬乾。

成分 地上部分含大量咖啡酸 (caffeic acid) 及少量氯原酸 (chlorogenic acid)，葉含大量維生素 C 及胡蘿蔔素。

性能 酸，涼。清熱，利濕，舒肝。

應用 用於肝氣不舒，肝炎，壞血病。用量15～20 g。

文獻 《大辭典》下，5294；《長白山植物藥誌》，270。

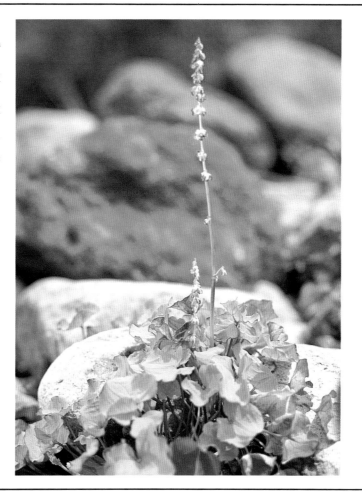

1085 火炭母

來源 蓼科植物火炭母 Polygonum chinense L. 的全草。

形態 多年生蔓性草本。莖略具棱溝，無毛或稍被毛。葉有短柄，葉柄基部兩側常各有一耳垂形的小裂片，垂片通常早脫落；葉片卵形或矩圓狀卵形，長5～10 cm，寬3～6 cm，全緣，有時下面沿葉脈有毛；托葉膜質，斜截形。頭狀花序，由數個排成傘房或圓錐花序；苞片膜質，卵形，無毛；花白色或淡紅色；花被5深裂；雄蕊8；花柱3。瘦果卵形，有3棱，黑色。

分佈 生於向陽草坡、林緣、路旁等處。江西、福建、湖北、湖南、廣西、廣東、四川及貴州等省區。

採製 四季可採，鮮用或洗淨曬乾。

成分 含黃酮甙。

性能 微酸、甘，涼。清熱利濕，涼血解毒。

應用 治痢疾，腸炎，黃疸，風熱咽喉疼，癰腫濕瘡，跌打損傷。用量25～50 g。

文獻 《滙編》上，142；《大辭典》上，1021。

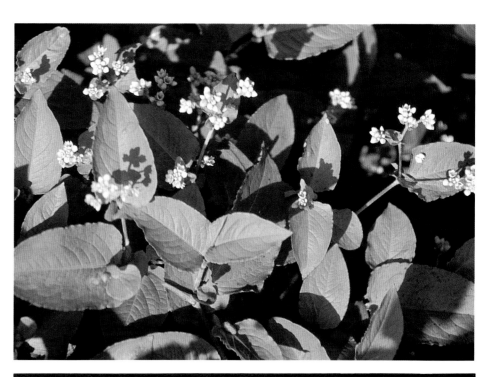

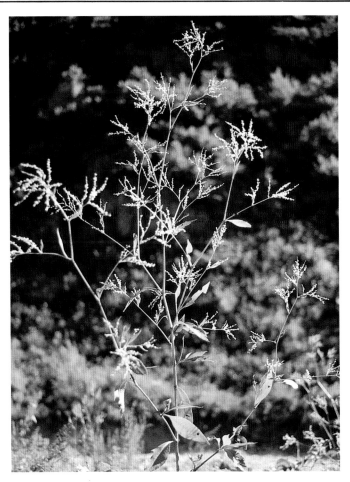

1086　分叉蓼

來源　蓼科植物分叉蓼 Polygonum divari-
catum L. 的根。

形態　多年生草本，高1～1.5 m。莖從基
部生出很多叉狀分枝，形成半圓形的叢
枝。葉互生，綫狀披針形或長圓形，全
緣，有微毛；有短柄或無柄；托葉鞘膜
質，褐色，開裂，無毛。圓錐花序頂生，
擴展；花小，白色或淡黃色。小堅果橢圓
形，具3銳棱。種子橢圓形。

分佈　生於山坡、沙丘、溝谷、丘陵等
地。分佈於東北、西南、西北等地。

採製　春秋季挖取，曬乾。

成分　含鞣質、蒽醌、氨基酸、有機酸及
酚、醛酮化合物。

性能　酸、甘，溫。袪寒，溫腎。

應用　用於胃痛，腹瀉。用量15～25 g。
外用煎水熏可治寒疝，陰囊出汗。

文獻　《大辭典》下，5298。

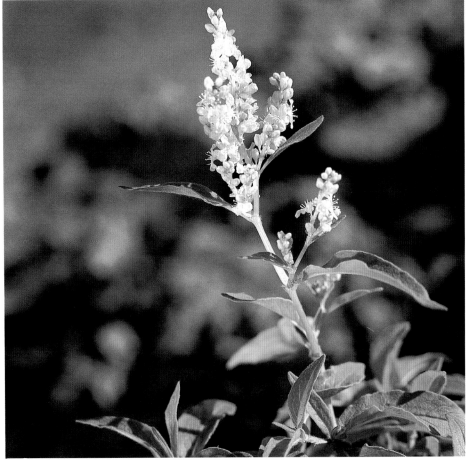

1087　白山蓼

來源　蓼科植物白山蓼 Polygonum lax-
manni Lepech. 的全草。

形態　多年生草本，莖直立，成"之"字
狀，由基部多分枝。托葉鞘褐色，微膜
質，疏生長毛；葉片長圓形或長披針形，
近乎綫形，葉寬0.3～0.7 cm。圓錐花序
開展，疏鬆，花序枝除頂部1～2個外，幾
乎皆自葉腋生出；苞披針形，內着3～4
花；小花白色或淡黃色；雄蕊8；花柱3，
柱頭頭狀。小堅果三棱形。

分佈　生於高山帶下部的草地上。分佈於
東北。

採製　夏秋季採收，鮮用或曬乾備用。

性能　辛，溫。發汗除濕，消食止瀉。

應用　用於消化不良，腹瀉。用量6～12 g。

文獻　《長白山植物藥誌》，292。

1088　假長尾葉蓼

來源　蓼科植物假長尾葉蓼 Polygonum longisetum De Bruyn 的全草。

形態　一年生草本。莖斜生或直立，無毛。葉互生，披針形或寬披針形，全緣，兩面常具白色小點；托葉鞘筒狀，膜質，具緣毛。穗狀花序頂生或腋生，花稀疏，下部間斷；苞片漏斗狀，斜生，具長緣毛；苞片內生3～4朵花；花被5深裂，粉紅色或白色；雄蕊8，稀有6～7；花柱3。瘦果之棱形，黑色，包於宿存的花被內。

分佈　生於山溝泉水邊和潮濕地。分佈於中國各地。

採製　全年可採，曬乾。

性能　辛，溫。祛風利濕，散瘀止痛，解毒消腫，殺蟲止癢。

應用　用於痢疾，胃腸炎，腹瀉，風濕痛，跌打腫痛，功能性子宮出血。外用於蛇傷，皮膚濕疹。用量15～30 g。

文獻　《滙編》上，897。

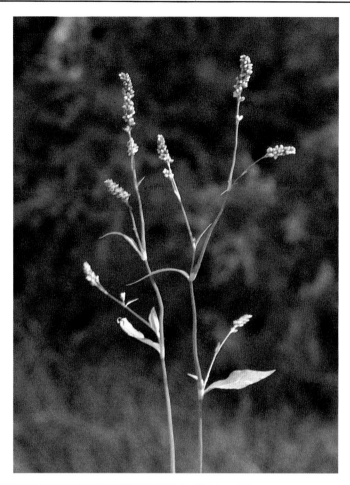

1089　戟葉蓼

來源　蓼科植物戟葉蓼 Polygonum thunbergii Sieb. et Zucc. 的全草。

形態　一年生草本，高60～90 cm。莖直立或斜生，四棱形，棱上有倒生鈎刺。葉互生；葉片戟形；托葉鞘膜質，斜筒形，向外反卷。花序聚傘狀，頂生或腋生；苞片卵形，生短毛；花小，花被5裂，白色，先端淡紅或淡綠色；雄蕊8。瘦果卵形，有3棱，黃褐色。

分佈　生於水邊或濕地。分佈於東北、華北和華東地區。

採製　夏秋季採收，鮮用或曬乾備用。

成分　含水蓼素 (persicarin)。花中含槲皮苷 (quercitrin)。

應用　鮮用搗漿，以新汲水沖服，療痧症。

文獻　《大辭典》上，1111。《長白山植物藥誌》，292。

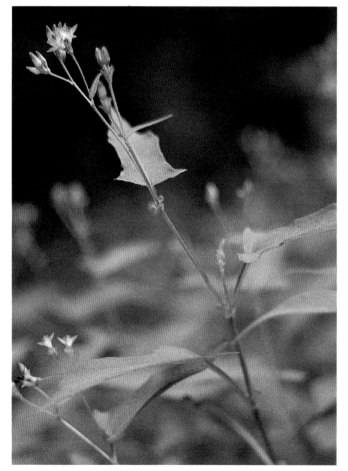

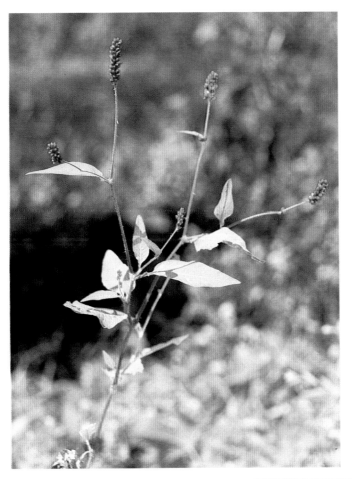

1090 黏毛蓼

來源 蓼科植物黏毛蓼 Polygonum viscosum Buch. Ham. 的全草。

形態 一年生草本，高50～120 cm 。莖直立，上部多分枝，密生開展的長毛和有柄的腺毛。葉柄長1～2 cm ；葉披針形或寬披針形，兩面疏生或密生糙伏毛，有時上面或兩面生無柄的腺毛；托葉鞘筒狀，膜質，密生長毛。花序穗狀，長3～5 cm ；總花梗有長毛和有短柄的腺毛；苞片綠色，生長毛和有短柄的腺毛；花被5深裂；雄蕊8；花柱3。瘦果寬卵形，有3棱，黑褐色，有光澤。

分佈 生於水邊及路旁濕地。分佈於東北、華北、華東及華南。

採製 夏秋季採收，鮮用或曬乾。

性能 辛，溫。發汗除濕，消食止瀉，止血。

應用 用於消化不良，腹瀉，子宮功能性出血及痔瘡出血等症。用量6～12 g 。

文獻 《長白山植物藥誌》，292。

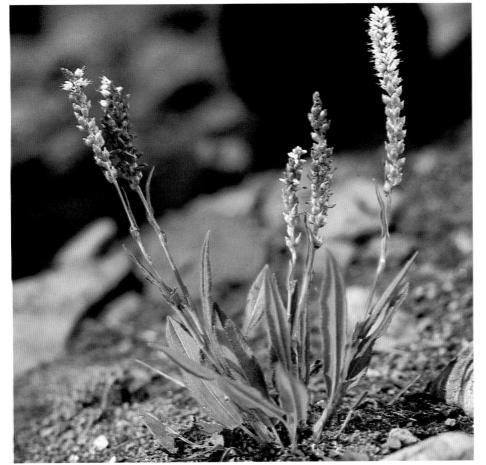

1091 蠍子七

來源 蓼科植物珠芽蓼 Polygonum viviparum L. 的根莖。

形態 多年生草本，高10～30 cm 。根莖粗，肥厚，下部上卷如蠍子狀。莖直立，不分枝，細弱。根生葉與莖下部葉具長柄；托葉鞘長圓筒狀，先端斜形；葉片長圓形、卵形或披針形，革質。穗狀花序頂生，長3～7.5 cm ，花密生；苞膜質，其中着生1珠芽或1～2花；珠芽廣卵圓形，褐色，通常生於花穗之下半部；花被5裂，白色或粉紅色；雄蕊8～9，花藥暗紫色；花柱3。小堅果三棱狀卵形。

分佈 生於林中草地或高山草地上。分佈於東北、中南、西南和西北等地。

採製 夏秋採挖，去鬚根，洗淨，切片，曬乾。

性能 苦、澀，涼。止血，活血，止瀉。

應用 用於吐血，衄血，血崩，白帶，痢疾。用量15～25 g ，或浸酒服。外用：研末撒患處主治跌損紅腫，血瘀疼痛。

文獻 《大辭典》下，5469。

1092 藥用大黃 (大黃)

來源 蓼科植物藥用大黃 Rheum officinale Baill. 的根莖及根。

形態 多年生草本，高2 m。莖直立。基生葉寬卵形或近圓形，掌狀淺裂長30～55 cm，上面無毛，下面生柔毛；托葉鞘膜質，透明，密生短柔毛。圓錐花序，大形頂生；花簇生，黃白色；花被片6，長約2 mm；雄蕊通常9；花柱3，柱頭頭狀。瘦果長圓卵形，有三棱，沿棱生翅，不透明。

分佈 生於陽光充足高寒山區的濕潤草坡。分佈於四川、貴州、雲南、湖北、陝西。

採製 栽培2～3年後，或搜覓適當野生品，在莖、葉枯萎時，挖取根莖，除去粗皮，切片曬乾或烘乾。

成分 含游離及結合性蒽醌衍生物。

性能 苦，寒。瀉實熱，破積滯，行瘀血。

應用 用於實熱便秘，食積停滯，闌尾炎，肝炎，經閉，牙痛，胃潰瘍出血，衄血。外用於燙傷，瘡瘍。用量3～12 g。

文獻 《滙編》上，63。

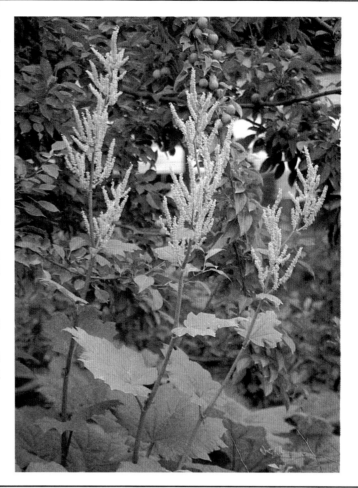

1093 灰菜

來源 藜科植物藜 Chenopodium album L. 的全草。

形態 一年生草本，高60～120 cm。莖直立粗壯，有棱，帶綠色或紫紅色條紋，多分枝。單葉互生；有長葉柄；葉片菱狀卵形或披針形，先端急尖或微鈍，基部寬楔形，邊緣有不整齊的鋸齒。花兩性，圓錐花序；花被5，卵狀橢圓形，邊緣膜質；雄蕊5；柱頭2裂。胞果包於花被內或頂端稍露。種子光亮，雙凸鏡形。

分佈 生於田間、路旁及曠野等處。廣佈於全國各省區。

採製 夏秋季採挖，切段曬乾。

成分 含齊墩果酸 (oleanolic acid)、L-(一) 亮氨酸及 β-穀甾醇等。

性能 甘，平。有小毒。清熱利濕，止癢透疹。

應用 用於風熱感冒，痢疾，腹瀉。外用治皮膚搔癢，疹疹不透。用量30～50 g。外用適量。

文獻 《滙編》下，225。

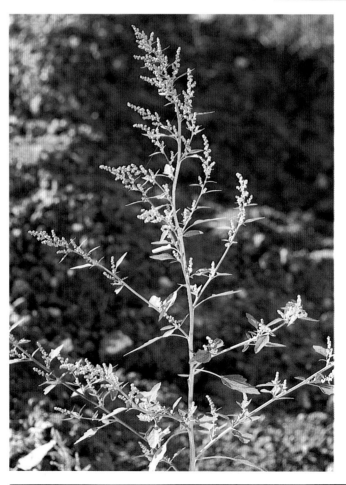

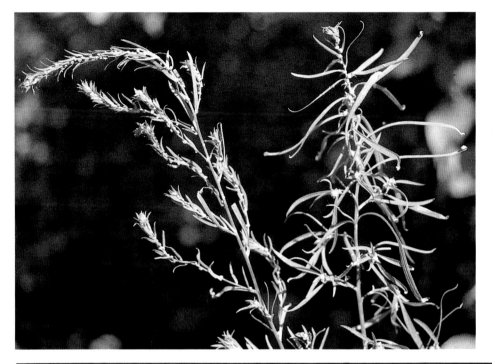

1094 地膚子

來源 藜科植物地膚 Kochia scoparia (L.) Schrad. 的胞果。

形態 一年生草本，高0.5～1.5 m。枝綠色或淺紅色，生短柔毛。單葉互生，稠密，葉片狹長圓形或長圓狀披針形，全緣。花小，雜性，黃綠色，1朵或數朵生於葉腋，花被基部連合，先端5裂，裂片向內彎曲，包被子房，花被背部有一綠色突起物，果實發達為橫生的翅；雄蕊5；子房上位。胞果扁球形，基部有5枚帶翅的宿存花被。種子棕色。

分佈 生於山地荒野、路旁。分佈幾遍全中國。

採製 秋季割取植株，曬乾，打下種子。

成分 含三萜皂甙。

性能 甘、苦，寒。清熱利濕，止癢。

應用 用於皮膚搔癢，蕁麻疹，濕疹，小便不利。用量9～15 g。外用適量。

文獻 《中藥誌》三，326。

1095 刺沙蓬

來源 藜科植物刺沙蓬 Salsola ruthenica Iljin 的全草。

形態 一年生草本，高達1 m。葉互生，綫狀圓柱形，肉質，先端有硬針刺，基部擴展。穗狀花序頂生；花兩性，花被片5，膜質，果期自背側中部生翅，膜質，無色或淡紫紅色，花被片翅以上部分聚集成圓錐狀；雄蕊5。胞果倒卵形，果皮膜質。

分佈 生於河谷砂地、礫質戈壁、沙丘。分佈於東北及內蒙古、甘肅、青海、新疆。

採製 夏季開花時割取，曬乾。

成分 含甜菜鹼 (betaine)、琥珀酸 (succinic acid) 等。

性能 苦，涼。平肝降壓。

應用 用於高血壓症及高血壓引起的頭痛眩暈。用量15～30 g。

文獻 《大辭典》上，2585。

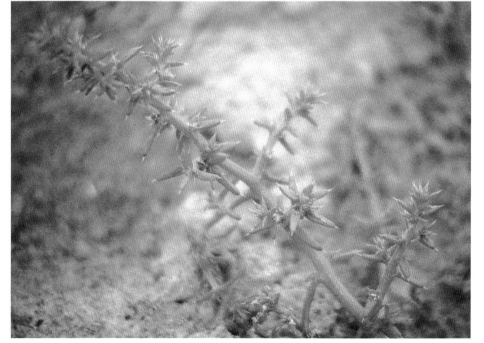

1096　川牛膝

來源　莧科植物川牛膝 Cyathula officina-
lis Kuan 的根。

形態　多年生草本。主根圓柱形。莖多分
枝，疏被糙毛。葉對生，密生長糙毛；葉
橢圓形至窄橢圓形。花綠白色，由多數複
聚傘花序密集成花球團，數個在枝端排列
成穗狀；雄蕊5，與花被片對生；退化雄蕊
5，基部與雄蕊花絲合生。胞果長橢圓狀倒
卵形。

分佈　生海拔1500米以上的山區，栽培或
野生。分佈於中國西南。

採製　秋季採收。去莖及鬚根，曬乾。

成分　含甾醇類。

性能　甘、微苦，平。祛風濕，活血通
經。

應用　用於風濕腰膝疼痛，腳痿筋攣，血
淋，尿血，經閉等。用量5～10 g。

文獻　《中藥誌》一，116。

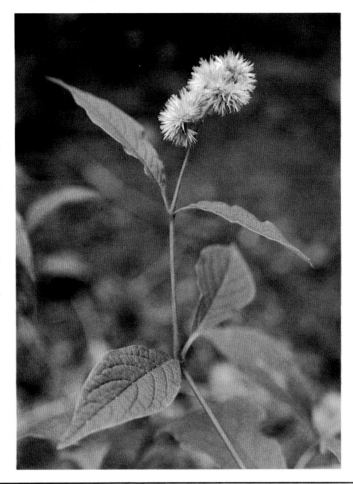

1097　地靈莧

來源　莧科植物漿果莧 Deeringia amaran-
thoides (Lam.)Merr. 的全株。

形態　攀援灌木，高2～6 m。幼枝被柔
毛，後變無毛。葉卵形或卵狀披針形，全
緣。總狀花序腋生或頂生，或複合爲圓錐
花序；花梗短；花被片5，橢圓形，淡綠色
或帶黃色；雄蕊5，花絲基部合生成短杯
狀；柱頭3，果實反折。漿果近球形。

分佈　生於山坡、林下或灌叢中。分佈於
台灣、廣東、廣西、雲南、貴州。

採製　全年可採，切段曬乾。

性能　淡，平。祛風利濕。

應用　用於風濕性關節炎，腸炎腹瀉，痢
疾。用量10～15 g。

文獻　《滙編》下，746；《廣東藥用植物
手册》，153。

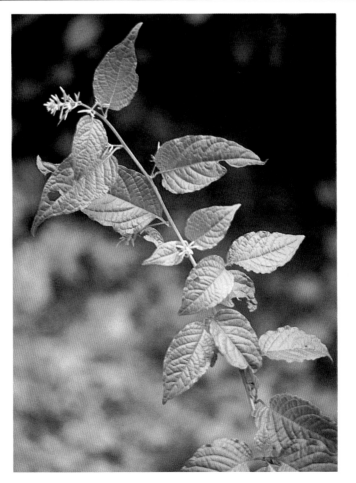

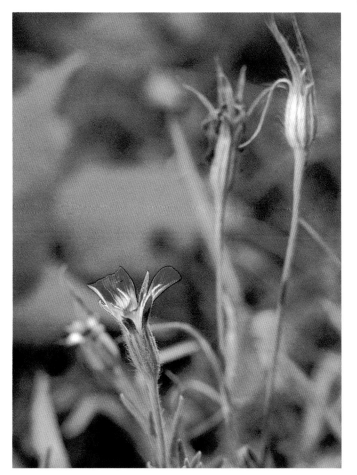

1098　麥仙翁

來源　石竹科植物麥仙翁 Agrostemma githago L. 的全草。

形態　一年生草本，高40～100 cm。全株被白色長硬毛。莖直立，單一，上部分枝。葉綫形或綫狀披針形，長4～12 cm，寬2～9 mm，先端漸尖，基部合生，背面中脈凸起。花單一，頂生；萼裂片5，綫形，比萼筒長；花瓣5，倒卵形，紅紫色，基部漸狹成爪；雄蕊10，2輪，外輪雄蕊的基部與花瓣連合；子房1室，花柱5。蒴果卵形，5齒裂，裂片向外反卷。種子三角狀腎形，黑色。

分佈　生於麥田內、田野路旁及草地。分佈於東北。

採製　7～8月採挖，曬乾即可。

成分　種子含皂甙、棉子糖、蔗糖、丙氨酸及硝酸鹽還原酶。

應用　用於百日咳，婦女出血等症。

文獻　《長白山植物藥誌》，327。

1099　卷耳

來源　石竹科植物黏毛卷耳 Cerastium viscosum L. 的全草。

形態　二年生草本，高達30 cm，全體密被灰黃色毛。基生葉匙形或廣披針形；莖生葉對生，卵形至橢圓形，全緣，主脈明顯，在下面凸出。頂生聚傘圓錐花序，基部有葉狀苞片；萼片5，披針形；花瓣5，白色，先端2裂；雄蕊10，2輪；花柱4～5。蒴果長管狀，上部較窄，熟時頂端齒裂。

分佈　生於路旁及草地上。分佈於江蘇、浙江、江西、湖南。

採製　春夏季採收，除去雜質，曬乾。

性能　淡，涼。清熱解表，降壓，解毒。

應用　用於感冒發熱，高血壓。外用於乳腺炎，疔瘡。用量9～15 g，外用適量。

文獻　《滙編》下，344。

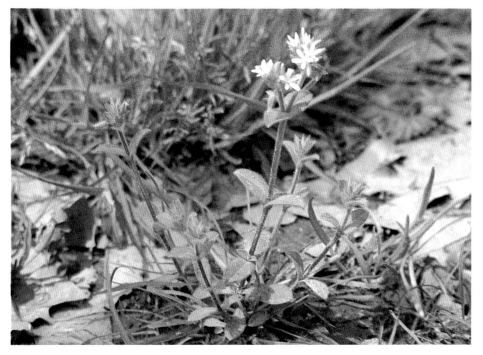

1100 石竹

來源 石竹科植物石竹 Dianthus chinensis L. 的帶花的地上部分或根。

形態 多年生草本，高約30 cm。葉條形或寬披針形。有時為舌形。花生於分枝的頂端，單生或對生，有時成圓錐狀聚傘花序；苞片4～6枚；萼筒圓筒形，萼齒5；花瓣5，紅色，白色或粉紅色，瓣片扇狀倒卵形，緣有不整齊淺齒裂，喉部有深色斑紋，疏生鬚毛，基部爪長；雄蕊10。蒴果矩圓形。種子灰黑色，卵形微扁，緣有狹翅。

分佈 全國各地廣泛栽培。

採製 花期前割取全草，曬乾。

成分 含皂甙。花含揮發油，主要成分有丁香酚、苯乙酸、苯甲酸苄酯和水楊酸甲脂等。

性能 苦，寒。清熱利尿，破血通經。

應用 全草治泌尿系統感染，閉經，皮膚濕疹。用量5～7.5 g。根可治腫瘤，用量10～50 g。

文獻 《滙編》上，933。

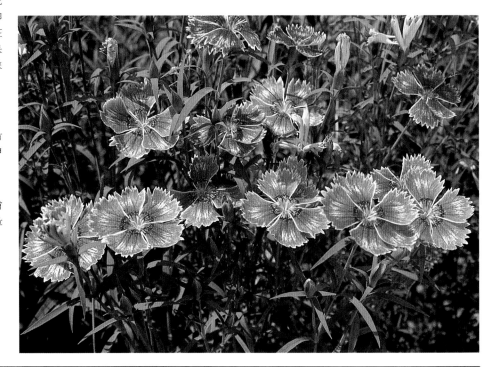

1101 高山石竹

來源 石竹科植物高山石竹 Dianthus chinensis L. var. morii (Nakai) Y. C. Chu 的全草。

形態 多年生草本，高10餘 cm，多叢生。葉密生，綫狀倒披針形或綫狀披針形，長1.5～3 cm，寬1.5～2.5 cm，有時帶紫色。花單一，頂生；萼下苞先端漸尖、長漸尖或為葉狀，常帶紫色；萼長約1.5 cm，寬5～6 cm，帶紫色；花瓣常紅紫色或粉紫色，廣橢圓狀倒卵形、廣倒卵形或菱狀廣倒卵形。蒴果長圓狀圓筒形。種子廣橢圓狀倒卵形。

分佈 生於高山地帶山溪旁濕潤地。分佈於吉林省。

採製 7～9月割取全草，曬乾。

成分 含皂甙。

性能 苦，寒。清熱利尿，破血通經。

應用 用於急性泌尿系感染，血尿熱痛，尿路結石，婦女經閉，濕疹，瘡毒。用量5～15 g。

文獻 《長白山植物藥誌》，332。

附註 本植物根亦作藥用，治腫瘤。用量25～30 g。

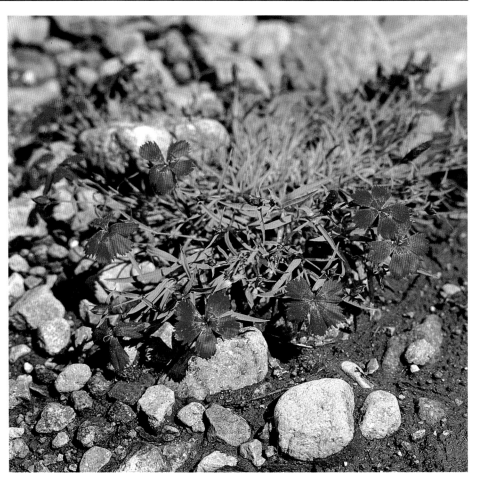

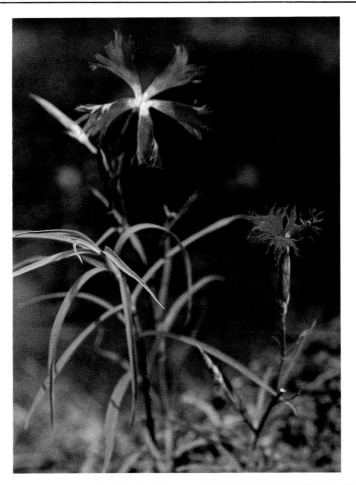

1102 瞿麥

來源 石竹科植物瞿麥 Dianthus superbus L. 的帶花全草。

形態 多年生草本。莖叢生，上部2歧分枝，節明顯。葉互生，綫形或綫狀披針形，基部成短鞘狀包莖。花單生或數朵集成稀疏歧式分枝的圓錐花序；花瓣5，淡紅色、白色或淡紫色，先端深裂成細綫條；雄蕊10；子房上位。蒴果包在宿存的萼內。

分佈 生山坡或林下。分佈於中國大部分地區。

採製 夏秋在花未開放前採收，曬乾。

成分 花含丁香油酚，全草含維生素 A 類物質。

性能 苦，寒。清熱利水，破血通經。

應用 用於小便不通，淋病，水腫，經閉，癰腫，目赤障翳，浸淫瘡毒。用量5～10 g；外用適量研末調敷。

文獻 《大辭典》下，5667。

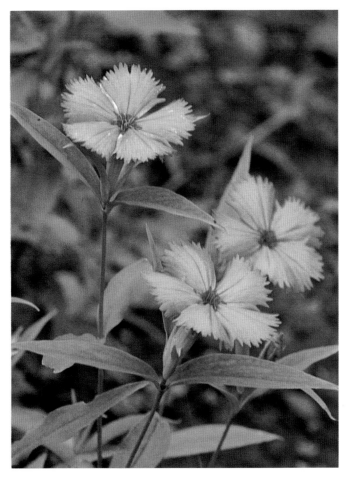

1103 剪夏蘿

來源 石竹科剪秋蘿屬植物剪夏蘿 Lychnis coronata Thunb. 全草、根、根莖及花均入藥。

形態 多年生草本，高40～90 cm，無毛。莖數條叢生，直立，節部膨大；根狀莖竹節狀。葉對生，葉片卵狀橢圓形，頂端銳尖，基部急狹成鞘狀，包圍節部，葉質稍剛脆。聚傘花序頂生或腋生，花兩性，直徑3～4 cm；苞片廣披針形；花萼長筒形，頂端5齒裂，具10脈，綠色；花瓣5，橙紅色，頂端有不整齊淺裂，基部狹窄成長爪；雄蕊10，2輪；雌蕊1，子房柱形，有柄，花柱5。蒴果，成熟時頂端5齒裂。種子具小突起。

分佈 生於山坡疏林下及草叢中。浙江、江西及長江流域各省都有。

採製 夏秋季採全草；春季採挖根及根莖，曬乾；夏季採花，鮮用。

性能 甘，寒。解熱，鎮痛，消炎，止瀉。

應用 治感冒，關節炎，腹瀉；外用治帶狀疱疹。用量：根10～15 g，全草15～20 g。

文獻 《浙藥誌》上，286。《滙編》下。743。

1104 大花剪秋蘿

來源 石竹科植物大花剪秋蘿 Lychnis fulgens Fisch. 的根及全草。

形態 多年生草本，高50～80 cm，全株被較長的柔毛。根多數，肥厚成紡錘形。單葉對生，無柄；葉片卵形、卵狀長圓形或卵狀披針形。花通常2～3朵或更多，頂生，成較密集的頭狀傘房花序；花萼筒狀棍棒形，具10條脈，通常被較密的蛛絲狀綿毛，花後萼的上部膨大呈筒狀鐘形；花瓣5，鮮深紅色，2叉狀深裂，基部具2枚鱗片狀暗紅色附屬物，長圓形，稍肉質；雄蕊10；子房棍棒形，花柱5。蒴果長卵形，頂端5齒裂。種子圓腎形，表面被疣狀突起。

分佈 生於草甸、林緣灌叢間、林下、水甸子及山坡陰濕地。分佈於東北、華北。

採製 秋後採挖，去雜質，曬乾即可。

成分 根含三萜皂甙，地上部分有香豆素等。

功能 解痙鎮痛。

應用 民間用莖之酊劑治療頭痛及分娩時顱骨外傷引起的嬰兒抽搐。用量3～5 ml。

文獻 《長白山植物藥誌》，337。

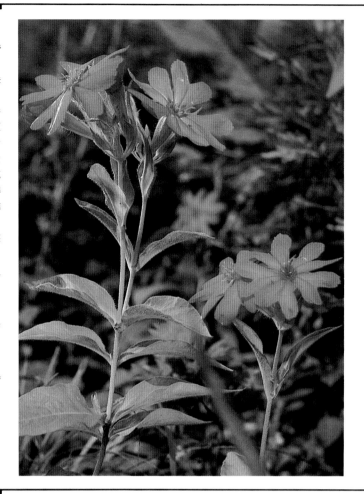

1105 鵝腸草

來源 石竹科植物牛繁縷 Malachium aquaticum (L.) Fries 的全草。

形態 多年生草本。莖多分枝。葉對生，長2.5～5.5 cm，寬1～3 cm；葉柄長0.5～1 cm，疏生柔毛。花頂生枝端或單生葉腋；萼片5，基部稍合生；花瓣5，白色，頂端2深裂達基部；雄蕊10；子房矩圓形，花柱5；蒴果5瓣裂，每瓣頂端再2裂。種子多數，扁球形，褐色，有顯著小突起。

分佈 生於田間、路旁、山野。全國均有分佈。

採製 夏秋採集，洗淨切碎曬乾。

性能 淡、甘，平。清熱解毒，活血消腫。

應用 治肺炎，痢疾，高血壓，痔瘡腫痛。內服15～30 g 煎湯。外敷適量治癰瘡。亦可作野菜。

文獻 《大辭典》下，4987。

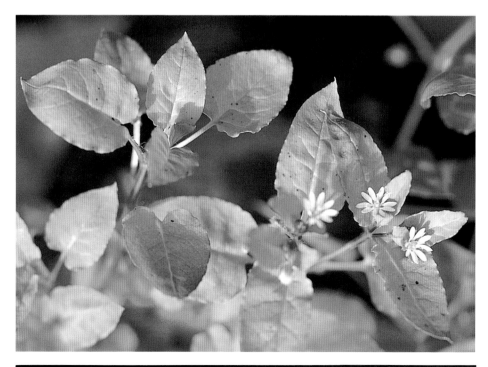

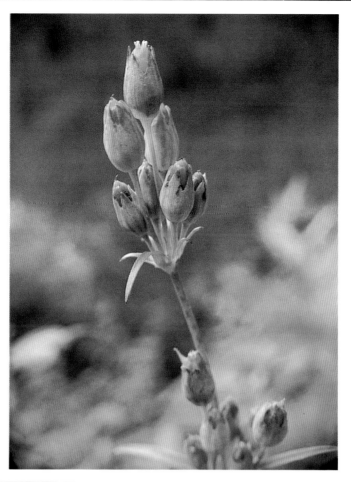

1106　光萼女婁菜

來源　石竹科植物光萼女婁菜 Melandrium firmum (Sieb. et Zucc.)Rohrb. 的全草。

形態　一或二年生草本，高50～100 cm，全株光滑無毛。莖直立，單一或分枝，節部略帶暗紫色。葉對生；葉片披針形至矩圓形，有時爲卵狀披針形，稍抱莖。花序在枝上呈總狀，在葉腋對生成簇；萼圓筒形，有脈10條；花瓣5，白色，倒披針形，頂端2淺裂；雄蕊10；花柱3。蒴果長卵形，6齒裂。種子圓腎形，黑褐色。

分佈　生於山坡、林間草地、林緣，灌叢間。分佈於東北、華北。

採製　7～8月採收，切段，曬乾。

性能　甘、淡，涼。清熱解毒，除濕利尿，催乳，調經。

應用　用於咽喉腫痛，中耳炎，婦女閉經，乳汁不通，乳腺炎等。用量5～20 g。

文獻　《大辭典》下，4851；《長白山植物藥誌》，340。

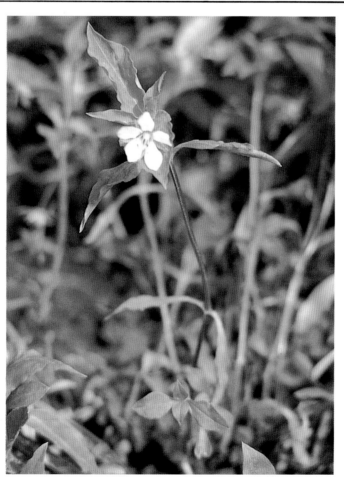

1107　太子參

來源　石竹科植物異葉假繁縷 Pseudostellaria heterophylla (Miq.) Pax ex Pax et Hoffm. 的塊根。

形態　多年生草本，高15～20 cm。塊根肉質，紡錘形。莖單一，節膨大。單葉對生，莖下部葉小，倒披針形，向上漸大，4葉密接成輪生狀，長卵形或卵狀披針形。花二型，近地面花小；萼片4，無花瓣；莖上花較大；萼片5；花瓣5，白色，頂端2齒裂。蒴果近球形。

分佈　生於山坡林下和岩石縫中。分佈於東北及河北、陝西、山東、江蘇、安徽。各地有栽培。

採製　秋季採挖，在沸水煮透，曬乾。

成分　含皂甙、澱粉等。

性能　甘、苦，微寒。滋補强壯，補氣生津，健胃。

應用　用於肺虛咳嗽，心悸，口渴，食慾不振，肝炎，神經衰弱，小兒病後體弱無力，自汗，盜汗。用量6～15 g。

文獻　《滙編》上，598。

1108 葫蘆草

來源 石竹科植物匍生蠅子草 Silene repens Patr. 的全草。

形態 多年生草本，高15～50 cm，全株有細柔毛。根狀莖長蔓狀，匍匐地上。莖叢生，上部直立，花期後從葉腋生出短枝。葉條狀披針形。聚傘花序頂生或腋生；花梗短；萼筒長1.2～1.5 cm，外面密生柔毛；花瓣5，白色，先端2深裂，基部有爪，喉部有2小鱗片；雄蕊10；子房矩圓形，無毛，花柱5，絲形，子房柄具密絨毛。蒴果卵狀橢圓形。種子腎形，有細紋。

分佈 喜生高原丘陵及山地草坡處。分佈於東北、華北、西北等省區。

採製 秋季採挖，曬乾。

成分 含皂甙、生物碱及揮發油等。

性能 甘，微寒。清熱涼血。

應用 陰虛血熱，小兒疳熱，盜汗等。

文獻 《長白山植物藥誌》，344。

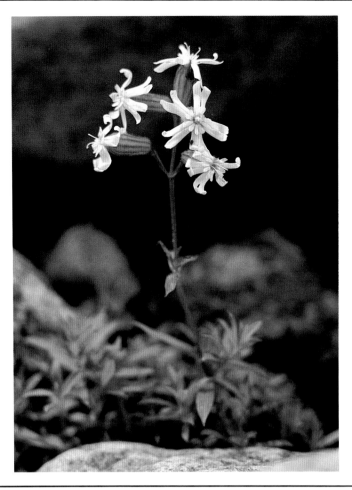

1109 芡

來源 睡蓮科植物芡 Euryale ferox Salisb. 的成熟種仁（芡實）及葉。

形態 一年生水生草本。具白色鬚根及不明顯的莖。初生葉沉水，箭形；後生葉浮水面，葉柄長，圓柱形，中空，具刺，葉片大，橢圓腎形或圓盾狀，表面深綠色具蠟被，背面深紫色。花單生；花梗粗長，多刺，伸出水面，萼片4，肉質，披針形；花瓣多數，3輪排列，帶紫色；雄蕊多數，子房半下位，8室，無花柱，柱頭紅色。漿果球形，海綿質。種子球形，黑色，堅硬。

分佈 生於池沼湖泊中。全國大部分地區有野生及栽培。

採製 9～10月種子成熟時割取果實，取種子去硬殼。葉隨時可採用。

成分 含蛋白質、澱粉、硫胺素、抗壞血酸等。

性能 甘，平。固腎澀精，補脾止泄。

應用 治遺精，淋濁，帶下，小便不禁，大便泄瀉等。用量10～20 g。

文獻 《大辭典》上，2183。

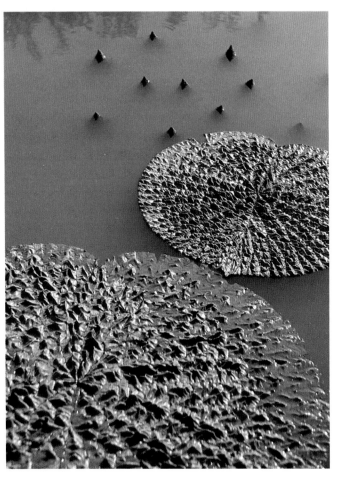

1110 蓮子

來源 睡蓮科植物蓮 Nelumbo nucifera Gaertn. 的乾燥果實或種子。

形態 多年生水生草本。根狀莖（蓮藕）橫走，肥大多節。節上生葉；葉柄生於葉片中央，長而多刺；葉片大，圓形，粉綠色。夏季開花（荷花），單生，複瓣，紅色、粉紅色或白色，有芳香；雄蕊（蓮鬚）多數；心皮多數，埋藏於倒圓錐形的花托內，子房橢圓狀球形。花後花托膨大（蓮房），頂部平，有小孔20～30個，每一小孔內有果實1枚，黃褐色。種子乳白色，內有綠色棒狀的胚（蓮子心）。去除胚的種子稱"蓮肉"。

分佈 生水澤、池塘、淺湖中。各地廣為栽培。

採製 9～10月間果實成熟時，割下蓮蓬，剝去果實，曬乾；或趁鮮剝去殼皮，曬乾。

成分 含多量澱粉和棉子糖，蛋白質，脂肪，礦物質等。

性能 甘、澀，平。健脾止瀉，養心益神。

應用 治脾虛腹瀉，遺精，失眠多夢，崩漏帶下。用量6～15 g。

文獻 《大辭典》，下，369。《滙編》上，689。

附註 藕節：為蓮根狀莖（藕）的節部，含鞣質等，其功能消瘀止血，治各種出血。荷葉：含多種生物鹼、黃酮類，其功能清熱解暑，止血。蓮子心：含生物鹼、黃酮貳；用於清心火，降血壓。蓮房：含生物鹼、黃酮貳，其功能消瘀止血。

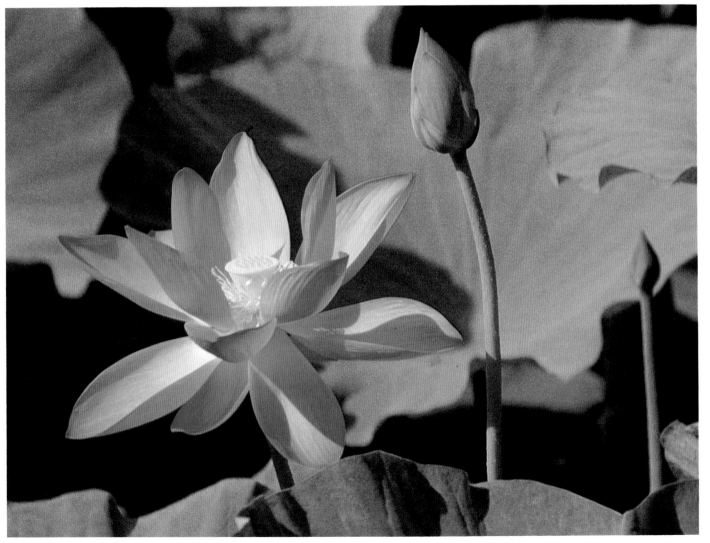

1111 川烏(附子)

來源　毛茛科植物烏頭 Aconitum car-michaeli Debx 的塊根。

形態　多年生草本，高60～130 cm。地下塊根常2～5個連生，母根瘦長圓錐形，側生子根短圓錐形。莖直立，上部散生少數貼伏柔毛。葉互生；掌狀三裂，兩側裂片再二裂，各裂片邊緣具糙齒或缺刻。總狀圓錐花序；花柄有貼伏柔毛；花藍紫色，花被5片，上面一片大，盔形。蓇葖果3～5個聚生。

分佈　生於山地草坡或灌叢中，有栽培。分佈長江流域，主產四川、陝西。

採製　夏至至小暑採挖，除去子根、鬚根及泥沙，曬乾。

成分　含次烏頭碱(hypacontine)、烏頭碱(aconitine)、新烏頭碱。

性能　辛、苦，熱。有大毒。能袪風，除濕，散寒，止痛。

應用　治風寒濕痹，肢體關節冷痛，麻木癱瘓，心腹冷痛；用量1.5～4.5 g。內服宜慎。

文獻　《中國藥典》85年版，24，157。

附註　附子為側生子根，形大。經炮製有黑附子、黑順片及白附片甘、辛，大熱；有毒。能回陽救逆，補火助陽，逐風寒濕邪。用於亡陽虛脫，肢冷脈微，陽痿、宮冷，心腹冷痛等。煎服3～15 g。

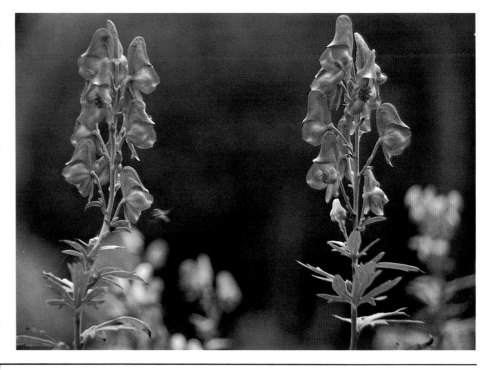

1112 黃花烏頭

來源　毛茛科植物黃花烏頭 Aconitum coreanum (Lévl.) Rap. 的塊根。

形態　多年生草本，高30～100 cm。塊根紡錘形，長約2.8 cm。莖疏生反曲微柔毛。葉互生，3～5掌狀全裂，再2回羽狀分裂，小裂片綫形。總狀花序頂生；萼片5，淡黃色，外面密被微柔毛，上萼片船狀盔形；花瓣2，距極短；心皮3，密生茸毛。蓇葖果。

分佈　生於山地草坡或疏林中。分佈於東北及河北北部。

採製　秋末冬初採挖，洗淨，曬乾。

成分　含多種生物碱及黃酮類化合物。

性能　辛，大溫。有毒。袪風痰，逐寒濕，定驚癇。

應用　用於口眼歪斜，偏正頭痛，寒濕痹痛，破傷風等。用量2.5～5 g，炮製後用。

文獻　《大辭典》上，957；《長白山植物藥誌》，351。

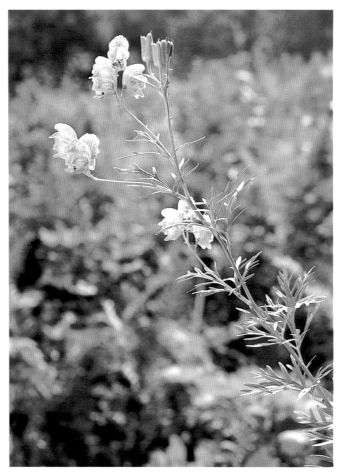

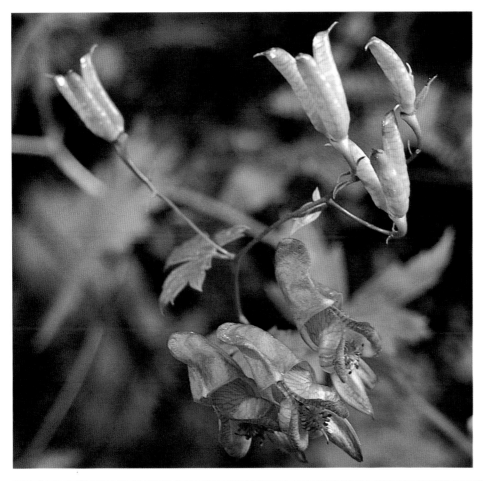

1113　彎枝烏頭

來源　毛茛科植物彎枝烏頭 Aconitum fischeri Reichb. var. arcuatum (Maxim.) Regel 的塊根。

形態　多年生草本，塊根圓錐形。莖無毛，上部之字形彎曲，分枝常較長，與花序均不等二叉狀分枝。葉等距離生，3深裂，中裂片菱形，漸尖；側裂片不等2深裂。花序總狀，花序軸和花梗無毛，分枝成 90～180 度角；小苞片生花梗中部，狹綫形；上萼片高盔形，喙短，距稍拳卷，心皮3。蓇葖果。

分佈　生於低山林下或草坡。分佈於吉林和黑龍江東部。

採製　秋季採挖，曬乾。

性能　辛，溫。有毒。祛風散寒，止痛。

應用　用於風寒濕痹，關節疼痛，心腹冷痛等。用量1.5～3 g(炮炙後用)。

文獻　《特產科學實驗》（中草藥專輯），15。

1114　撫松烏頭

來源　毛茛科植物撫松烏頭 Aconitum fusungense S. H. Li. et Y. H. Huang 的塊根。

形態　多年生草本。塊根圓錐形。莖無毛，高80～150 cm。葉片紙質，互生，3全裂，中央裂片菱形，近羽狀深裂，小裂片三角形。總狀花序頂生，稀疏，稍傘花狀；花梗較長，3.5～8 cm；小苞片條形；萼片5；花瓣2，有長爪，距拳卷；雄蕊多數；心皮4～5。蓇葖果。

分佈　生於山地草坡。分佈於吉林省撫松。

採製　春秋採挖，炮炙後曬乾。

性能　同彎枝烏頭。

應用　同彎枝烏頭。

文獻　《長白山藥用植物資源調查報告》，35。

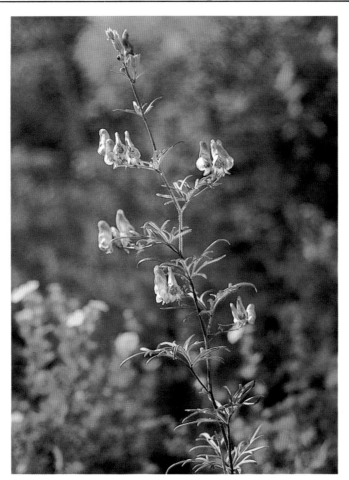

1115　高山烏頭

來源　毛茛科植物高山烏頭 Aconitum monanthum Nakai 的塊根。

形態　多年生草本，高14～30 cm，無毛。塊根胡蘿蔔形。莖不分枝或有少數分枝。基生葉1～2枚，葉片腎狀五角形，3全裂，中裂片菱形，細裂，末回裂片披針形，側裂片斜扇形，不等2裂；葉柄基部有短鞘。花單獨頂生或成聚傘花序；花梗長達5 cm；小苞片3裂或綫形；萼片5，上萼盔形；花瓣無毛；心皮3，無毛。蓇葖果。

分佈　生於海拔1200～2600 m 間山坡草地。分佈於吉林省。

採製　秋季採挖，曬乾。

性能　辛，溫。有大毒。袪風除濕，溫經止痛。

應用　用於風寒濕痺，關節疼痛，心腹冷痛，寒疝作痛，麻醉止痛。用量1.5～3 g，炮製後用。

文獻　《特產科學實驗》（中草藥專輯），15；《滙編》上，207。

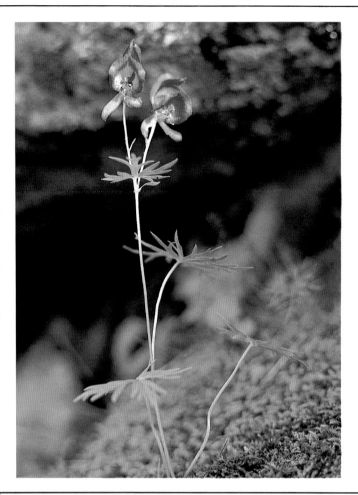

1116　寬葉蔓烏頭

來源　毛茛科植物寬葉蔓烏頭 Aconitum sczukinii Turcz. 的塊根。

形態　多年生纏繞草本。塊根卵形至紡錘形。莖長達4 m。葉近圓形，3全裂，中裂片菱形或狹卵形，漸尖，基部楔形，側裂片不等2深裂，有大圓齒。總狀花序腋生或頂生；花軸、花梗密生伸長毛；萼片5，上萼高盔形，有尖喙；蜜葉瓣片囊狀；雄蕊多數，心皮3～5，有長毛。蓇葖果有疏毛。

分佈　生於林緣，纏繞其他植物上。分佈於東北。

採製　6月或9月採挖，炮炙後曬乾。

成分　含多種生物碱。

性能　辛，溫。有大毒。袪風除濕，溫經止痛。

應用　用於風寒濕痺，關節疼痛，心腹冷痛，寒疝作痛，麻醉止痛。用量1.5～3 g，炮製後用。

文獻　《長白山植物藥誌》，359；《滙編》上，207。

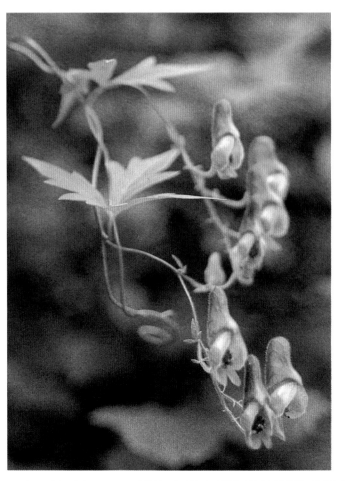

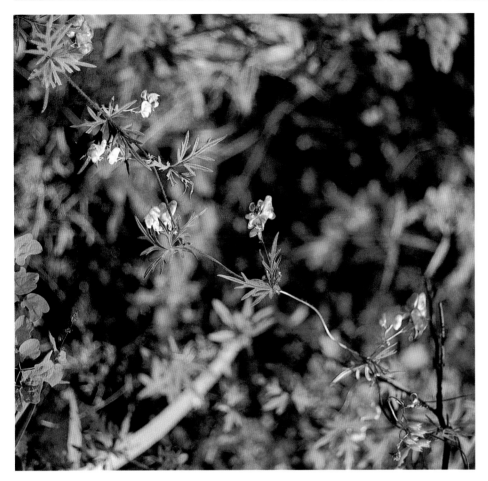

1117　狹葉蔓烏頭

來源　毛茛科植物狹葉蔓烏頭 Aconitum volubile Pall. ex Koelle 的塊根。

形態　多年生蔓生草本。塊根圓錐形。莖長1～3 m，纏繞上升。葉片闊卵狀五角形，3全裂，裂片卵狀披針形，有缺刻，中裂片3淺裂，側裂片不等2裂。總狀花序頂生，密被伸展的白柔毛；萼片5，上萼盔狀；花瓣2；雄蕊多數；心皮3～5。蓇葖果。

分佈　生於高山林邊、草地。分佈於東北。

採製　秋季採挖，以清水漂洗二日，每日換水兩次，切片，曬乾。

成分　含0.38％總生物碱。

性能　溫，麻。有劇毒。祛風，散寒，止痛。

應用　用於神經痛，風濕痛。作草烏入藥。參草烏項下。

文獻　《大辭典》下，2541；《長白山植物藥誌》，361。

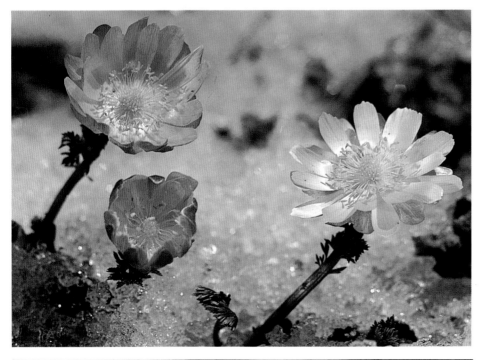

1118　側金盞花

來源　毛茛科植物側金盞花 Adonis amurensis Regel et Radde 的帶根全草。

形態　多年生草本，高達30 cm。根狀莖粗短，鬚根成束狀，暗褐色。莖單一或由基部分枝，基部有淡褐色膜質鱗片。葉片三角形，三回羽狀全裂，裂片披針形或綫狀披針形。花於莖頂單生，花徑2～4 cm；萼片約9，黃色，長圓形或倒卵狀長圓形；花瓣約13，金黃色，長圓形，先端鈍圓；雄蕊多數；子房多數，有微柔毛。聚合瘦果近球狀，瘦果倒卵形，有毛，果喙成鈎狀彎曲。

分佈　生於疏林下或林邊濕地。分佈於東北、華北。

採製　早春採挖，切段，曬乾。

成分　含強心甙、非強心甙和香豆精類物質。

性能　苦，平。有毒。強心，利尿。

應用　用於充血性心力衰竭，心臟性水腫，心房纖維性顫動，肺水腫。用量1～2 g，多用酒浸，分3次服。

文獻　《大辭典》下，5264；《長白山植物藥誌》，367。

1119 竹節香附

來源 毛莨科植物多被銀蓮花 Anemone raddeana Regel 的根狀莖。

形態 多年生草本，高約30 cm。根狀莖橫走，紡錘形，兩頭稍尖，黑褐色，長2～3 cm。基生葉通常1枚，柄長9～15 cm，三出複葉；葉片廣卵形或近圓形，2～3深裂，每裂片又3淺裂或不分裂，邊緣有缺刻狀圓齒。花單一，頂生，徑 2.5～3.5 cm；總苞片3，葉狀；萼片10～15，白色；雄蕊多數；心皮約30。瘦果有細毛。

分佈 生於高山草叢、林下或溝谷中。分佈於東北、華北和山西。

採製 夏季採挖，洗淨，曬乾。

成分 含三萜皂武，內酯類，揮發油和生物鹼等。

性能 辛，熱。有毒。祛風濕，消癰腫。

應用 用於風濕性關節炎，腰腿疼痛，瘡癤癰腫。用量1～3 g。

文獻 《滙編》下，313；《長白山植物藥誌》，373。

附註 本品係藥典收載的成方製劑中的藥材品種。

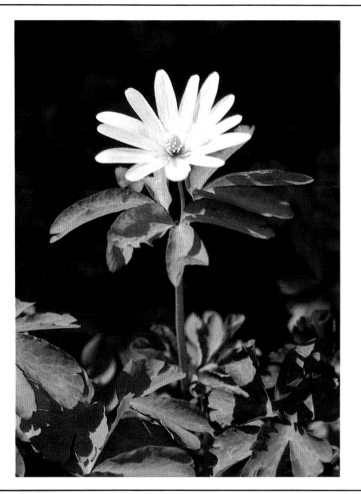

1120 大火草

來源 毛莨科植物大火草 Anemone tomentosa (Maxim.) Pei 的根。

形態 多年生草本，高40～150 cm，全株生白色茸毛。3出複葉；基生葉具長柄，中央小葉卵圓形，2裂，各裂片又淺裂，先端鈍，基部楔形，鋸齒緣，小葉柄長2～6 cm；兩側小葉較小，基部斜，小葉柄長1～3 cm；莖生葉，對生或輪生，每節2～3片，似基生葉。花梗細長，花白色或粉紅色；花被片5，倒卵形；雄蕊多數，無毛；雌蕊頭狀，有毛。瘦果密生長綿毛。

分佈 生於坡地、山溝、路旁。分佈於中國北方及川、滇等省。

採製 春秋季挖取，除去莖葉，曬乾。

性能 苦，溫。有小毒。化痰、散瘀、截瘧，殺蟲。

應用 治瘡癤癰腫，頑癬，禿瘡，瘧疾，痢疾等。用量5～15 g，外用適量。

文獻 《大辭典》上，0244。

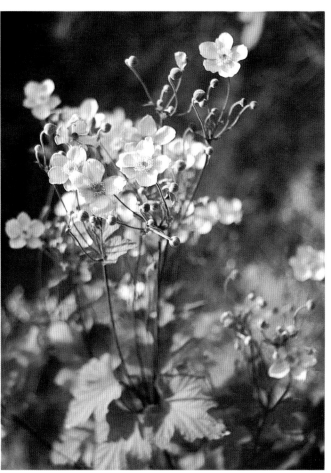

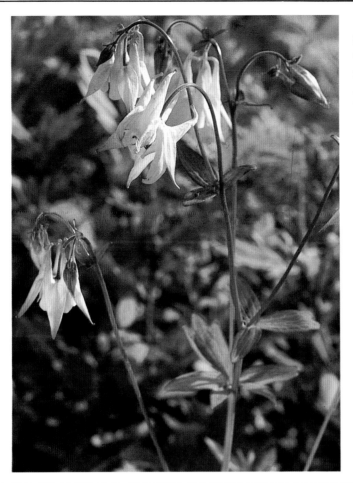

1121 尖萼樓斗菜

來源 毛茛科植物尖萼樓斗菜 Aquilegia oxysepala Trautvi. et C. A. Mey. 的全草。

形態 多年生草本，高50～100 cm。莖直立，圓柱狀，上部分枝。基生葉為2回三出複葉，柄長2.5 cm；中央小葉圓狀菱形或寬倒卵形，3淺裂至3深裂，側生小葉歪卵形，2～3裂；莖生葉與基生葉同形，上部者無柄。花多數，構成聚傘花序；苞片披針形；花梗有蜜腺毛；萼片5，紫紅色，長圓狀披針形；花瓣5，比萼短，淡黃色，先端圓狀截形，距紫紅色，先端呈螺旋狀彎曲；雄蕊多數，花絲白色；心皮5，密生腺毛。蓇葖果長2～3 cm，花柱宿存，稍外彎。種子狹卵形，黑色。

分佈 生於林緣、林下、路旁及溝谷等地。分佈於東北地區。

採製 6～8月採挖，曬乾即可。

成分 地上部分含香豆素類化合物和黃酮類化合物。根莖含微量皂甙和生物碱。

性能 微苦、辛，溫。清熱解毒，調經止血。

應用 用於婦女月經不調，功能性子宮出血，呼吸道炎症，痢疾，腹痛。用量15～25 g。常熬膏用，每服1.5 g，黃酒或白開水沖服。

文獻 《大辭典》下，5398；《長白山植物藥誌》，374。

1122 驢蹄草

來源 毛茛科植物驢蹄草 Caltha palustris L. var. sibirica Regel 的全草。

形態 多年生草本，高10～35 cm。根發達。莖直立或上升，無毛。基生葉3～7，叢生；柄長達25 cm；葉片圓形或腎形，葉緣基部有明顯細牙齒，無毛。莖生葉小，有短柄或無柄，與基生葉同形。單歧聚傘花序，頂生；萼片5，鮮黃色；無花瓣；雄蕊多數。蓇葖果，圓柱形，彎曲。

分佈 生於山谷、濕草甸及淺水溝旁。分佈於東北、西北、華北。

採製 5～6月採挖，洗淨，鮮用或曬乾。

性能 微苦，寒。清熱消炎，止咳。

應用 用於氣管炎，外用治燙火傷，皮膚病。用量5～10 g。

文獻 《長白山植物藥誌》，378。

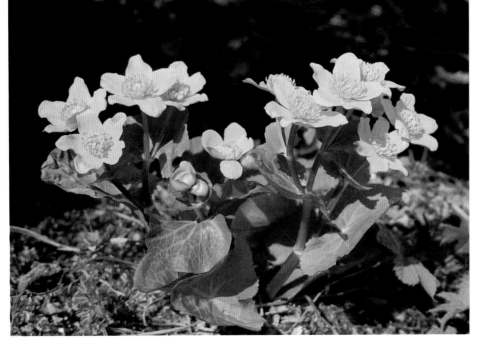

1123 短柱鐵線蓮

來源 毛茛科植物短柱鐵線蓮 Clematis cadmia Buch.-Ham. ex Wall 的根。

形態 藤本。葉對生；2回三出複葉，小葉卵形，長2～5 cm，全緣，偶有小裂，下面疏生短毛。花腋生；苞片2，卵形；萼片6，白色橢圓狀卵形，長約2.5 cm；花瓣缺；雄蕊無毛，藥長圓形；心皮多數，子房被柔毛，花柱全部有毛，果時不延長。

分佈 生於丘陵灌叢中。分佈於華東、中南至華南各省。

採製 秋季採挖，洗淨曬乾。

性能 辛，溫。解毒，祛瘀，利尿。

應用 內服治尿路感染，痛風，黃疸；外用治蟲蛇咬傷，風火牙痛。用量6～15 g；外用適量和加鹽搗爛敷患處。

附註 調查資料。

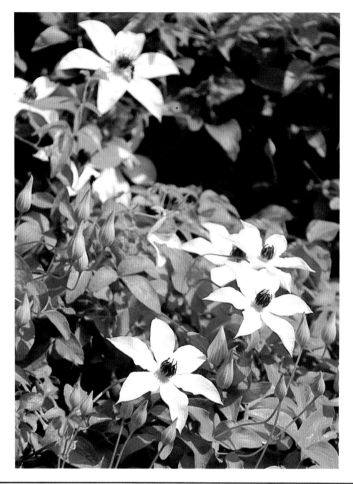

1124 紫花鐵線蓮

來源 毛茛科植物紫花鐵線蓮 Clematis fusca Turcz. var. violacea Maxim. 的全草。

形態 多年生草本。根黃褐色至褐色，細長。莖細，長達2 m，常纏繞，略帶紫褐色。羽狀複葉，小葉通常7枚，小葉柄常彎曲，葉片卵狀披針形至卵形，全緣。聚傘花序，腋生或頂生，頂生者常3朵集生；花下垂，花梗無毛；萼片4或5，外面無毛或近無毛，呈紫色，先端外反，卵狀長圓形；雄蕊多數，花絲背面及沿藥隔密生黃褐色長毛。瘦果圓狀菱形或倒廣卵形。

分佈 生於林內、林緣、灌叢等處。分佈於東北、華北等省區。

採製 夏季採摘，陰乾。

性能 辛，溫。祛風濕，止痛。

應用 民間用於慢性風濕性關節炎。用量10～15 g。

文獻 《長白山植物藥誌》，392。

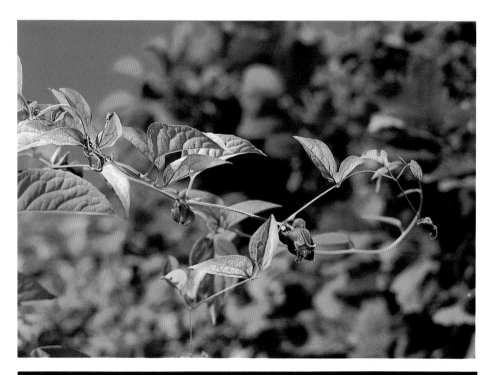

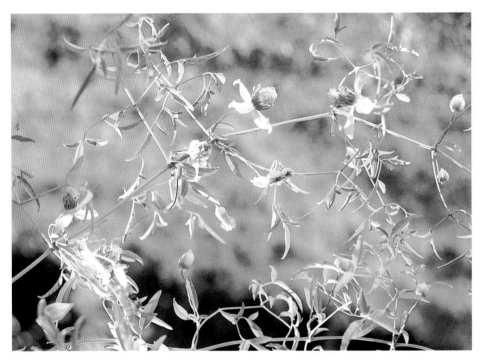

1125 黃花鐵線蓮

來源 毛茛科植物黃花鐵線蓮 Clematis intricata Bge. 的全草或葉。

形態 木質藤本。葉對生，2回羽狀複葉，有長柄；羽片三出，最終小葉片披針形或窄卵形，長1～2.5 cm，寬0.5～1.5 cm，不分裂或下部具1～2小裂片，邊緣疏生鈍齒或全緣。聚傘花序腋生，通常具3花；花萼鐘形，淡黃色，萼片4；雄蕊多數，花絲有短柔毛；心皮多數。瘦果扁卵形，羽狀花柱長達5 cm。

分佈 生於山坡草地或灌叢中。分佈於華北及陝西、甘肅、青海、寧夏等地。

採製 夏秋採割全草或葉，曬乾。

性能 辛，溫。祛風除濕，解毒，止痛。

應用 用於風濕筋骨疼痛，瘡癤腫毒。用量3～9 g，外用適量。

文獻 《滙編》下，547。

1126 朝鮮鐵線蓮

來源 毛茛科植物朝鮮鐵線蓮 Clematis koreana Kom. 的根。

形態 亞灌木。莖攀援，有細棱，節間長。1～2回三出複葉，葉柄長3～6 cm；小葉片廣橢圓形、卵形至廣卵形，先端短尖或短漸尖，不分裂或中部以上2～3淺裂，邊緣有粗大的牙齒，兩面及邊緣生白色柔毛。花單一，腋生或頂生；花萼淡黃色，下垂，萼片4，卵狀披針形至廣披針形；褪化雄蕊扁平，花瓣狀，雄蕊多數，被柔毛。瘦果多數，稍歪的倒卵狀披針形。

分佈 生於針闊混交林內。分佈於吉林、遼寧省。

採製 夏季採挖，曬乾或鮮用。

性能 苦，涼。清熱解毒，消腫，利尿。

應用 民間用鮮根搗爛外敷治癤癰及毒蟲咬傷。外用適量。

文獻 《長白山藥用植物資源調查報告》，37。

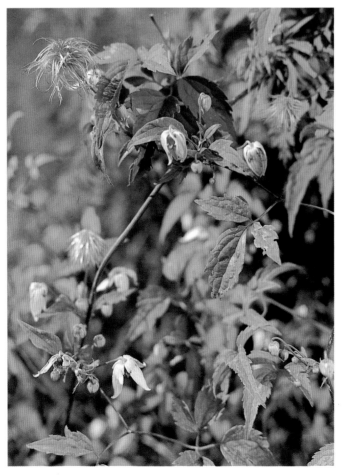

1127　高山鐵線蓮

來源　毛茛科植物高山鐵線蓮 Clematis nobilis Nakai 的全草。

形態　多年生草本，高6～20 cm。莖平臥，上部上升。2回三出羽狀複葉；葉柄細長；葉卵形，小葉卵狀披針形至狹卵形，羽狀分裂。花單生，下垂；萼片披針形，淡藍紫色；退化雄蕊兩輪，先端匙形，雄蕊多數，藥隔通常伸長。瘦果歪菱狀倒卵形，花柱宿存，長約3 cm，生灰白色羽毛。

分佈　生於高山草地。分佈於吉林長白山。

採製　夏秋採挖，晾乾。

功能　清熱利尿。

應用　民間泡茶飲用有止咳化痰的作用。

文獻　爲調查得民間草藥。

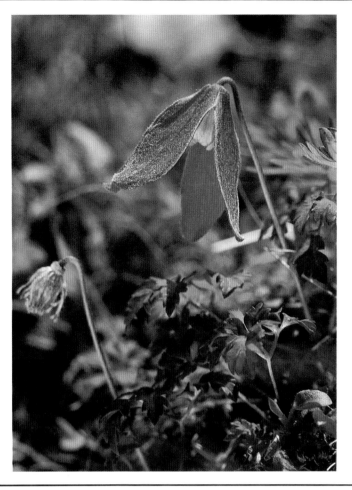

1128　白頭翁

來源　毛茛科植物白頭翁 Pulsatilla chinensis (Bge.) Regel. 的根。

形態　多年生草本，高15～30 cm，全株密生白色絨毛。根圓柱形，外皮黃褐色，粗糙，有縱紋。基生葉4～5，3全裂，中央裂片通常有柄，3深裂，側生裂片較小，不等3裂，裂片倒卵形，先端常不規則2～3淺裂；葉柄長5～7 cm，基部成鞘狀。花莖1～2；總苞的管長0.3～1 cm，裂片條形；花梗長2.5～5.5 cm；萼片6，排成二輪，藍紫色，狹卵形，長2.8～4.4 cm，背面有綿毛；無花瓣；雄蕊多數；心皮多數。聚合果直徑9～12 cm；瘦果長0.3～0.4 cm，宿存花柱羽毛狀，長3.5～6.5 cm。

分佈　生平原或山坡草地。分佈於四川、湖北、陝西、安徽、江蘇、華北和東北。

採製　春季挖根，除去莖、葉，保留根頭部的白絨毛，洗淨曬乾。

成分　含原白頭翁素 (protoanemonin)、三萜類皂甙。

性能　苦，寒。清熱解毒，涼血止痢。

應用　急性細菌性痢疾，鼻血，痔瘡出血。用量10～20 g。

文獻　《中草藥學》中，255；《大辭典》上，1411。

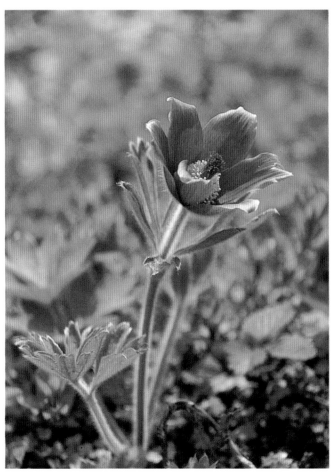

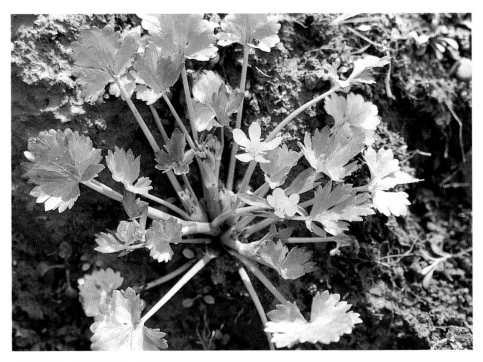

1129　刺果毛茛

來源　毛茛科植物刺果毛茛 Ranunculus muricatus L. 的全草。

形態　二年生草本，近無毛。莖基部分枝，高達40 cm。葉近圓形，可見3深裂或3中裂，裂片又齒狀淺裂。花黃色，直徑1.5～2 cm。聚合果球形，直徑約1 cm，瘦果扁平，有寬的邊緣，中間有刺，刺長約5 mm。

分佈　生於田野、溝邊、路旁，產於江蘇、上海等地。

採製　夏秋採取，曬乾或鮮用。

性能　辛，溫。有毒。清熱消腫。

應用　治瘧疾，黃疸，淋巴結核等。外用作發泡藥。外用適量，搗敷或煎水洗。

文獻　《江蘇植物誌》下，180。

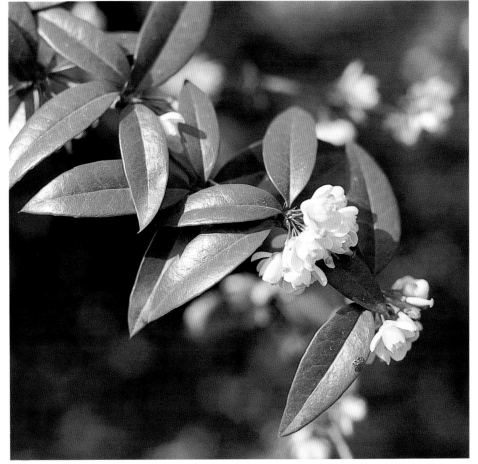

1130　雞腳刺

來源　小檗科植物安徽小檗 Berberis chingii Cheng 的根。

形態　常綠或落葉灌木，高約2 m。小枝有凹陷的溝，黃色，有疣狀突起；第二年後變為灰色，老莖栓皮灰黃色，有縱紋理，內部呈黃色，棘針呈三叉狀，粗壯，長約1～2 cm。葉堅硬，橢圓狀倒卵形，先端尖或鈍，有刺，邊緣有2～8個刺狀細齒牙，上面有光澤，下面白色或灰黃色，有白粉，基部漸狹成短柄，或無柄。總狀花序腋生，下垂；萼片6，下部有2～3片小苞；花瓣6，鮮黃色；雄蕊6；雌蕊1。漿果橢圓形。

分佈　生於乾燥的山坡。分佈安徽、江西、貴州。

採製　全年均可採挖，洗淨，曬乾。

成分　含小檗鹼 (berberine) 等。

性能　苦，寒。清熱燥濕，瀉火解毒。

應用　治細菌性痢疾，胃腸炎，泌尿系感染等。用量9～15 g。

文獻　《滙編》上，99。

1131　東北淫羊藿 (淫羊藿)

來源　小蘗科植物東北淫羊藿 Epimedium koreanum Nakai 的地上部分。

形態　多年生草本，高30～50 cm。根莖橫走，生多數鬚根。莖直立，有棱。基生葉常缺如；莖生葉單生莖頂，有長柄，爲2回三出複葉，小葉卵形，邊緣有刺毛狀細鋸齒。總狀花序短於葉，常單一，有花4～6朵；花梗長約1 cm，基部有2枚小苞片；萼片8，二輪，卵狀披針形，淡紫色；花瓣4，淡黃色或乳白色，近圓形，有長距。蒴果紡錘形。

分佈　生於闊葉林下陰濕處及灌叢中。分佈於東北地區。

採製　5～6月割取，晾乾捆成把。

成分　含淫羊藿甙 (icariin)，淫羊藿素 (icaritin)，β-去水淫羊藿素 (β-anhydroicaritin) 及去-o-甲基淫羊藿甙 (des-O-methylicariin)。此外尚含多種糖和有機酸等。

性能　辛、甘，溫。溫腎壯陽，祛風濕。

應用　用於陽痿，遺精，早泄，小便失禁，腰膝冷痛，關節冷痛，手足拘攣，腎虛喘嗽。用量5～15 g。

文獻　《長白山植物藥誌》，437。

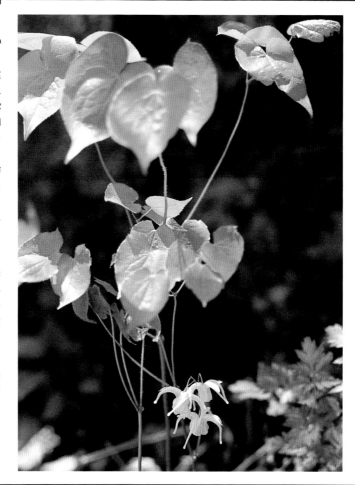

1132　鮮黃連

來源　小蘗科植物鮮黃連 Jeffersonia dubia (Maxim.) Benth. et Hook. f. 的根及根莖。

形態　多年生草本，高9～30 cm。根狀莖短，外皮暗褐色，內部鮮黃色，密生細而有分枝的鬚根。葉基生，叢狀；葉片近圓形，直徑約5 cm，頂端凹入，中央有1針刺狀突起，基部心形，邊緣波狀，掌狀脈9～11條，下面灰綠色，兩面無毛。花單生，梗長3.5～5 cm，略下垂；萼片6，紫紅色，橢圓形；花瓣6～8，淡藍色或藍紫色，倒卵形；雄蕊8；雌蕊1。蒴果紡錘形，長約1.5 cm。種子多數，黑色。

分佈　生於山坡灌木叢中或陰濕處。分佈於東北。

採製　春秋季採挖，去雜質，曬乾。

成分　含生物碱和皂甙。

性能　苦，寒。清熱解毒，健胃止瀉。

應用　用於發熱煩燥，胃熱吞酸，口舌生瘡，扁桃腺炎，頭暈目赤，腸炎，痢疾，吐血，衄血，濕熱痹痛。用量5～10 g，外用適量，煎汁洗敷。

文獻　《長白山植物藥誌》，441。

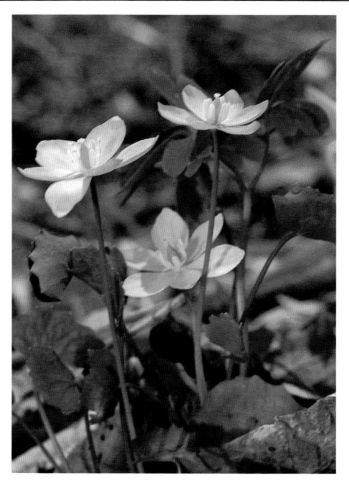

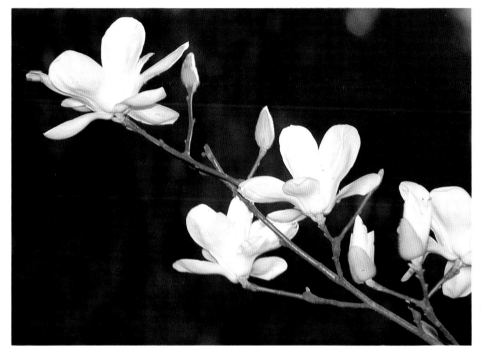

1133 玉蘭 (辛夷)

來源 木蘭科植物玉蘭 Magnolia denudata Desr. 的乾燥花蕾。

形態 落葉喬木。嫩枝及冬芽密生絨毛。葉互生；葉片倒卵形，長10～18 cm，寬6～10 cm，頂端突尖，全緣，下面生柔毛；托葉早落。花先葉開放，芳香；花被片9，白色，長倒卵形，排成3輪；雄蕊和雌蕊多數，分別排列在伸長的花托下方和上方。聚合果圓筒形，長8～12 cm。

分佈 各地均有栽培。浙江天目山有野生。

採製 1～2月剪取花蕾，反覆曬乾或用文火烘乾。

成分 花蕾含揮發油。樹皮含有毒成分。

性能 辛，溫。祛風，散瘀，通鼻竅。

應用 治感冒鼻塞，頭痛，慢性鼻竇炎，過敏性鼻炎。用量3～10 g。

文獻 《滙編》上，393；《浙藥誌》上，376。

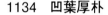

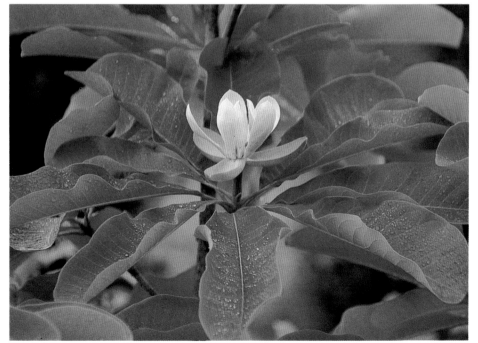

1134 凹葉厚朴

來源 木蘭科植物凹葉厚朴 Magnolia officinalis Rehd. et Wils. var. biloba Rehd. et Wils. 的幹皮和根皮。

形態 落葉喬木，高7～15 m。樹皮紫褐色，油潤而帶辛辣味；小枝粗壯，幼時綠棕色，生絹毛，老枝灰棕色，無毛，皮孔大而顯著。單葉互生；葉柄粗壯；葉片革質，橢圓狀倒卵形，先端凹陷，形成2圓裂，裂深2～3.5 cm。夏季花與葉同時開放，花白色，氣香，花大；花被9～12或更多。聚合果長卵形，蓇葖果木質。

分佈 生於溫濕、肥沃的山坡地。分佈於長江流域及陝西、甘肅等地，尤以四川、湖北為多。

採製 立夏到夏至間，割取15年以上樹齡的幹皮，堆放使之"發汗"，取出曬乾。

成分 揮發油，油中主含含笑花醇、厚朴酚及木蘭箭毒鹼。

性能 苦、辛，溫。溫中下氣，化濕行滯。

應用 治胸腹脹痛，消化不良，腸梗阻，痢疾，痰飲喘滿。用量5～10 g。

文獻 《滙編》上，593。

1135 含笑

來源 木蘭科植物含笑 Michelia figo (Lour.) Spreng 的花。

形態 常綠灌木。樹皮灰褐色。分枝密,幼枝有黃褐色絨毛。葉革質;葉片狹橢圓形,全緣。花單生於葉腋;花被淡黃色或邊緣帶紅紫色,肉質芳香;雄蕊多數;雌蕊多數,離生於棒狀的花托上。聚合骨葖果。

分佈 野生於向陽山坡或栽培。分佈於長江流域及華南各省區。

採製 盛花期,於晴天清晨採後,風乾或低溫烘乾。

性能 辛、苦,平。芳香化濕,行氣,通竅。

應用 用於濕阻中焦,氣滯腹脹,脾虛濕盛的帶下及鼻炎等。用量5~10 g。

文獻 《中國高等植物圖鑑》一,795。

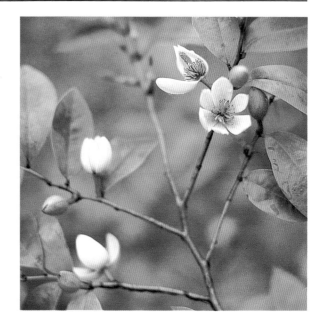

1136 五味子

來源 木蘭科植物五味子 Schisandra chinenesis (Turcz.) Baill. 的果實。

形態 多年生落葉木質藤本,長達8 m,全株近無毛。莖灰褐色,皮孔明顯;小枝褐色,稍有棱角。單葉互生;葉柄細長;葉片薄,稍膜質,寬卵圓形或倒卵圓形,先端急尖或漸尖,基部楔形,邊緣具小尖齒。花單性,雌雄同株或異株,乳白色或粉白色,1~3集生於葉腋,下垂;雌花被6~9,心皮多數,離生,螺旋狀排列,花後花托延長成穗狀;雄花具5雄蕊,花絲合生成短柱。漿果球形,熟時紅色。

分佈 生於闊葉林和混交林的林緣,纏繞其它樹上。分佈於東北、西北及河北、山東、江西、湖北、四川等省區。

採製 秋季果實成熟時採摘,曬乾。

成分 含木脂素(ligran)及揮發油、磷脂類、類固醇、精氨酸等多種成分。

性能 酸,溫。益氣,斂肺,滋腎,止汗,止瀉,澀精,益智,安神。

應用 用於肺虛咳嗽,自汗盜汗,慢性腹瀉,神經衰弱,頭暈健忘,四肢乏力,心悸,失眠;慢性肝炎,視力減退及子宮收縮無力等。用量1.5~15 g。

文獻 《大辭典》上,0772;《長白山植物藥誌》,447。

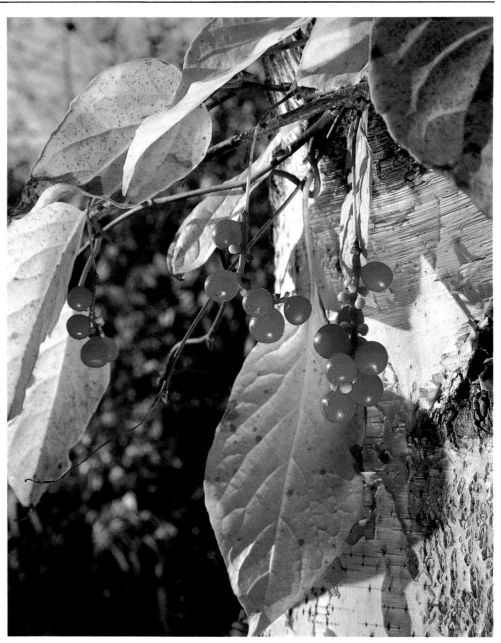

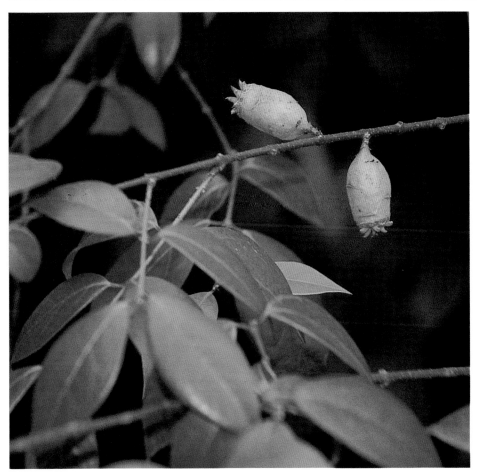

1137　山臘梅

來源　臘梅科植物山臘梅 Chimonanthus nitens Oliv. 的葉。

形態　常綠灌木，高約2m。單葉對生，革質，橢圓形或長橢圓形，長4～13 cm，上面亮綠色，嫩葉兩面均疏生糙毛。秋冬開花，單生或成對生於葉腋，芳香；鱗片棕色，有微柔毛；花被片多數，白色或黃白色。三輪排列，外輪被片小，中輪的最大，內輪次之，具爪；雄蕊5～7個，藥隔突出，不育雄蕊較短，對生於發育雄蕊內側基部；心皮多數，離生；子房卵形；花托膨大呈壺形，褐色，內生瘦果數個。

分佈　生於疏林向陽處。分佈華東及中南各省。

採製　夏秋採收，曬乾。

成分　含揮發油、生物碱及黃酮類成分。

性能　微苦、辛，涼。清熱解毒，解表祛風。

應用　內服治感冒、流感，中暑。用量18 g。外用治蟻、蚊、毒蟲咬傷。以鮮葉揉擦患部。

文獻　《滙編》下，1115。

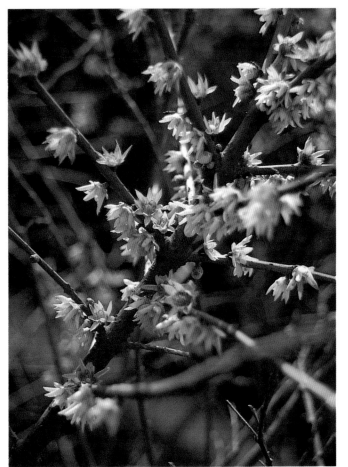

1138　臘梅

來源　臘梅科植物臘梅 Chimonanthus praecox (L.) Link 的花蕾及初開放的花。

形態　落葉灌木，高達4 m。葉紙質至近革質，卵圓形至卵狀橢圓形。花着生於第二年生枝條腋內，先花後葉，芳香，直徑2～4 cm，花被片圓形、橢圓形或匙形，無毛，內部花被片比外部短，基部有爪；雄蕊長4 mm，花絲比花藥長或等長，花藥向內彎，無毛；心皮基部疏生硬毛，花柱長達子房3倍，基部有毛。果托近木質化，罈狀或倒卵狀橢圓形。

分佈　全國各地均有栽培。

採製　12月～翌年1月，摘取花蕾及初開的花。

成分　含揮發油，洋蠟梅碱、蠟梅甙 (meratin) 等。

性能　辛，涼。解暑生津，開胃散鬱，止咳。

應用　暑熱頭暈、嘔吐，氣鬱胃悶，麻疹、百日咳及燙火傷。用量3～10 g。

文獻　《新華本草綱要》第一册，74。

1139 狹葉山胡椒

來源 樟科植物狹葉山胡椒 Lindera angustifolia Cheng 的根、莖、葉。

形態 灌木或小喬木，高2～8 m。小枝黃綠色，無毛。根直生，多分枝，表面灰褐色並有顆粒狀突起。單葉互生，近革質，揉之有香氣，冬季枯黃而不落，葉片橢圓狀披針形。先葉開花，黃色，雌雄異株；傘形花序，花被6，無毛；雄花有能育雄蕊9個，花藥2室，內向瓣裂；雌花有退化雄蕊9個，子房卵形。果實球形，直徑約8 mm，黑色，無毛。

分佈 生於山坡灌叢或疏林中。分佈於華北、華東及中南地區。

採製 秋季採收，曬乾。

性能 辛、微澀，溫。祛風利濕，舒筋活絡，解毒消腫。

應用 治感冒頭痛，消化不良，胃腸炎，痢疾，風濕關節痛，跌打損傷，癰腫瘡毒，蕁麻疹。用量10～15 g；外用適量，多用鮮葉搗爛敷。

文獻 《滙編》下，120。

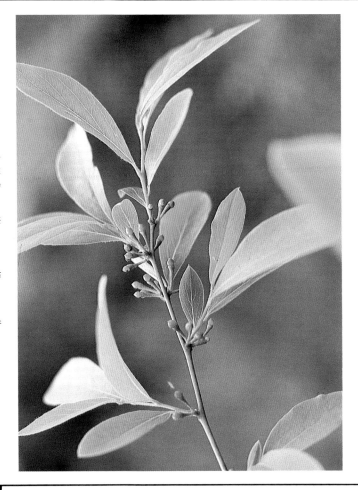

1140 山蒼子

來源 樟科植物山雞椒 Litsea cubeba (Lour.) Pers. 的果實、根、葉。

形態 落葉灌木或小喬木，高8～10 m。樹皮光滑，老時灰褐色。單葉互生；葉柄長達1 cm；葉片矩圓形或披針形，幼時被毛，後無毛。花先葉開放；傘形花序，淡黃色雌雄異株，總花梗纖細，花4～6朵，花小；雄花花被片6；能育雄蕊9，3輪，花藥4室；雌花花被片5～6，有多數不育雄蕊。果實近球形，成熟時黑色。

分佈 向陽丘陵山地或疏林中。分佈於長江以南各地。

採製 果實秋季採摘，根，葉全年可採，曬乾。

成分 果實含揮發油，枸橼醛 (citral) 等。

性能 辛、微苦，溫。祛風散寒，理氣止痛。

應用 根用於風濕骨痛，四肢麻木，腰腿痛，胃痛。葉外用於癰癤腫痛，乳腺炎，蛇蟲咬傷。果實用於感冒頭痛，消化不良，胃痛。用量根25～50 g，果實3～10 g。葉外用適量。

文獻 《滙編》上，104。

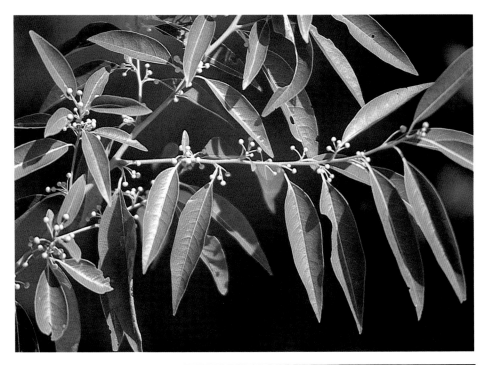

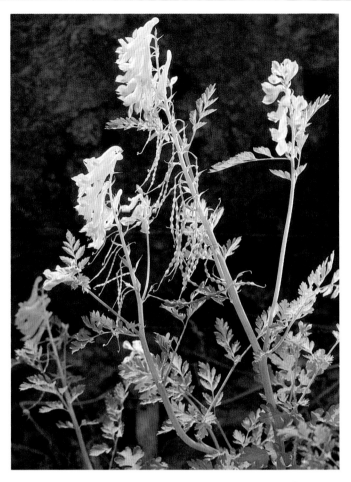

1141 菊花黃連

來源 罌粟科植物黃菫 Corydalis pallida (Thunb.) Pers. 的根。

形態 草本無毛,具直根。莖高18～60 cm。葉片卵形,下面有白粉,長達20 cm,二至三回羽狀全裂,裂片卵形或菱形,淺裂,小裂片卵形或狹卵形。總狀花序長達25 cm;苞片狹卵形至條形;萼片小;花瓣淡黃,距圓筒形。蒴果串珠狀。種子黑色,扁球形,密生小突起。

分佈 生於丘陵、山地林下或溝邊潮濕處。分佈於浙江和江蘇。

採製 春季採挖,洗淨,曬乾。

成分 含黃菫碱(pallidine)、奇科馬寧碱(kikemanine)等多種生物碱。

功能 清熱解毒,消腫。

應用 用於癰瘡,熱癤,無名腫毒,風火眼痛。用量外用適量,搗敷患處。

文獻 《大辭典》下,4132。《滙編》下,738。

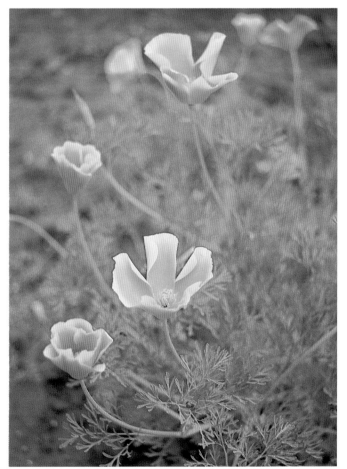

1142 花菱草

來源 罌粟科植物花菱草 Eschscholzia californica Cham 的全草。

形態 多年生草本,高至70 cm,被白粉,無毛。基生葉長10～30 cm,多回三出羽狀細裂,有柄;莖生葉較短小。花單生於枝端,具長梗;花托凹陷,邊緣擴展;萼片2,連合成杯狀;花瓣4,扇形,長約3 cm,橘黃色;雄蕊多數,花藥條形;雌蕊細長,柱頭4,不等長。蒴果長達7 cm,自基部裂成2片。種子多數。

分佈 栽培於庭園花壇,中國南北各地均有栽培。原產北美。

採製 夏季採全草,曬乾。

功能 鎮痛,安眠。

應用 內服治腹痛,外傷腫痛,驚悸失眠。用量6～15 g,水煎服。

附註 調查資料。

1143　荷青花

來源　罌粟科植物荷青花 Hylomecon japonica (Thunb.) Prantl et Kündig 的根。

形態　多年生草本，高15～25 cm，含黃色汁液。莖上部有分枝，近無毛。單數羽狀複葉；基生葉有長柄，小葉5～7，倒卵狀菱形或近橢圓形，邊緣有不規則鋸齒；莖生葉具3～5小葉。花1～3朵生莖頂；萼片2，狹卵形，早落；花瓣4，鮮黃色；雄蕊多數；雌蕊無毛。蒴果長3～8 cm，內有多數種子。

分佈　生於山地林下、林緣或溝邊。分佈於吉林、遼寧、浙江、安徽、山西、陝西、湖北、湖南、四川。

採製　全年可採，曬乾。

成分　含多種生物鹼。

性能　苦，平。祛風濕，舒筋活絡，散瘀消腫，止痛止血。

應用　用於風濕性關節炎，勞傷，跌打損傷。用量5～15 g，煎湯或泡酒。

文獻　《大辭典》下，3709；《長白山植物藥誌》，466。

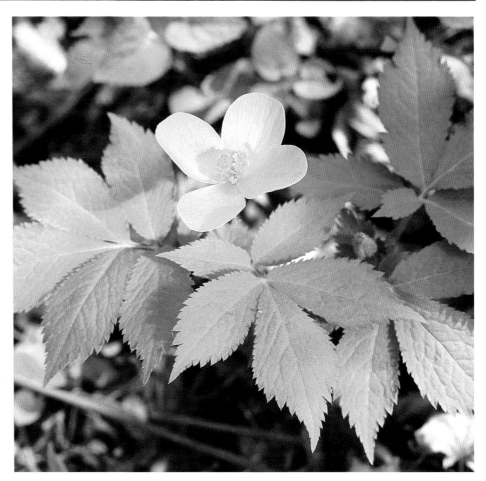

1144　山罌粟

來源　罌粟科植物山罌粟 Papaver pseudoradicatum Kitag. 的全草。

形態　多年生草本，高8～15 cm。根長圓柱狀，淡褐色，頂部有1～數個根頭。莖延長或短縮，基部有枯萎的鱗狀葉柄。花莖單生或叢生，長約11 cm，有直立開展的硬毛，白色，基部帶褐色。基出葉，有長柄，葉薄，卵形或寬卵形，一次羽狀深裂。單花頂生於花葶上；萼片2，紅褐色；花瓣4，寬倒卵形，綠黃色；雄蕊多數，花藥黃色；花期子房呈橢圓狀倒錐形。蒴果有毛。

分佈　喜生於高山地帶、乾燥山坡、多石礫地。分佈於東北地區。

採製　6～9月採挖，曬乾。

功能　鎮痛，解痙。

應用　民間用於咳嗽，腹痛，腹瀉。用量5～8 g。

文獻　《長白山植物藥誌》，468。

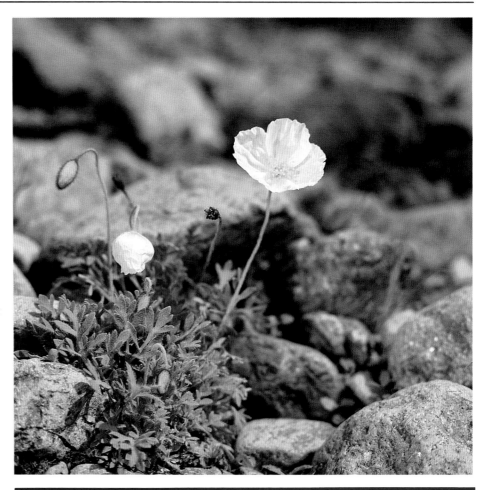

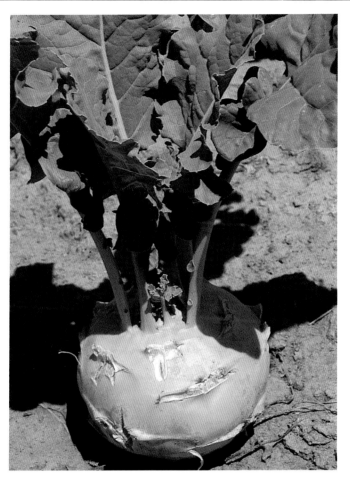

1145 苤藍

來源 十字花科植物球莖甘藍 Brassica caulorapa Pasq. 的球狀莖。

形態 二年生粗壯直立草本，高30～60 cm。全株光滑無毛。莖短，近地面膨大而成橢圓形、球形或扁球形，具葉的肉質球莖，直徑5～10 cm，淡綠色或紫色，內部白色。葉長20～40 cm，葉柄約佔½，葉片卵形或卵狀矩圓形，光滑，有白粉，齒緣或缺刻，近基部有1～2裂片；花莖葉較小。總狀花序、花黃白色；萼片4；花瓣4；雄蕊4強；雌蕊1。角果長圓柱形。

分佈 中國南北各地均有栽培，以北方為普遍。

採製 春夏播種者，夏秋採；秋季播種者，冬春採。

成分 含蛋白質、糖、粗纖維、灰分；尚含鈣、磷、鐵、維生素 C 等。

性能 甘、辛，涼。利水消腫，和脾。

應用 治熱毒風腫，小便淋濁。外用治腫毒。用量50～100 g，外用適量。

文獻 《大辭典》上，2671。

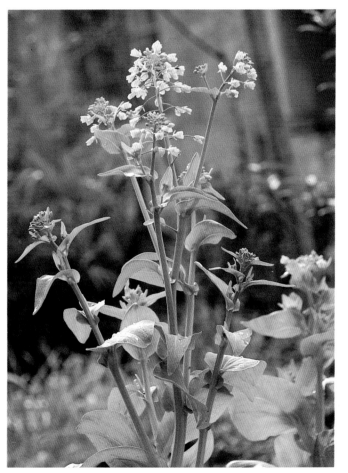

1146 青菜

來源 十字花科植物青菜 Brassica chinensis L. 的幼株。

形態 一年生或二年生草本，全部禿淨。基生葉堅挺而亮，葉片倒卵形或闊倒卵形，長30～60 cm，全緣或有不明顯的鋸齒，基部漸狹成寬柄；莖生葉基部垂耳形；抱莖。頂生總狀花序，花淡黃色；萼4片；花瓣4成十字形排列；雄蕊6枚，4強；子房上位，柱頭頭狀。角果細長。

分佈 全國各地廣為栽培。

採製 採取小青菜，去根，新鮮用。

成分 鮮品含蛋白質、脂肪、碳水化合物、粗纖維、灰分；並含鈣、磷、鐵、抗壞血酸、胡蘿蔔素。

性能 甘，平。解熱除煩，通利腸胃。

應用 治肺熱咳嗽，便秘，丹毒，漆瘡。內服適量煮食或搗汁。外用時搗敷患處。

文獻 《大辭典》下，4110。

1147 勝利油菜

來源 十字花科植物勝利油菜 Brassica napus L. 的種子。

形態 一年或二年生草本，被臘粉。莖高1.5 m。基生葉羽狀深裂，葉片自上而下逐漸減少，頂端裂片大，基部以上與下部莖葉有數裂片，具柄；上部莖生葉披針形或長圓形，基部半抱莖。總狀花序，花黃色；萼片4；花瓣4，匙形；雄蕊6。4強；雌蕊由2心皮組成，具2個側膜胎座，由假隔膜成2室。長角果細長。種子球形，較大。

分佈 長江流域地區大量栽培。

採製 5～6月果實成熟時，將地上部割下，曬乾，打落種子，除去雜質，曬乾。

成分 含脂肪酸。

性能 辛，溫。無毒。行血，破氣，消腫，散結。

應用 治產後血滯腹痛，血痢，腫毒，痔痛。

文獻 《大辭典》上，2143。

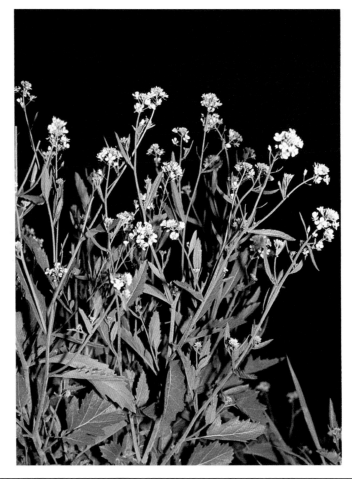

1148 甘藍

來源 十字花科植物甘藍 Brassica oleracea L. var. capitata L. 的葉。

形態 二年生草本，高30～90 cm，全草具白粉。基生葉廣大，肉質而厚，倒卵形或長圓形，長10～40 cm，層層重疊，至中央密集成球形，內部的葉白色，包於外部的葉淡綠色；莖生葉倒卵圓形，較小，無柄。花軸從包圍的基生葉中抽出；總狀花序，花淡黃色；萼片4，呈袋狀；花瓣4；4強雄蕊；雌蕊1。長角果呈圓錐形。

分佈 全國各地皆有栽培。

採製 全年四季皆可採新鮮葉，供用。

成分 含葡萄糖蕓薹素 (glucobrassicin) 和吲哚-3-乙醛，及維生素 U 樣物質。

性能 甘，平。無毒。久食益腎，填腦髓，利五臟，調六腑。

應用 補骨髓，利關節，通經絡，明耳目，治胃潰瘍。適量均可。

文獻 《大辭典》上，1189。

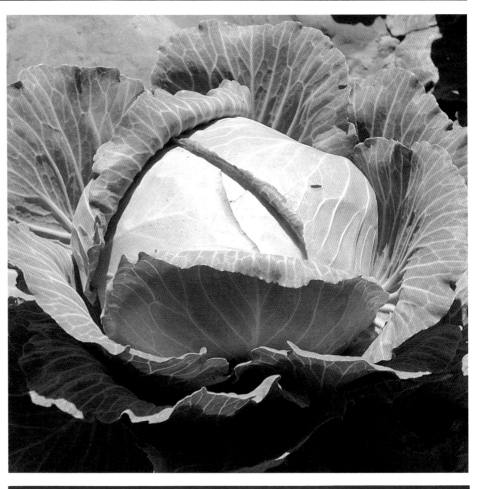

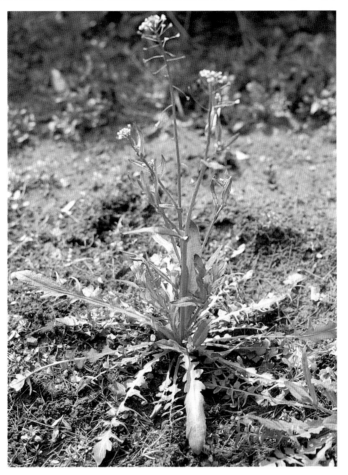

1149　薺菜

來源　十字花科植物薺菜 Capsella bursa-pastoris (L.) Medic. 的全草。

形態　一年生或二年生草本，高30～40 cm。莖直立，分枝。根生葉叢生，羽狀深裂，稀全緣，上部裂片三角形；莖生葉長圓形或綫狀披針形，葉兩面生細柔毛，邊緣疏生白色長睫毛。花多數，頂生或腋生成總狀花序；萼4；花冠4，倒卵形有爪，白色，十字形開放；雄蕊6，4強，基部有綠色腺體；雌蕊1，子房三角狀卵形，花柱極短。短角果呈倒三角形。

分佈　全國均有分佈，華東有栽培。

採製　3～5月採收，洗淨，曬乾。

成分　含多種有機酸、氨基酸、無機鹽、黃酮等。

性能　甘，平。和脾，利水，止血，明目。

應用　痢疾，水腫，淋病，乳糜尿，吐血，便血，血崩，月經過多，目赤疼痛。用量9～15 g。

文獻　《大辭典》下，3328。

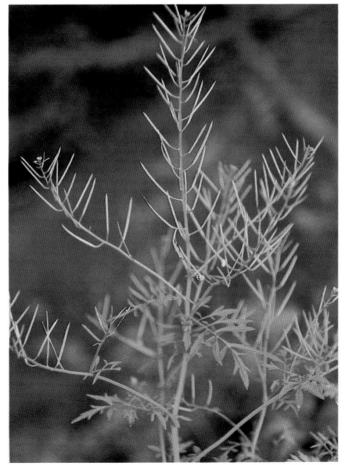

1150　彈裂碎米薺

來源　十字花科植物彈裂碎米薺 Cardamine impatiens L. 的全草。

形態　一年生草本，高15～40 cm。莖直立，有棱，無毛。基生羽狀複葉花後乾枯，下部莖葉長4～13 cm，小葉6～9對，頂生小葉廣卵形，長1.5～2.5 cm，側生小葉卵狀長圓形，葉緣不規則淺裂，無毛。總狀花序頂生和腋生，花白色。長角果條形，長約2 cm，成熟時裂片由基部作螺旋狀彈裂。種子一列，矩圓形，淡黃色、有翅。

分佈　生於山坡或路旁。分佈於長江流域至西南地區。

採製　春季採收，曬乾或鮮用。

性能　淡，平。清熱利濕。

應用　內服治白帶，痢疾，淋病，胃痛。外用治疔毒。用量15～30克；外用適量搗敷患處。

文獻　《浙藥誌》上，424。

1151 桂竹香

來源 十字花科植物桂竹香 Cheiranthus cheiri L. 的花及全草。

形態 二年或多年生草本，高20～70 cm。莖枝生伏柔毛。葉披針形，長3～7 cm，兩面生伏毛，全緣。春季頂生總狀花序；花徑2～2.5 cm，芳香；萼片4，長圓形，邊緣白膜質，內萼片基部成囊狀；花瓣4，倒卵形，橘黃或紅褐色；雄蕊6，近等長。長角果條形，長4～7.5 cm，具4稜。種子兩列·卵形，褐色。

分佈 原產歐洲南部。中國各地庭園花圃中多有栽培。

採製 春季開花時採收，陰乾。花果期採全草，曬乾。

成分 花含黃酮類，主為槲皮素、鼠李素、異鼠李素及其甙類。另含揮發油。種子含強心甙等。

性能 辛，微溫。瀉下，通經。種子全草有強心作用。

應用 用於便秘，消化不良，月經不調。種子及全草可代毒毛旋花子用。用量3～6 g。

文獻 《中國高等植物圖鑒》，二，66。

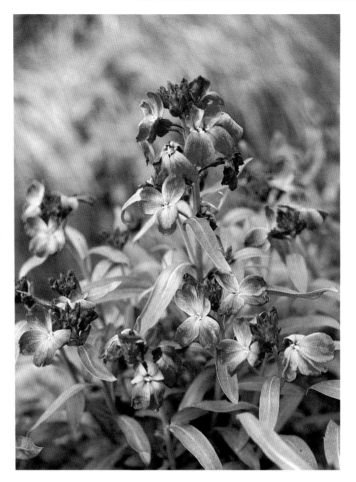

1152 諸葛菜

來源 十字花科植物諸葛菜 Orychophragmus violaceus (L.) O.E. Schul 的新鮮全草。

形態 二年生草本，高10～50 cm。葉變化較大，基生葉和下部莖生葉為大頭羽狀裂，頂生裂片大，圓形或卵形，側生裂片小，1～3對，長圓形；莖上部葉長圓形或狹卵形，基部耳狀抱莖。總狀花序頂生，花淡紫色；萼片4，綫狀披針形，花瓣4，長卵形，有長爪；雄蕊6，4長2短。長角果綫形。

分佈 野生於山坡林下或平原。分佈於遼寧、河北、河南、山東、江蘇、湖北。

採製 春夏季採收，洗淨泥沙，隨用隨採。

性能 辛，溫。消腫。

應用 用於癰腫、無名腫毒。外用適量。

文獻 《南京草藥資料》。

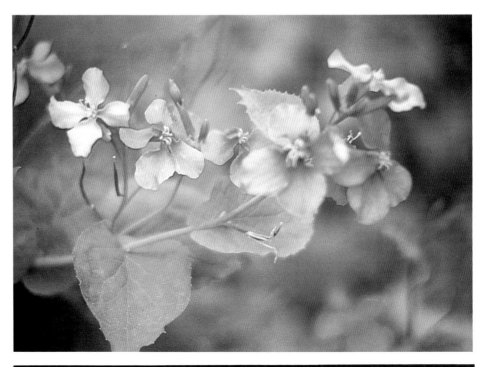

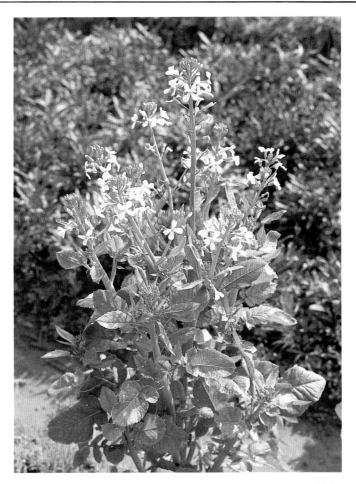

1153　萊菔子

來源　十字花科植物蘿蔔 Raphanus sativus L. 的種子。

形態　二年生或一年生草本，高20～100 cm，全體粗糙。直根粗壯，肉質，形狀和大小多變化。莖分枝。基生葉和下部葉大頭羽狀分裂，長8～30 cm，寬3～5 cm，頂生裂片卵狀，側生裂片4～6對，向基部漸縮小，矩圓形，邊緣有鈍齒，疏生粗毛；上部葉矩圓形，有鋸齒或近全緣。總狀花序頂生；花淡紫紅色或白色，直徑1～1.5 cm。長角果肉質，圓柱形，長1.5～3 cm，在種子間縮細，並形成海綿質橫隔，先端漸尖成喙。種子卵形，微扁，直徑約0.3 cm，紅褐色。

分佈　全國各地栽培。

採製　夏秋種子成熟時拔起全株，曬乾後打下種子。生用或炒用。

成分　含微量揮發油、脂肪，另含少量植物甾醇、正三十烷。

性能　辛、甘，平。下氣，化痰，消食。

應用　治食積不消，胃腹飽脹。用量15～20 g。

文獻　《中草藥學》中，371。

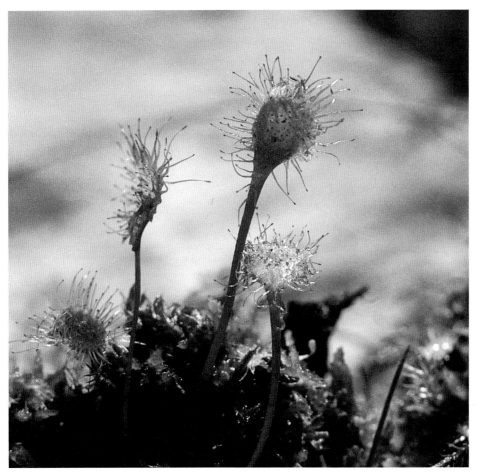

1154　圓葉茅膏菜

來源　茅膏菜科植物圓葉茅膏菜 Drosera rotundifolia L. 的全草。

形態　多年生草本，高8～20 cm。葉基生，具長柄；葉片圓形或扇狀圓形，寬4～9 mm，基部圓形或寬楔形，邊緣密生長腺毛；葉柄扁平，長2.2～6 cm，疏生柔毛。花葶纖細，無毛；花序具3～8朵花；苞片小，鑽形；花梗長1～3 mm，無毛；花萼鐘形，長約4 mm，5深裂，裂片狹卵形；花瓣5，白色，匙形；雄蕊5；子房橢圓狀球形，長約3 mm，側膜胎座3，胚珠多數，花柱3，二裂達基部。

分佈　生於溪邊或濕草甸旁。分佈於黑龍江、吉林、湖南、浙江、福建和廣東北部。

採製　全年可採，曬乾。

成分　含藍雪素 (plumbagin)，並含鞣質、槲皮素等。

性能　甘、微苦，涼。清熱利濕，涼血解毒，化痰消積。

應用　用於腸炎，痢疾，咽喉腫痛，肺熱咳嗽，咯血、衄血，小兒疳積。用量25～50 g。

文獻　《滙編》下，607。

1155 狼爪瓦松

來源 景天科植物狼爪瓦松 Orostachys
cartilaginea A. Bor. 的去根全草。

形態 二年生草本，高達30 cm，全株粉
白色，密佈紫紅色細點。根生葉，複瓦狀
排列呈蓮座狀，長圓狀狹篦形，先端銳
尖。總狀花序密集成圓錐狀，長可達20
cm；苞披針形，較花長；萼片5，披針
形；花瓣5，綫狀長圓形；雄蕊10；雌蕊
5。

分佈 生於屋頂上，山坡岩石及石質乾山
坡上。分佈於北方各省區。

採製 夏秋季均可採挖，去根及泥土雜
質，晾乾即可。

成分 含草酸。

性能 酸，平。有毒。止血通經，止痢斂
瘡。

應用 用於瀉痢，便血，痔瘡出血，功能
性子宮出血。用量1.5～3 g。外用治諸瘡
癰腫。鮮品搗敷患部。

文獻 《滙編》上，18；《長白山植物藥
誌》，490。

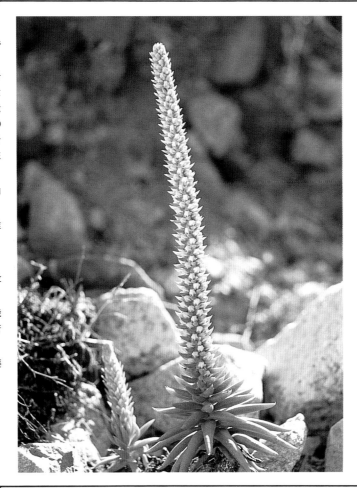

1156 長白紅景天

來源 景天科植物長白紅景天 Rhodiola
angusta Nakai 的全草。

形態 多年生草本，高3～15 cm。主根通
常不分枝。莖直立。葉互生，綫形，基部
稍狹，先端鈍，全緣或有1～2牙齒。聚傘
花序頂生，雌雄異株或同株；萼片4，綫
形，花瓣4，黃色，長圓狀披針形；雄蕊
8，近四方形；心皮在雄花中不育，在雌花
中爲披針形。蓇葖果紫紅色，直立，先端
稍外彎。

分佈 生於高山草地及林內岩石上。分佈
於黑龍江，吉林。

採製 夏秋季採挖，去泥沙，曬乾。

性能 微苦，寒。滋補強壯。

應用 用於陽痿，糖尿病等。用量1～3
g。

文獻 《長白山植物藥誌》，495。

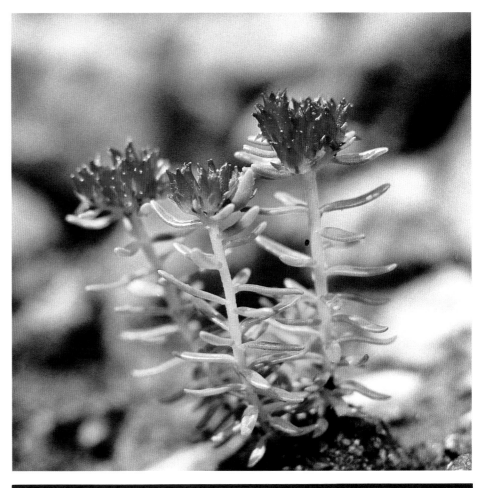

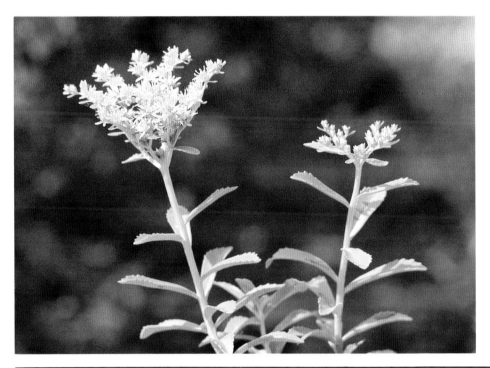

1157 費菜

來源 景天科植物費菜 Sedum kamtscha-ticum Fisch. 的全草。

形態 多年生草本，高7～30 cm，肉質，無毛，莖圓柱形，綠色。葉肉質，互生，通常匙形，闊匙形至綫狀披針形，先端稍圓，基部楔形，邊緣具鈍鋸齒。花黃色，聚成傘房狀聚傘花序；花萼5，萼片三角形；花瓣5，披針形；雄蕊10；雌蕊5。蓇葖果，紅色或褐色。

分佈 生於山坡草地或溝邊濕地。分佈於河北、山西、河南、陝西、浙江、湖南、湖北、四川、貴州、雲南。

採製 全年可採，多鮮用。

性能 酸，溫。破血，涼血，活血。

應用 用於跌打損傷，刀傷火傷，毒蟲螫傷；腰痛，吐血。用量10～20 g。

文獻 《湖南藥物誌》一，663。

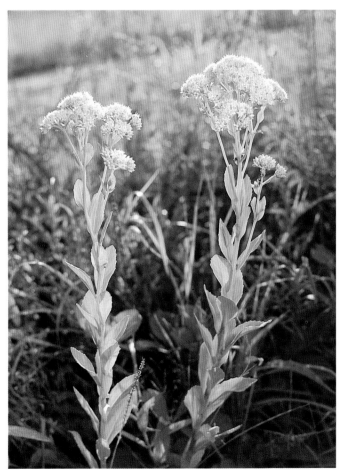

1158 白景天

來源 景天科植物白景天 Sedum palles-cens Freyn 的全草。

形態 多年生草本，高20～80 cm。根狀莖短，根束生。莖直立，不分枝。葉互生，有時對生；葉片長圓狀卵形至橢圓狀披針形，基部楔形，幾無柄，先端圓，表面常有紅褐色斑點。聚傘花序頂生，分枝密；有花梗；萼片5，披針狀三角形；花瓣5，白色至淺紅色；雄蕊10，對瓣者稍短；鱗片5，長方狀楔形。蓇葖果直立，基部分離。種子褐色，狹長圓形。

分佈 生於林下，濕草甸及河邊石礫灘上。分佈於東北、華北及內蒙古等省區。

採製 夏秋季採挖，曬乾或鮮用。

性能 苦、澀，涼。清熱涼血，消腫止痛。

應用 用於跌打損傷，腰肌勞損，蜂螫等。用量30～50 g。泡酒服用。外用適量，搗敷患處。

附註 本種爲調查得民間用藥。

1159 朝鮮落新婦

來源 虎耳草科植物朝鮮落新婦 Astilbe chinensis (Maxim.) Franch. et Sav. var. koreana Kom. 的根莖。

形態 多年生草本，高40～80 cm。根莖粗大，有鱗片狀殘葉，生多數鬚根。基生葉為2～3回三出複葉，小葉卵形或菱形，先端漸尖，邊緣有重鋸齒。莖生葉2～3，較小。圓錐花序，較寬大；苞片卵形；花密集，花軸及花梗密生腺毛，萼5深裂；花瓣5，紫紅色；雄蕊10；心皮2，離生。蓇葖果。

分佈 生於林緣、山谷、路旁及溪邊等處。分佈於東北及長江流域中下游。

採製 夏秋季採挖根莖，洗淨，曬乾。

成分 根莖含岩白菜內酯 (bergenin) 等。

性能 辛、苦、溫。祛風除濕，散瘀止痛。

應用 用於跌打損傷，風濕性關節痛，手術後痛，胃痛。

文獻 《大辭典》下，4824。

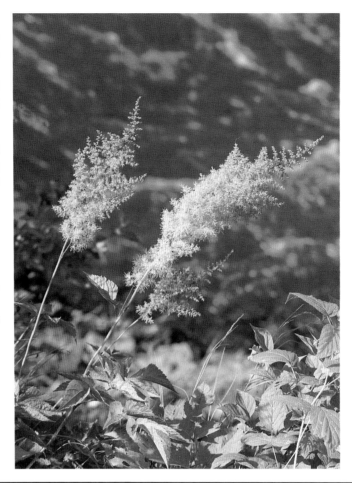

1160 林金腰子

來源 虎耳草科植物林金腰子 Chrysosplenium lectus-cochleae Kitag. 的全草。

形態 多年生草本，根狀莖短，鬚根多數。不育枝由花莖基部生出。葉對生，帶紫紅色或綠色；蓮座狀葉扇形，廣橢圓形或近截形，邊緣有明顯至不明顯的波狀圓齒，葉柄密生毛。花莖高3～15 cm；莖生葉通常1對，與不育枝相似。聚傘花序；苞片廣橢圓形至扇形；花萼廣鐘形，黃色，果期綠色，裂片短；雄蕊8；花盤黃綠色；子房下陷。種子橢圓形，平滑，無突起肋，有稀疏小的乳頭狀突起及細的乳頭狀條紋。

分佈 生於林下濕地及林內陰濕處。分佈於東北。

採製 夏季花期採挖，曬乾。

性能 苦，寒。清熱解毒。

應用 民間外用治療疔瘡腫毒。外用適量。

文獻 《長白山植物藥誌》，507。

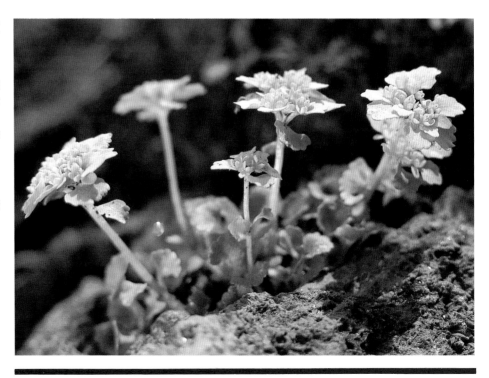

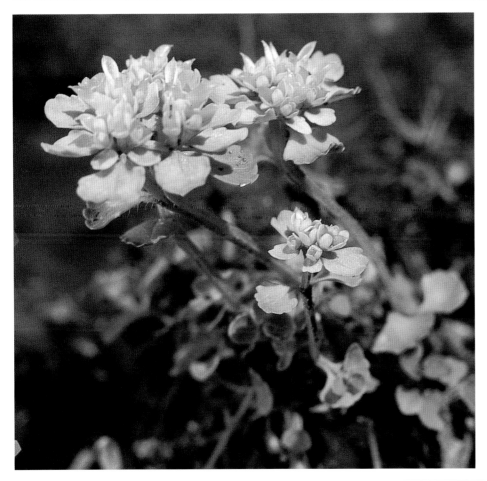

1161 毛金腰子

來源 虎耳草科植物毛金腰子 Chrysosplenium pilosum Maxim.

形態 多年生草本。根狀莖短，鬚根多數。蓮座狀葉近圓形，疏生鏽色毛，葉柄密生鏽色毛。基生葉花期枯萎，莖生葉對生，1～3對，生鏽色毛。花莖高5～15 cm，生鏽色毛。聚傘花序生莖枝頂端；花梗近相；苞橢圓狀三角形，邊緣有不等圓牙齒；花萼圓形，黃綠色；雄蕊8，比萼片短；子房下陷，有2個直立叉開的柱頭。蒴果比萼片長1倍，二裂瓣不等。種子橢圓形，沿肋有乳頭狀突起。

分佈 生於林下陰濕處。分佈於東北地區。

採製 春末採挖，去泥沙，晾乾。

功能 排膿解毒。

應用 用於濕疹，頭癬等。外用適量。

附註 《長白山藥用植物資源調查報告》，44。

1162 槭葉草

來源 虎耳草科植物槭葉草 Mukdenia rossii (Oliv.) Koidz. 的全草。

形態 多年生草本，高10～30 cm。地下莖粗壯，有褐色鱗片。基生葉1～2，葉片卵圓形，掌狀5～7淺裂或深裂，裂片卵狀披針形。花葶疏生柔毛。複傘形花序，長5～7 cm；花萼鐘形，白色；花瓣5～6，披針形，白色；雄蕊5～6；心皮2。

分佈 生於水邊的山谷石崖上。分佈於東北地區。

採製 4～6月採挖，晾乾即可。

成分 含黃酮類化合物。

功能 强心利尿。

應用 民間用於心動過速，有減緩心跳作用。用量10～15 g。

文獻 《長白山植物藥誌》，511。

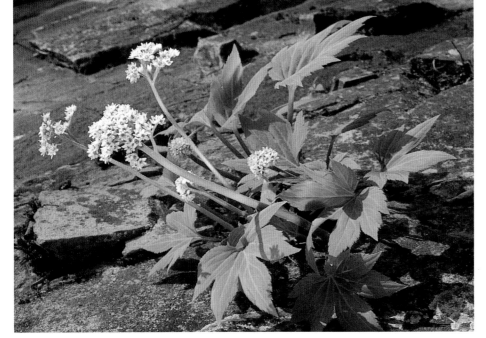

1163　長白茶藨

來源　虎耳草科植物長白虎耳草 Ribes komarovii A. Pojark 的果實。

形態　落葉灌木，高達2.5 m。多分枝，灰褐色。葉柄有腺毛；葉片掌狀分裂，中央裂片較大，基部淺心形，邊緣有牙齒，稍革質，背面脈上疏生腺刺毛。總狀花序；雌雄異株；雌花序直立，有5～11朵花；花軸與花梗有腺毛，花梗短；雄花小，綠色，萼片卵圓形。漿果紅色，熟時球形。

分佈　生於灌木林或多石礫質山坡。分佈於吉林省長白山。

採製　秋季採摘，陰乾。

應用　民間用於治療感冒初起等病症。

文獻　《長白山植物藥誌》，519。

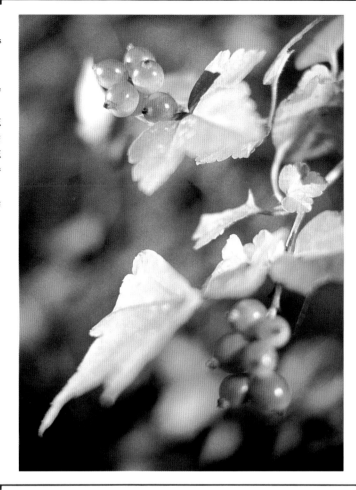

1164　燈籠果

來源　虎耳草科植物東北茶藨 Ribes mandshuricum (Maxim.) Kom. 的果實。

形態　灌木，高1～2 m。樹皮灰色；小枝褐色，剝裂。葉互生；葉柄生短柔毛；葉片掌狀3裂，中央裂片稍大，基部心形，邊緣有尖銳牙齒，下面密生白茸毛。總狀花序，初直立，後下垂，花可達40朵；花托短鐘狀；萼片5，倒卵形，反卷；花瓣5，楔形；雄蕊5，與花瓣互生，伸出；花柱2裂，基部圓錐狀，比萼片長。漿果球形，紅色。

分佈　生於雜林和針闊混交林下。分佈於東北、西北及河北等省區。

採製　7～8月果實成熟時採摘，曬乾。

性能　辛，溫。解毒，解表。

應用　用於感冒發燒。用量15～25 g。

文獻　《大辭典》上，1902。

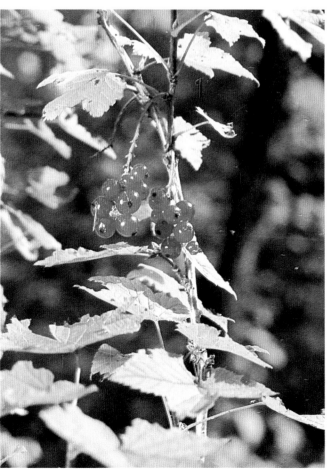

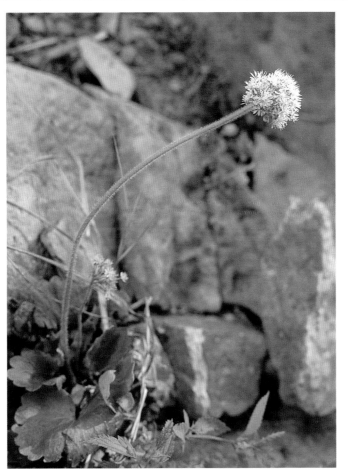

1165　腺毛虎耳草

來源　虎耳草科植物東北虎耳草 Saxifraga manshuriensis (Engler) Kom. 的全草。

形態　多年生草本，高20～40 cm。莖直立，生白色腺毛。基生葉數枚，有長柄，生腺毛。葉片腎形，基部心形，邊緣具整齊牙齒。聚傘花序，花密集；花軸與花梗生腺毛；苞綫形；萼5裂，綫形，略帶紫紅色；花瓣5，白色，倒披針形或狹長圓形；雄蕊10，比花瓣長。蒴果。

分佈　生於林下、山坡石縫中及濕草甸處。分佈於東北地區。

採製　夏季採挖，曬乾。

功能　清熱解毒，利尿。

應用　外用治療疔瘡腫毒。外用適量。

文獻　《長白山植物藥誌》，520。

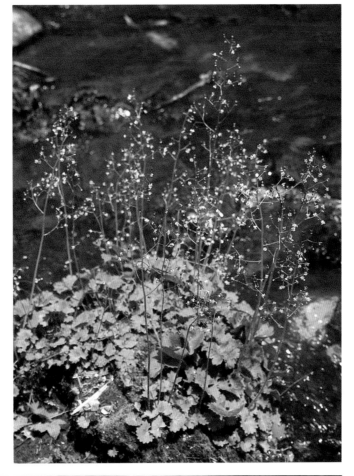

1166　斑點虎耳草

來源　虎耳草科植物斑點虎耳草 Saxifraga punctata L. 的全草。

形態　多年生草本，高12～50 cm。根狀莖稍粗，鬚根多數。葉基生，蓮座叢狀；葉柄長3～10 cm；葉片腎形，基部心形，邊緣有鋸齒，無莖生葉。圓錐花序稀疏；花葶疏生短柔毛及腺毛，長2～15 cm；苞葉綫狀披針形，5深裂，花開放時反卷；花瓣5，倒卵形或寬橢圓形，基部有短爪，白色或帶粉紅色，有橘黃色斑點；雄蕊10，花藥近圓形，花絲棒狀；心皮2，下部合生。

分佈　生於山坡，河邊及林緣。分佈於東北。

採製　秋季採挖，曬乾。

功能　清熱解毒。

應用　用於治療疔瘡腫毒。外用適量

文獻　《長白山植物藥誌》，520。

1167 檵木

來源 金縷梅科植物檵木 Loropeta-
lum chinensis (R. Br.) Oliv. 的葉。

形態 落葉灌木。新枝密生鏽色星
狀毛。葉互生；葉片近革質，卵
形，長2～4 cm，寬1.5～2.5 cm，
先端尖銳，兩側不對稱，全緣，下
面密生星狀毛，側脈5對。花兩性，
3～8朵簇生；苞片條形；萼筒有星
狀毛，萼齒4；花瓣4，條形；雄蕊
4，花藥裂瓣內卷與藥隔相接成4假
室；子房半下位。蒴果球形，木
質。種子長卵形。

分佈 生於石山坡、灌叢、石縫
中。全國大部分省區有分佈。

採製 夏季採收，曬乾。

成分 葉、枝含多量鞣質。花含異
槲皮甙。

性能 苦、澀，平。止血，止瀉，
止痛，生肌。

應用 治子宮出血，腹瀉；外用治
燒傷，刀傷出血。用量15～30 g。
外用適量搗碎外敷。

文獻 《滙編》下，742；《大辭典》
下，4903。

附註 根、花亦供藥用。

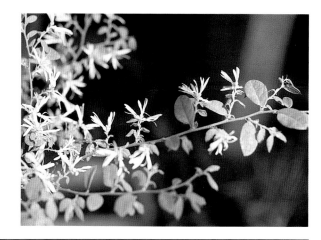

1168 升麻草

來源 薔薇科植物假升麻 Aruncus
sylvester Kostel. ex Maxim. 的根。

形態 多年生草本，高1～2 m。根
莖粗大，橫走。莖直立，光滑，基
部稍木質化。大型羽狀複葉，通常2
回三出；有柄或近無柄；小葉膜
質，卵形或卵狀橢圓形，長5～12
cm，寬1.5～6 cm，先端漸尖，稀
尾狀。邊緣具重鋸齒。大型穗狀花
序，雌雄異株；花單性，多數，白
色；萼筒狀，5裂；花瓣5；雄花中
雄蕊約20；雌花中雌蕊3。蓇葖果。

分佈 生於山溝、山坡、林緣、林
間草地。分佈於東北、華北、西北
及湖南、西藏等地。

採製 春秋季採挖，洗淨，曬乾。

成分 含皂甙 (saponin)，矢車菊甙
(chrysanthemin) 等。

功能 補虛，收斂，解熱。

應用 用於損傷或勞傷筋骨疼痛。
用量5～10 g。

文獻 《大辭典》上，0914。

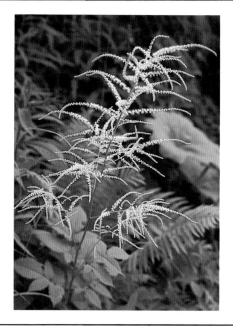

1169 南山楂 (山楂)

來源 薔薇科植物野山楂 Crataegus
cuneata Sieb. et Zucc. 的果實，葉。

形態 落葉灌木，高約1 m左右。多
分枝，枝上有直刺，長5～8 mm，
幼枝生白絨毛。單葉互生；葉片寬
倒卵形，長2～6 cm，頂端常3裂，
稀5～7裂；托葉半卵圓形。初夏枝
端生傘房花序，有花3～7朵；花萼5
裂；花瓣5，白色，倒卵圓形；雄蕊
20枚，藥紅色。梨果球形或梨形、
徑1～1.2 cm，紅色或淡紅色，無
斑點，宿萼反曲。種子5個。

分佈 生於山谷陽坡、荒野灌叢。
分佈於西北、華東、華南及中南各
省。

採製 10月採果，切片曬乾。夏秋
採葉，曬乾。

成分 果實含山楂酸、槲皮素、綠
原酸、齊墩果酸、蘋果酸、抗壞血
酸、果糖等。

性能 甘、酸，溫。消食化滯，散
瘀止痛。

應用 消化不良，食滯，疳積，腸
炎，菌痢，高血壓。用量果9～15 g；
葉適量煎水代茶。

文獻 《滙編》上，125；《中國藥
用植物圖鑒》，652。

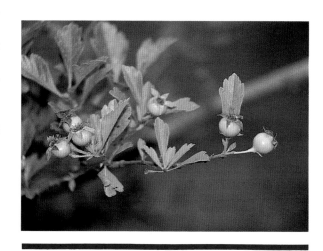

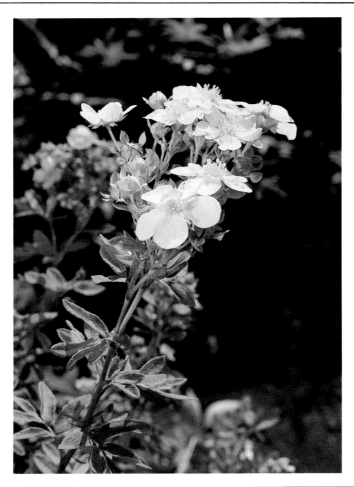

1170 金露梅

來源 薔薇科植物金露梅 Dasiphora fruti-
cosa (L.) Rydb. 的葉。

形態 落葉灌木，高達1.5 m。分枝多，
樹皮縱向剝落；小枝紅褐或灰褐色，幼時
有絲狀長柔毛。羽狀複葉密集；小葉3～
7，長橢圓形、卵狀披針形或矩圓狀披針
形，先端急尖，全緣，兩面微有絲狀長柔
毛；葉柄短，有柔毛；托葉膜質，披針
形。花單生或數朵成傘房狀；花梗長8～
12 mm，有絲狀柔毛；花黃色；副萼片披
針形；萼筒外有長柔毛，萼裂片卵形；花
瓣圓形。瘦果密生長柔毛。

分佈 生於高山灌叢中。分佈於吉林、遼
寧、華北、西北、四川、雲南等省區。

採製 夏秋季採摘，曬乾。

成分 含黃酮類、鞣質、醌類等。

性能 微甘，平。清暑熱，益腦清心，調
經，健胃。

應用 用於暑熱眩暈，兩目不清，胃氣不
和，食滯，月經不調。用量10～15 g，水
煎服，或長期代茶飲用。

文獻 《滙編》下，760；《大辭典》下，
3352。

1171 杉栳

來源 薔薇科植物杉栳 Docynia de-
lavayi(Franch.)Schneid. 的莖皮及葉。

形態 常綠喬木，小枝幼時被黃白色絨
毛，後漸脫落。葉片披針形或卵狀倒披針
形，下面密生黃白色絨毛；葉脈顯著；葉
柄長約1 cm，密生絨毛。花3～5朵叢生於
小枝頂；花白色；萼筒鐘狀，外面密生黃
白色絨毛。梨果卵形或矩圓形，萼裂片宿
存。

分佈 生於山坡林地灌叢中。分佈於雲
南。

採製 初春採莖皮，曬乾。

性能 酸、澀，涼。消炎，收斂，接骨。

應用 外用於燒傷，骨折。外用適量。

文獻 《大辭典》下，3661。

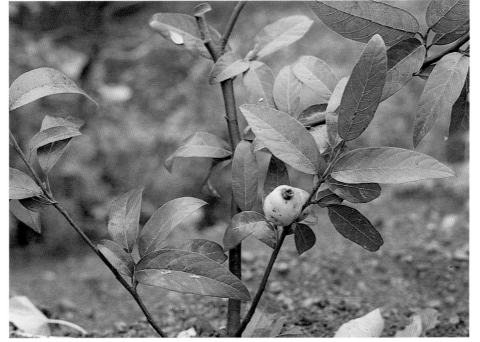

1172　蛇莓

來源　薔薇科植物蛇莓 Duchesnea indica (Andr.) Focke 的全草。

形態　多年生匍匐草本，全體生白色絹毛。三出複葉基生或互生；葉柄長5～8 cm，托葉2，廣披針形；小葉菱狀卵形，長1.5～3 cm，邊緣有鈍齒牙，兩面散生柔毛。夏初葉腋生一花，花梗長達5.5 cm；花萼2輪，5數，外輪萼片先端3裂；花冠黃色，花瓣5，先端微凹；雄蕊多數。小瘦果扁圓形，生於球形花托上，聚合成球形肉質聚合果，徑約1 cm，紅色。

分佈　生於田邊、路旁、林下及山坡草叢。分佈於華北、西北、華東、華南至中南各省。

採製　夏秋採收，鮮用或洗淨曬乾。

成分　種子含脂肪油、β-穀甾醇。

性能　甘、酸，寒。有小毒。清熱解毒，散瘀消腫。

應用　內服治感冒發熱，菌痢，腸炎，小兒高熱驚風，肝炎，咽痛。外用治瘡毒癤腫，皮膚濕疹，蟲蛇咬傷。用量15～30 g；外用適量。

文獻　《滙編》上，782。

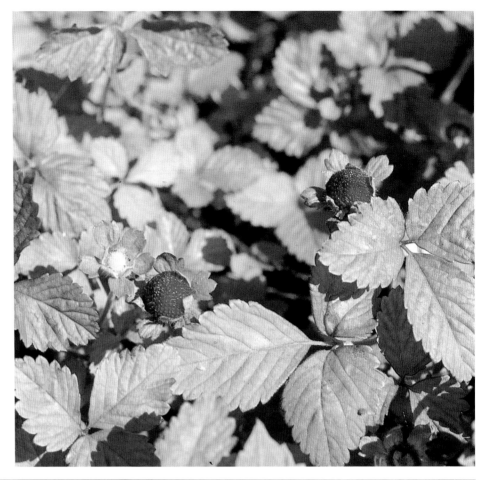

1173　白鵑梅

來源　薔薇科植物白鵑梅 Exochorda racemosa (Lindl.)Rehd. 的花、葉及樹皮。

形態　落葉灌木，高約3 m。小枝褐色無毛。葉片橢圓形至長圓狀倒卵形，長3.5～6 cm，全緣，兩面無毛，紙質；無托葉。總狀花序頂生，有花6～10朵，花白色，徑約4 cm；萼筒淺鐘形，裂片寬三角形，無毛；花瓣5，倒卵形；雄蕊多數，3～4枚一束，與花瓣對生；心皮5，花柱分離。蒴果倒錐形，具5棱，無毛。

分佈　生於山坡陰地。分佈江蘇、浙江、江西等省。

採製　夏季採嫩葉和花，曬乾；秋冬採樹皮，曬乾。

成分　花葉含胡蘿蔔素、維生素 B 2。

功能　樹皮祛風止痛。花、葉清涼、消食。

應用　樹皮（根皮）煎湯黃酒沖服治風濕腰痛。花、葉煎湯代茶生津止渴、健胃消食。用量樹皮 30～60 g；花、葉 10～15 g。

文獻　《浙江藥用植物誌》上，487。

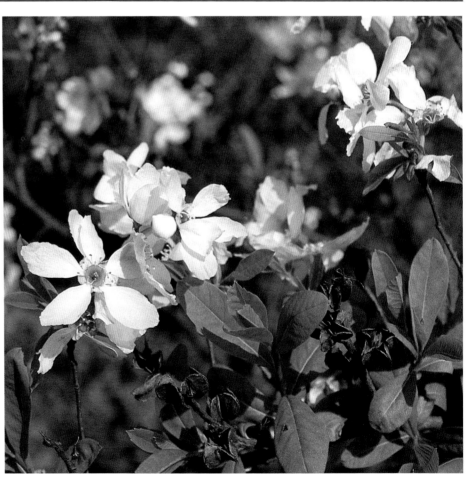

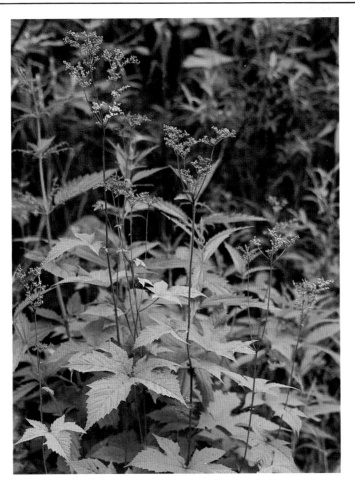

1174　光葉蚊子草

來源　薔薇科植物光葉蚊子草 Filipendula palmata (Pall.) Maxim var. glabra Ledeb. ex Kom. et Alis 的全草。

形態　多年生草本，高1～1.4 m。根莖粗壯，橫走，鬚根多數。莖直立，粗壯。葉互生，質厚；羽狀複葉或間斷的羽狀複葉，頂端小葉特大，掌狀7～9深裂，裂片廣披針形或長圓狀披針形，兩面均綠色，無毛；側生一對小葉，常3裂。傘房狀圓錐花序，頂生；花萼4齒裂；花瓣5，白色；雄蕊多數。瘦果常6～8個，有柄。

分佈　生於山坡草地，河岸濕地、草甸及林緣。分佈於東北、華北。

採製　夏季茂盛時採挖，晾乾。

成分　含黃酮、皂甙、揮發油。

功能　舒筋散寒，活血止痛。

應用　用於痛風，風濕和癲癇。外用於凍傷，燒傷。

文獻　《長白山植物藥誌》，539。

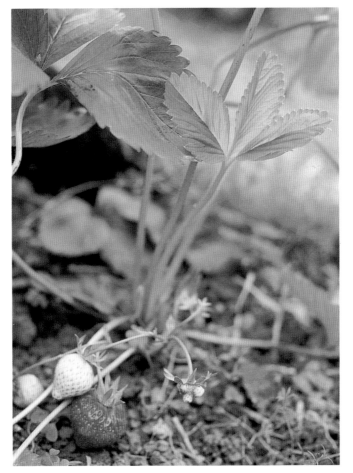

1175　草莓

來源　薔薇科植物鳳梨草莓 Fragaria ananassa Duchesne 的成熟果實。

形態　多年生草本，全體有柔毛。花後生匍枝。葉基生，三出複葉；葉片卵形或菱形，長3～7 cm，邊緣有粗鋸齒；葉柄長2～8 cm。聚傘花序有花5～15朵；花徑約2 cm；萼片披針形，銳尖；副萼橢圓形；花瓣5，先端微凹，白色；花托增大變肉質。聚合果肉質，球形或卵球形，直徑1.5～3 cm，熟時紅色，內部白色，多數瘦果生於肉質花托上。

分佈　中國南北各地均有栽培。

採製　夏季果實成熟時採收，多鮮用。

成分　含維生素 C、糖類、蘋果酸等。

性能　甘，淡。清涼止渴，消食除煩。

應用　鮮食用於病後虛弱，消化不良及維生素 C 缺乏症。用量30～60 g。

附註　調查資料。

1176 山荊子

來源 薔薇科植物山荊子 Malus baccata (L.) Borkh. 的果實。

形態 落葉喬木，高約10～15 m。小枝圓柱形，灰褐色。單葉，互生；葉片橢圓形或卵形。傘形花序生於短枝端；花4～6朵，無總梗；花瓣5，倒卵形或長圓形，白色或淡紅色；雄蕊15～20，不等長；花柱5或4。梨果近球形，直徑8～12 mm，紅色或黃色，萼裂片脫落。

分佈 生於山坡雜木林中及山谷林內。分佈於東北、華北、西北。

採製 秋季果熟時採摘，曬乾即可。

成分 含維生素C。

功能 消炎，殺菌。

應用 粉劑和煎劑用於腸炎，各種感染及做物質代謝刺激劑。對結核亦有一定療效。

文獻 《長白山植物藥誌》，546。

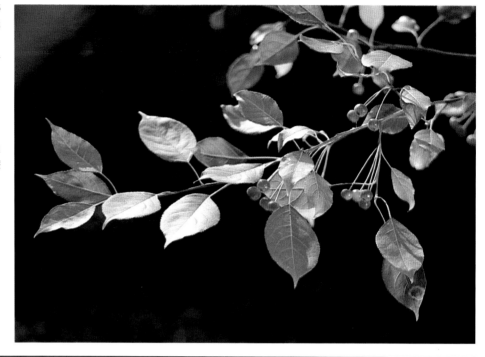

1177 垂絲海棠

來源 薔薇科植物垂絲海棠 Malus halliana (Voss.) Koehre 的花。

形態 喬木，高達5 m，樹冠疏散。小枝幼時紫色，初有毛，後脫落。葉卵形或橢圓形，先端漸尖，基部楔形，邊緣鋸齒細鈍；葉柄有細軟毛，基部附有突起。花4～7朵簇生，色紅艷；花梗細長垂下，與萼同為紫色；花瓣5數以上；花柱4～5。梨果倒卵形，紫色。

分佈 產於中國西南地區，現廣為栽培。

採製 2月開花時採收，曬乾。

性能 淡、苦、平。調經和血。

應用 治紅崩。用量10～15 g。

文獻 《大辭典》上，2834。

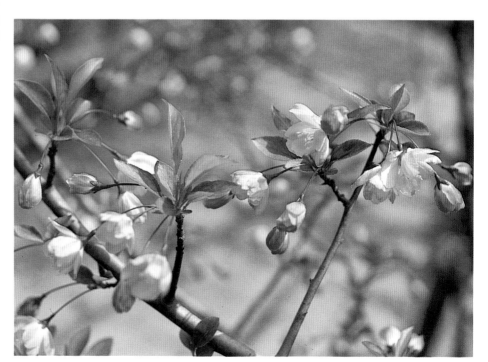

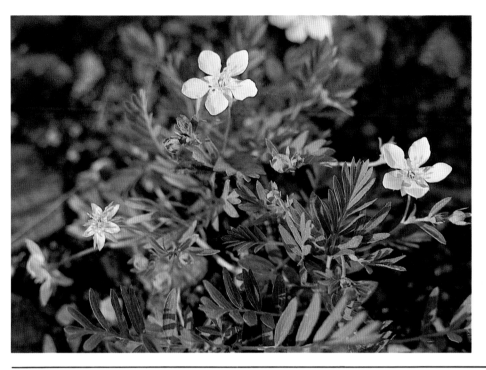

1178 光叉葉萎陵菜

來源 薔薇科植物光叉葉萎陵菜 Potentilla bifurca L. var. glabrata Lehw. 的帶蟲癭全草。

形態 多年生草本，高5～25 cm。全株近無毛，有時疏生伏毛。根莖木質，多頭，棕褐色，分枝橫走。莖直立或斜升，伸長。羽狀複葉，基生葉簇生，有柄；托葉膜質，鑽形；小葉對生或近對生，無柄，帶形或長橢圓形，頂端圓鈍或二裂；莖生葉與基生葉相似，上部莖生葉較小。聚傘花序，花黃色，徑1～1.2 cm；萼片、副萼片各為5枚，副萼片與萼片互生；花瓣5；雄蕊多數；心皮多數，1室。瘦果卵圓形或半圓形，褐色。

分佈 生於草原、山坡、沙地、草甸和河邊。分佈於東北、華北、西北、華中。

採製 夏秋季採收，洗淨，切碎，曬乾。

性能 甘、微辛，涼。止血止痢。

應用 用於子宮出血，痢疾。用量25～50 g。

文獻 《陝甘寧青中草藥選》，62。

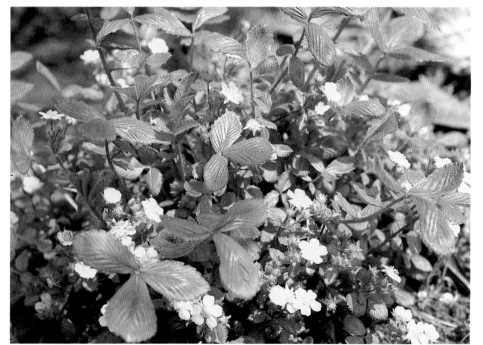

1179 雉子筵

來源 薔薇科植物莓葉萎陵菜 Potentilla fragarioides L. 的全草。

形態 多年生草本，高5～25 cm。莖多直立或傾斜，有伸展長柔毛。奇數羽狀複葉，基生葉的小葉5～7，稀3或9，頂端三小葉較大，橢圓狀卵形，倒卵形或矩圓形，邊緣有缺刻狀鋸齒，兩面散生長柔毛，下面較密；葉柄長，有長柔毛；托葉膜質；莖生葉小，有3小葉，葉柄短或無。傘房狀聚傘花序，多花，總花梗或花梗生長柔毛；花黃色，直徑1～1.5 cm，副萼片橢圓形，與花萼均有伸展柔毛。瘦果矩圓卵形，黃白色，有皺紋。

分佈 生山坡多石地或草原、梯田旁。分佈於黑龍江、內蒙古、河北、山東、江蘇、浙江、湖南、湖北、甘肅、四川、雲南、貴州。

採製 夏季採收開花全草，曬乾。

性能 苦，微寒。清熱解毒，散瘀止血。

應用 治骨結核，口腔炎，瘰癧，跌打損傷。用量10～20 g。

文獻 《大辭典》下，5197。

1180 三葉萎陵菜

來源 薔薇科植物三葉萎陵菜 Potentilla freyniana Bornm. 的全草。

形態 多年生草本，長約25 cm。主根粗短，似蜂腹，側根較細。莖細長柔軟，稍匍匐，有柔毛；基生葉具長柄，密生柔毛，小葉橢圓形、矩圓形或斜卵形，長1.5～5 cm，寬1～2 cm，基部楔形，邊緣有鈍鋸齒，近基部全緣，下面沿葉脈處有較密的柔毛；莖生葉小葉較小，葉柄短或無。聚傘花序，總花梗和花梗有柔毛；花直徑1～1.5 cm，黃色。瘦果黃色，卵形，無毛，有小皺紋。

分佈 生於山地。分佈於河北、湖南、江蘇、浙江、福建、四川。

採製 夏季採用，鮮用或曬乾。

性能 苦，微寒。清熱解毒，散瘀止血。

應用 治骨結核，口腔炎，瘰癧，跌打損傷，外傷出血。用量10～20 g。

文獻 《滙編》上，345；《大辭典》上，0126。

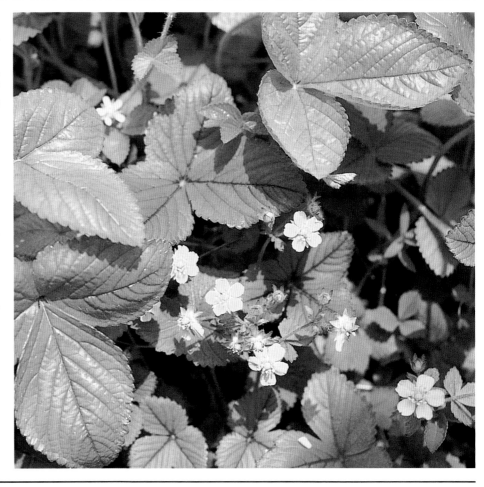

1181 郁李仁

來源 薔薇科植物郁李 Prunus japonica Thunb. 的種子。

形態 落葉灌木，高1～1.5 m。幼枝黃棕色。葉卵形或卵狀披針形，邊緣有尖銳重鋸齒。花先葉或與葉同時開放，2～3朵簇生，雄蕊比花瓣短，花柱約與雄蕊等長或稍長。核果近球形。

分佈 生於山坡、灌叢或路旁。主產在華東及河北、河南、山西、廣東、湖北。

採製 8～10月採收成熟果實，堆放陰濕處，待果肉全部爛透，取果核壓碎核殼，取出種子即成。

成分 含皂甙，脂肪以及揮發性有機酸。

性能 辛、苦，平。潤腸，利水。

應用 用於津枯腸燥，食積氣滯，水腫，脚氣，小便不利。用量3～9 g。

文獻 《中草藥學》中，413。

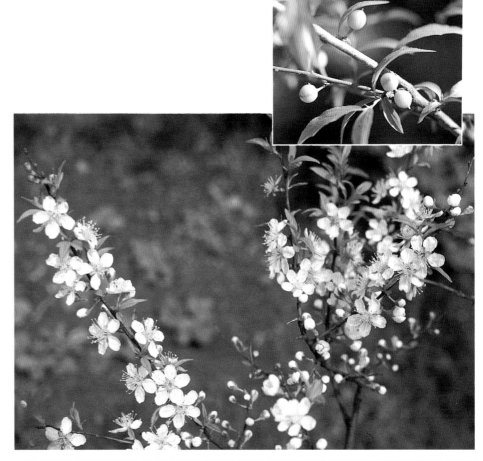

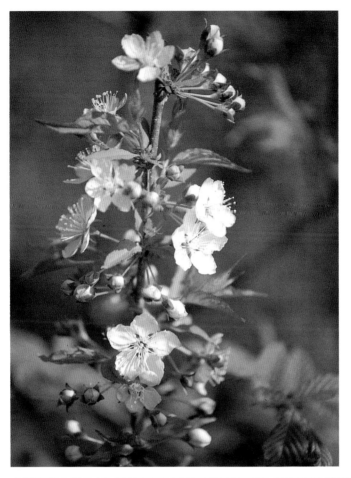

1182　長梗郁李

來源　薔薇科植物長梗郁李 Prunus japonica(Thunb.) Lois. var. nakaii (Lévl.) Yü et Li 的種仁。

形態　落葉灌木，高約 1 m。樹皮灰褐色。枝纖細，灰褐色，有光澤，嫩枝黃灰色，無毛。單葉互生；葉柄長 3～5 mm；葉卵形或橢圓狀卵形，邊緣不規則的深重鋸齒。花 1～3 朵，簇生，花葉同開或先葉開放；花梗長 1～2 cm；萼筒陀螺形，長寬近相等；萼片橢圓形，比萼筒略長；花瓣白色或粉紅色，倒卵狀橢圓形；雄蕊約 32；花柱與雄蕊近等長，無毛。核果近球形，深紅色，徑約 1 cm，表面光滑。

分佈　生於山地向陽山坡。分佈於東北地區。

採製　秋季果實成熟時採摘，除去果肉，取核，再去殼，取出種仁。

性能　辛、苦、甘，平。緩瀉，利尿，消腫。

應用　用於大便燥結，腹水，小便不利。用量 5～15 g。

文獻　《大辭典》上，2709；《滙編》上，488。

附註　本品的根亦供藥用。

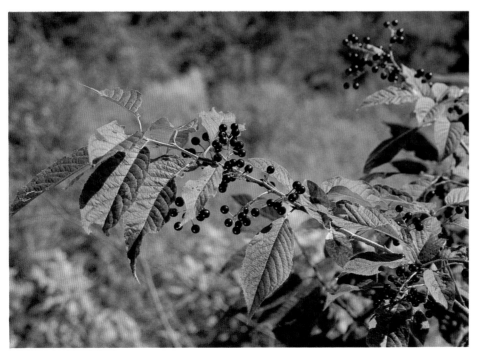

1183　山桃稠李

來源　薔薇科植物山桃稠李 Prunus maackii Rupr. 的果實。

形態　落葉喬木，高 6～16 m。樹皮黃褐色，片狀剝落。小枝灰色或紅褐色，幼時有短柔毛。葉片橢圓形或矩圓狀卵形，長 5～10 cm，寬 3～5 cm，先端漸尖，基部圓形或寬楔形，邊緣有細銳鋸齒，下面散生腺點；葉柄長 1～2 cm，近頂端或葉片基部有 2 腺體；托葉條形，早落。總狀花序；花徑約 1 cm；萼筒筒狀鐘形，裂片卵狀披針形，邊緣有腺齒，比萼筒短；花瓣白色，長倒卵形；雄蕊多數，約與花瓣等長或稍短；心皮 1，花柱約與雄蕊等長。核果卵球形，褐色，核面有皺紋。

分佈　生於山坡、河岸、公路旁低濕處。分佈於東北地區。

採製　7 月採集，晾乾。

性能　酸、澀，平。補脾，止瀉痢。

應用　用於腹瀉。用量 15～25 g。

文獻　《大辭典》下，5426；《滙編》下，761。

1184 烏梅

來源 薔薇科植物梅 Prunus mume (Sieb.) S. et Z. 的未成熟果實。

形態 落葉喬木，枝端尖，刺狀。葉互生，闊卵形，嫩時兩面有毛，老時僅下面脈上有柔毛；托葉早落。花1～2朵簇生，先葉開放；萼片5；花瓣5，白色或淡紅色；雄蕊多數。核果球形。

分佈 全國各地有栽培。

採製 5月果實未熟時摘下，用無烟火烘焙至六成乾時，輕輕翻動，使均勻乾燥，再悶2～3天，使顏色變黑。

成分 含枸橼酸及少量蘋果酸，酒石酸。

性能 酸，平。殺蟲，生津止渴。

應用 用於治肺虛久咳，久瀉，膽道蛔蟲症。用量6～12 g。

文獻 《中草藥學》中，414。

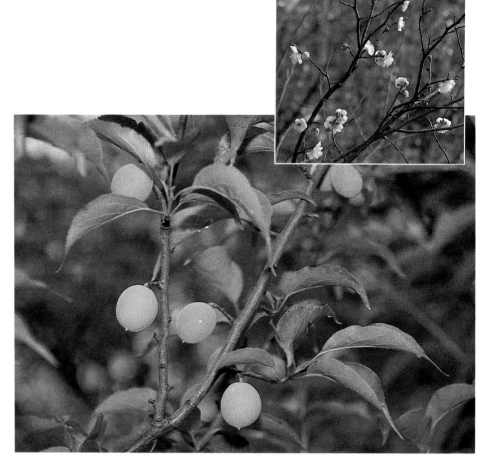

1185 桃仁

來源 薔薇科植物桃 Prunus persica (L.) Batsch 的種子。

形態 落葉小喬木。葉互生，橢圓狀披針形至闊披針形，長8～15 cm，寬2～3.5 cm，先端漸尖，邊緣有鋸齒。花單生，先葉開放；萼片5，外被毛；花瓣5，淡紅色，稀白色；雄蕊多數。核果近球形，不開裂。種子1粒。

分佈 全國普遍栽培。

採製 夏秋間採桃核，堆放數月後去殼取種子，曬乾。生用或炒用。

成分 含杏仁甙 (amygdalin) 及苦杏仁酶等。

性能 苦、甘，平。破血散瘀，通便。

應用 治經閉，痛經，癥瘕痞塊，跌撲損傷，腸燥便秘。用量4.5～9 g。

文獻 《中草藥學》中，412。

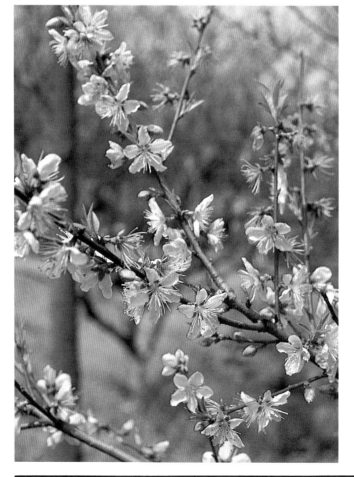

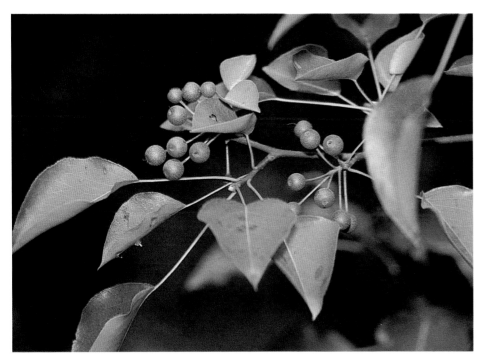

1186 豆梨

來源 薔薇科植物豆梨 Pyrus calleryana Dcne. 的葉、枝、根和果實。

形態 喬木。小枝粗壯，圓柱形，褐色，幼時有絨毛。葉片寬卵形或卵形，稀長橢圓狀卵形，長4～8 cm，寬3.5～6 cm，先端漸尖，稀短尖，基部圓形或寬楔形，邊緣有圓鈍鋸齒，兩面無毛；葉柄長2～4 cm，無毛。傘形總狀花序，有花6～12朵，直徑4～6 cm，花梗長1.5～3 cm；花白色；雄蕊20，比花瓣稍短；花柱2，稀3，離生。梨果球形，直徑約1～2 cm，黑褐色，有斑點。

分佈 生於溫暖濕潤的山坡和雜木林中。分佈於山東、河南和長江流域以南各省區。

採製 四季採收，洗淨曬乾。

性能 微甘、澀，涼。潤肺止咳，清熱解毒。

應用 主治肺燥咳嗽，急性眼結膜炎，健胃，止痢。用量25～50 g。

文獻 《滙編》上，762。

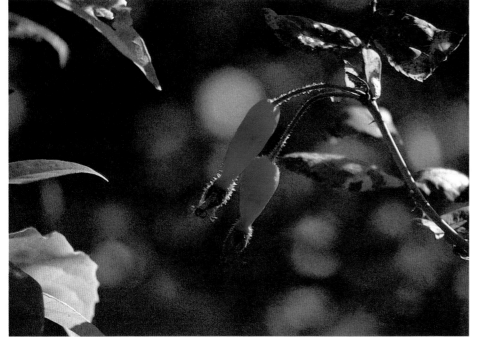

1187 大葉薔薇

來源 薔薇科植物少刺大葉薔薇 Rosa acicularis Lindl. var. taguetii Nakai 的全草。

形態 落葉灌木，高達2 m。根粗長，略褐色。枝暗紅色，小枝無刺或近葉柄基部有刺。奇數羽狀複葉，互生；托葉稍寬大，⅔與葉柄附着，腺齒緣；小葉3～7，較大，長圓形或卵狀長圓形，邊緣有淺鋸齒，成小刺尖。單生花，紅色，花梗長達3.5 cm，有刺毛及腺毛；萼片5，上部較寬，生刺毛；花瓣5。薔薇果卵、橢圓形至長圓形，萼片宿存直立。

分佈 生於林緣、路旁及灌木叢中。分佈於東北。

採製 秋季果熟時採摘，涼乾。

成分 果含多種維生素及黃酮類化合物等。

性能 甘、微酸，溫。健脾胃，助消化。

應用 用於消化不良，食慾不振，亦可治療維生素缺乏症。

文獻 《長白山植物藥誌》，571。

1188　木香花

來源　薔薇科植物木香花 Rosa banksiae Aiton. 的葉和根。

形態　攀援灌木。小枝疏生皮刺，少數無刺。羽狀複葉；小葉3～5，稀7，矩圓狀卵形或矩圓狀披針形，長2～6 cm，寬1～2.5 cm，先端急尖或鈍，基部楔形或近圓形，邊緣有銳鋸齒，兩面無毛或下面沿中肋微生柔毛；葉柄近無毛；托葉條形，邊緣有腺齒，與葉柄離生，早落。花多數成傘形花序；花梗細長，無毛；花白色或黃色，單瓣或重瓣，直徑約2.5 cm，芳香；萼裂片長卵形，全緣。薔薇果小，近球形，0.3～0.4 cm，紅色。

分佈　南北各省均有栽培。

採製　四季均可採收，洗淨曬乾。

性能　澀，平。收斂止痛，止血。

應用　主治腸炎，痢疾，腸出血，月經過多。用量10～20 g。

文獻　《滙編》下，762。

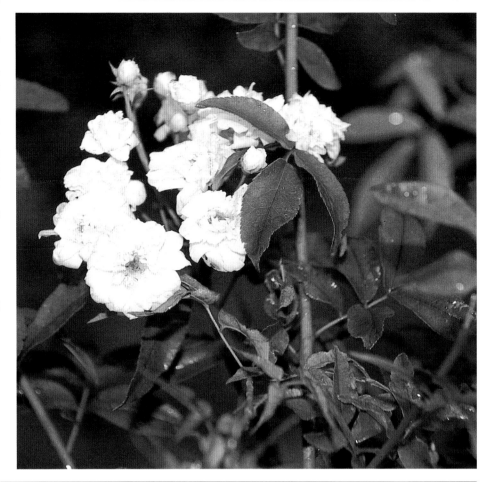

1189　長白薔薇

來源　薔薇科植物長白薔薇 Rosa koreana Kom. 的果實。

形態　落葉灌木，高1～1.5 cm。枝紫褐色，密生針刺。托葉倒披針形；奇數羽狀複葉，有7～15小葉；小葉橢圓形或倒卵狀橢圓形，長0.3～2 cm，邊緣有內曲銳鋸齒且齒端有腺點。花單生；花梗有具柄腺毛；花白色或帶粉色；萼片狹披針形，邊緣及里面有白色短刺毛。果實紡錘形，桔紅色，宿存萼片直立。

分佈　生於多石礫質山坡處。分佈於東北。

採製　秋季果熟時採摘，曬乾。

成分　含維生素 C。

性能　甘，溫。健脾胃，助消化。

應用　用於消化不良，食慾不振，胃腹脹滿。用量5～15 g。

文獻　《長白山植物藥誌》，573。

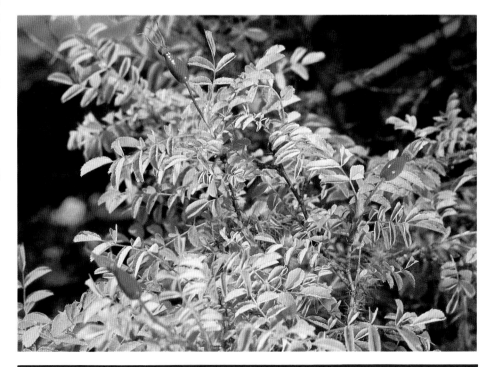

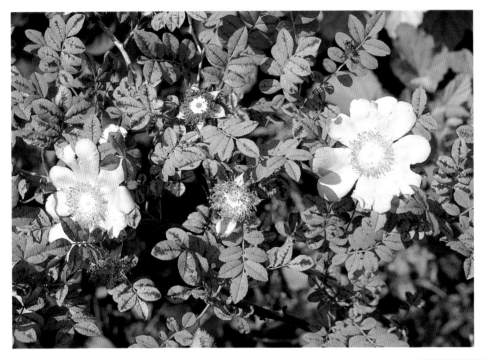

1190 刺梨子

來源 薔薇科植物刺梨 Rosa roxburghii Tratt. 的根及果入藥。

形態 落葉灌木，高約2.5 m。莖上部披散，分枝多，上有成對皮刺。單數羽狀複葉互生，小葉 7～15，無毛。初夏開花，花托杯狀，具刺；花冠淡紅色，花瓣5；雄蕊多數。薔薇果扁球形，熟後黃色，外面密生皮刺，具直立宿存萼片。

分佈 生在山坡、路旁、村邊及灌叢中。主產於江蘇、湖北、廣東、四川、貴州和雲南等省。

採製 夏季採果，秋季挖根，曬乾或鮮用。

成分 鞣質、維生素 B、維生素 P 和維生素 C 等。

性能 酸、澀、平。根消食健脾，收斂止瀉，果解暑消食。

應用 用根治痢疾，腸炎。果治維生素 C 缺乏症。用量根20～60 g；果3～5個。

文獻 《滙編》上，487；《大辭典》上，2575。

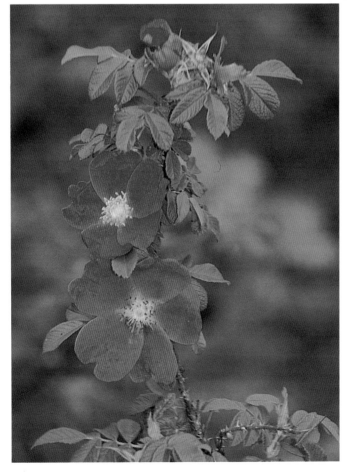

1191 玫瑰

來源 薔薇科植物玫瑰 Rosa rugosa Thunb. 的花。

形態 直立灌木。枝幹粗壯，有皮刺和刺毛。小枝密生絨毛。羽狀複葉；小葉5～9，橢圓形或橢圓狀倒卵形，長2～5 cm，寬1～2 cm，邊緣有鈍鋸齒，質厚，上面光亮，多皺，無毛，下面蒼白色，有柔毛及腺體；葉柄和葉軸有絨毛及疏生小皮刺和刺毛；托葉大部附着於葉柄上。花單生或3～6朵聚生；花梗有絨毛和腺；花紫紅色至白色，芳香，直徑6～8 cm。薔薇果扁球形，直徑2～2.5 cm，紅色，平滑，具宿有萼裂片。

分佈 產中國北部，現各地栽培，以山東、江蘇、浙江、廣東為多。

採製 4～5月間擇晴天採摘花蕾，文火烘乾或陰乾。

成分 含揮發油（香茅醇、龍牛兒醇）等。

性能 甘、微苦，溫。理氣、活血，調經。

應用 治胃神經官能症，慢性胃炎，胃部脹痛。用量3～5 g。

文獻 《中國高等植物圖鑑》2，247；《中草藥學》中，419。

1192 山莓

來源 薔薇科植物山莓 Rubus corchorifolius L. 的根皮和葉。

形態 落葉灌木。具根出枝條；小枝紅褐色，幼時有柔毛和少數腺毛，並有皮刺。單葉，卵形或卵狀披針形，長3～9 cm，寬2～5 cm，不裂或三淺裂，有不整齊的重鋸齒，上面脈上稍有柔毛，下面及葉柄有灰色絨毛，脈上散生鈎狀皮刺；葉柄長0.5 2 cm；托葉條形，貼生葉柄上。花單生或數朵聚生短枝上；花白色，直徑約3 cm；萼裂片卵狀披針形，密生灰白色柔毛。聚合果球形，直徑1～1.2 cm，紅色。

分佈 生於向陽山坡、溪邊或灌叢中。除東北，甘肅、青海和新疆外，全國皆有分佈。

採製 夏秋季採收，曬乾。

性能 澀，溫。有活血散瘀，止血作用。

應用 主治食積飽脹，紅崩帶下，紅白痢疾。用量10～20 g。

文獻 《滙編》下，763。

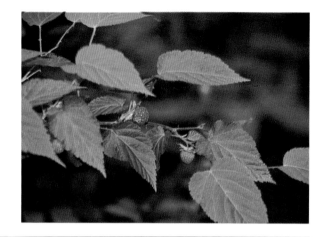

1193 牛迭肚

來源 薔薇科植物山楂懸鈎子 Rubus crataegifolius Bunge 的果實。

形態 落葉灌木，高達3 m。小枝紅褐色，幼時密生刺毛，後生鈎狀皮刺。單葉互生，有長柄；葉托條形，貼生葉柄上；葉片寬卵形至近圓形，3～5掌狀淺裂，基部心形或近截形，裂片卵狀披針形至卵形，邊緣具不規則粗鋸齒，下面沿脈有柔毛，中脈有皮刺。花2～6朵叢生或成短傘房花序；花梗稍短；花萼5裂，裂片反卷；花冠白色，花瓣5；雄蕊多數；花盤有毛。聚合果球形，深紅色。

分佈 生於山坡灌叢及林緣。分佈於東北及內蒙古、河北、山東等省區。

採製 夏秋季採摘，涼乾。

成分 含有機酸、果膠質、糖、維生素C。

性能 酸、甘，溫。補肝腎，縮小便。

應用 用於陽痿，遺精，尿頻，遺尿。用量10～15 g。

文獻 《滙編》上，348。

附註 本品根亦可入藥，有祛風利濕之功能。用於治療慢性肝炎及風濕性關節炎。

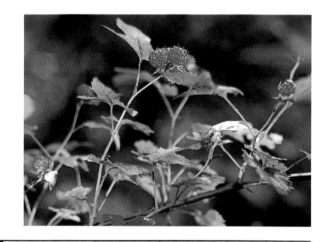

1194 刺莓

來源 薔薇科植物蓬蘽 Rubus hirsutus Thunb. 的根和葉。

形態 小灌木。莖細，有腺毛及柔毛，散生彎皮刺。單數羽狀複葉，小葉3～5，稀單葉，卵形或寬卵形，長3～7 cm，寬2～3.5 cm，先端銳尖或漸尖，邊緣有不整齊重鋸齒，兩面散生白色柔毛，下面並疏生腺毛；葉柄和葉軸密生短柔毛和較少腺毛，散生皮刺。花單生於小枝的頂端，白色，直徑3～4 cm；花梗長3～6 cm，有柔毛，腺毛和很少小刺；萼裂片三角狀披針形，先端尾尖，外面有腺毛，兩面密生絨毛。聚合果近球形，直徑1.5～2.5 cm，紅色。

分佈 生於山野、林緣和路旁。江西、福建、廣東、江蘇、浙江。

採製 夏秋季採挖根，洗淨，曬乾。葉鮮用。

性能 甘、微苦，平。葉：消炎，接骨。根：祛風活絡，清熱鎮驚。

應用 小兒驚風，風濕筋骨痛。用量根25～50 g。葉外用適量。

文獻 《滙編》上，29；《大辭典》上，2574。

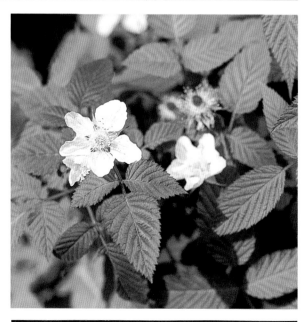

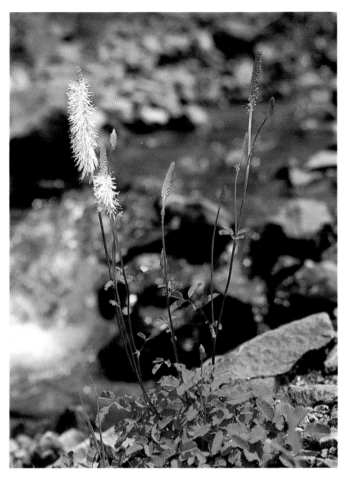

1195　白花地楡

來源　薔薇科植物大白花地楡 Sanguisorba sitchensis C. A. Mey. 的根。

形態　多年生草本，高50～100 cm。根莖長，稍粗壯，橫走，棕褐色。莖直立，少分枝。奇數羽狀複葉；莖生葉有長柄；小葉有柄，4～6對，橢圓形或長圓狀卵形，先端鈍，基部耳狀心形，邊緣有粗鋸齒。穗狀花序直立，長圓柱形，長達13 cm，徑8 mm，先從基部開花；萼片4，卵圓形，花瓣狀；雄蕊4；柱頭流蘇狀。瘦果近圓形。

分佈　生於水溝邊、山坡及林下。分佈於東北長白山。

採製　夏秋季採挖，去泥沙，曬乾。

成分　含白矢車菊甙類 (leucocvanins)。

性能　苦，微寒。收斂止血，清熱解毒。

應用　用於赤白痢疾，癰腫，濕疹，燒傷。

文獻　《長白山植物藥誌》，586。

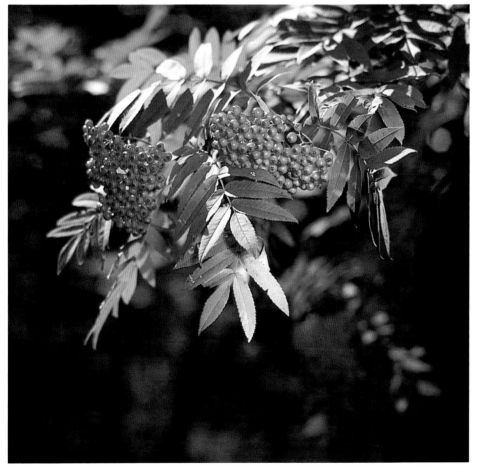

1196　花楸

來源　薔薇科植物花楸 Sorbus pohuashanensis (Hance) Hedl. 的果實。

形態　落葉小喬木，高4～8 m。樹皮灰黃色；小枝淺灰褐色，有柔毛，冬芽卵形，有灰白色柔毛。奇數羽狀複葉；小葉4～7（8）對，卵狀披針形或橢圓狀披針形，邊緣有細鋸齒，基端或中部以下全緣。複傘形花序，密集；總花梗及花梗密生白色絨毛；花萼5，三角形，有毛；花瓣5，白色，寬卵形；雄蕊20，與花瓣等長；花柱3，離生。果近球形，紅色，有宿存萼片閉合。

分佈　生於山坡、山谷雜木林中。分佈於東北、華北及甘肅等省區。

採製　秋季採摘，曬乾。

成分　含山梨酸 (parasorbic acid)、異氯原酸 (isochlorogenic acid) 及鞣質等。

性能　甘、苦，平。鎮咳祛痰，健脾利水。

應用　慢性氣管炎，哮喘，咳嗽，維生素A、C缺乏症等。用量30～60 g。

文獻　《長白山植物藥誌》，593；《滙編》下·297。

1197 土莊花

來源 薔薇科植物土莊綉綫菊 Spiraea pubescens Turcz. 的莖髓。

形態 落葉灌木，高1～2 m。小枝褐黃色，幼時有短柔毛，後脫落。冬芽小，卵形或近球形。葉柄短，生短柔毛；葉片菱狀卵形至橢圓形，先端急尖，基部寬楔形，邊緣中部以上有深鋸齒，有時近3裂，下面生短柔毛。傘形花序生枝頂，花10～30朵；花梗無毛；萼筒鐘狀，無毛，萼片5；花瓣5，白色，卵形或寬倒卵形；雄蕊25～30；心皮5，離生；花柱比雄蕊短。蓇葖果開張，宿存花柱生於背部。

分佈 喜生山坡及雜木林內。分佈於東北、華北及陝西、甘肅、山東、安徽、湖北等省區。

採製 夏秋季採收，涼乾。

功能 利水清心。

應用 用於治療水腫。用量10～20 g。

文獻 《長白山植物藥誌》，597。

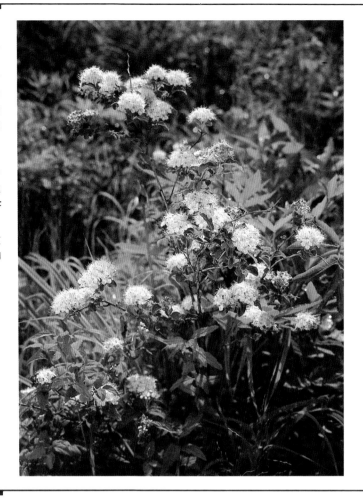

1198 大葉合歡

來源 豆科植物大葉合歡 Albizzia lebbeck (L.) Benth. 的樹皮。

形態 喬木，高8～12 m。2回羽狀複葉，互生，葉柄基部有大腺體；羽片2～4對；小葉4～8對，長橢圓形，長2～4.5 cm，寬1.3～2 cm；每一小葉下面的羽片軸上有小腺體1。花小，5基數；頭狀花序，直徑3～4 cm，總花梗長4～6 cm；花冠黃綠色，漏斗狀，長為萼的2倍。莢果帶狀，扁平，長15～20 cm，寬2～5 cm。

分佈 廣東、廣西栽培。

採製 夏秋採收，剝下樹皮，曬乾。

成分 合歡素 (lebbeckanin)；A，B，C，D，E，F，G，H；reynoutrin；vicenin；洋槐甙 (robinin)；楊梅酮；蘆丁等。

性能 甘，平。消腫止痛。

應用 外用於跌打腫痛，外用適量。

文獻 《廣西藥用植物名錄》，151。

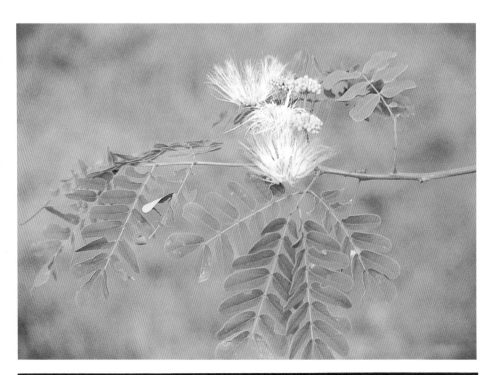

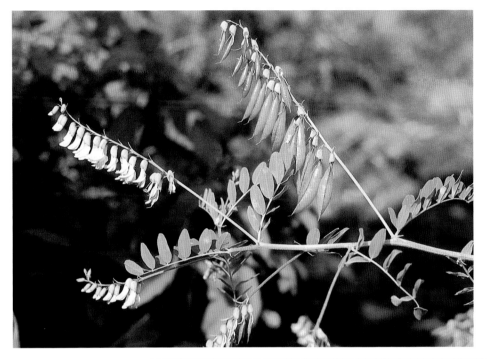

1199　東北黃芪 (黃芪)

來源　豆科植物東北黃芪 Astragalus membranaceus (Fisch.) Bge. 的根。

形態　多年生草本，高50～80 cm。主根粗，較直。莖直立，上部有分枝。奇數羽狀複葉，小葉6～13對，小葉片較大，卵狀披針形或橢圓形；托葉披針形。總狀花序腋生；花萼鐘形，密生短柔毛；花冠黃色至淺黃色；雄蕊10，2體；子房有柄，有柔毛。莢果膜質，被黑色或黑白相間的短伏毛。

分佈　生於林緣、林間草地或疏林下。分佈於東北、華北、西北。

採製　春秋採挖，除去泥土，曬至半乾切段，然後再曬乾。

成分　含有香豆素 (coumarin)、葉酸 (folic acid) 及多糖等。

性能　甘，溫。補氣固表，托毒排膿，利水，生肌。

應用　用於氣虛乏力，久瀉脫肛，水腫，子宮脫垂，慢性腎炎蛋白尿。用量9～30 g。

文獻　《長白山植物藥誌》，606；《大辭典》下，4153。

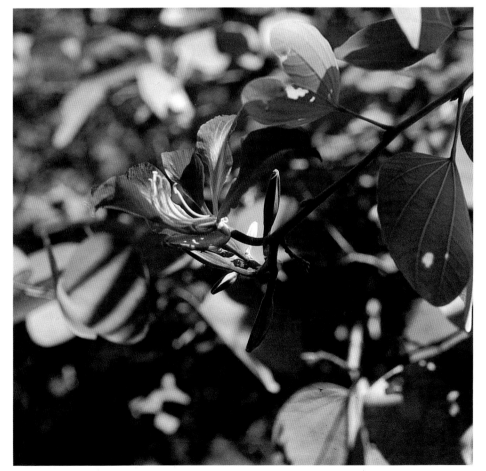

1200　白紫荊

來源　豆科植物紫羊蹄甲 Bauhinia purpurea L. 的嫩葉。

形態　常綠小喬木，高4～8 m。葉近革質，頂部2裂，裂片闊圓形，下面有疏毛，主脈11～15條。傘房花序圓錐狀頂生，花深紫紅色，有時白色，幾乎無梗；萼管倒圓錐狀，萼裂片是管的2倍長；發育雄蕊5枚；子房有毛。莢果扁圓形，長15～25 mm。

分佈　生於叢林中；路邊、庭園有栽培。分佈於福建、廣東、廣西、雲南。

採製　春夏採收，鮮用或曬乾。

性能　淡，平。潤肺止咳。

應用　用於咳嗽。用量10～15 g。

文獻　《福建藥物誌》下，513。

1201 雲實

來源 豆科植物雲實 Caesalpinia sepiaria Roxb. 的種子及根。

形態 攀援狀落葉灌木。枝條密生倒鉤刺，嫩枝及葉背有粉霜。二回羽狀複葉，羽片3～8對，小葉6～12對，倒卵狀橢圓形至矩圓形。初夏開花，總狀花序頂生；萼筒短；花瓣5，黃色倒卵形，稍不等大；雄蕊10枚，不等長，基部有綿毛。莢果長橢圓形，偏斜，長6～12 cm。種子矩形，黑棕色。

分佈 生於路旁、溪邊、林緣及灌叢中。分佈於華東、中南和西北各省區。

採製 秋季採果實，剝取種子，曬乾；秋冬挖根，洗淨，切成斜片，曬乾。

性能 種子：辛，溫。有毒。止痢，驅蟲。根：辛，溫。發表散寒，祛風活絡。

應用 種子用於痢疾，蛔蟲，鉤蟲病。根用於風寒感冒，風濕疼痛，跌打傷。用量種子3～9 g，根15－30 g。

文獻 《滙編》上，156。

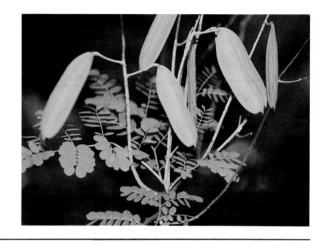

1202 檸條

來源 豆科植物中間錦雞兒 Caragana intermedia Kuang et H. C. Fu 的根、花、種子。

形態 灌木，高30～100 cm，多分枝，幼枝被絲質柔毛，長枝上托葉宿存，硬化成針刺。偶數羽狀複葉，小葉6～18，橢圓形，先端尖，具細針刺頭，兩面有柔毛。花單生，或簇生於短枝上，花萼鐘狀，花冠蝶形，黃色。莢果披針形。種子紅色。

分佈 生於平原、沙丘地。分佈於東北、華北、西北。

採製 全年都可採取。

性能 根辛，溫。花甘，溫；滋陰養血，種子止癢、殺蟲。

應用 花用於高血壓，頭暈。根用於心慌，氣短，四肢無力。全草用於月經不調等。種子外用治神經性皮炎、牛皮癬、黃水瘡等。用量花12 g；根及全草9～12 g；種子外用適量。

文獻 《滙編》下，767。

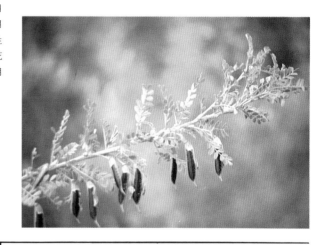

1203 檸雞兒果

來源 豆科植物小葉錦雞兒 Caragana microphylla Lam. 的果實。

形態 灌木，高50～100 cm，莖直立，多分枝，長枝上托葉宿存並硬化成刺狀。偶數羽狀複葉，小葉5～10對，近橢圓形，先端鈍或淺凹，具細針尖頭，被短柔毛。花單生，花萼鐘狀，密生短柔毛，花冠黃色。莢果扁，綫形，具急尖頭。

分佈 生於山坡、河邊草地、沙丘。分佈於東北、華北及陝西。

採製 夏秋季果成熟時採收，曬乾。

性能 苦，寒。清熱解毒。

應用 用於咽喉腫痛，用量1.5 g。

文獻 《大辭典》下，3199。

附註 本植物全草（滋陰養血）亦供藥用。

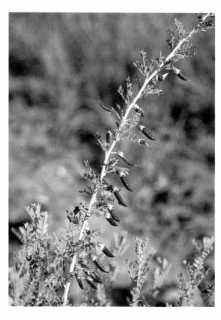

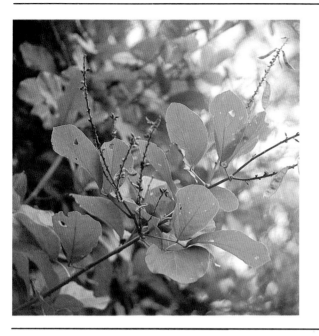

1204 鐵藤根

來源 豆科植物巴豆藤 Craspedolo-bium schochii Harms. 的根藤。

形態 攀援灌木，幼枝具平貼短柔毛。3小葉；上面疏生白色短柔毛，下面有平伏絲狀毛；葉柄4～8cm，小葉柄1.5～3cm，均被毛。總狀花序腋生；花小，密集；花序軸具褐色短柔毛；萼鐘狀，有毛；花冠紫色，旗瓣、翼瓣基部均有耳，龍骨瓣直。莢果扁平。

分佈 生於疏林及灌木叢中。分佈於四川及雲南。

採製 全年可採，切片曬乾。

性能 澀、微苦，溫。散瘀活血，祛風除濕。

應用 用於內臟出血，風濕，跌打等。用量6～10g。

文獻 《大辭典》下，3835；《滙編》下，518。

1205 三尖葉豬屎豆

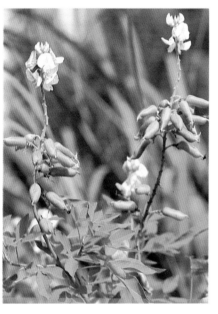

來源 豆科植物三尖葉豬屎豆 Cro-talaria anagyroides H. B. K. 的全草。

形態 亞灌木，高約2m，被絲毛。三出複葉，小葉3，長橢圓形，長3～6cm，寬1.2～2.4cm。總狀花序頂生，密被黃色短柔毛，花多密集；苞片錐狀，在花序頂的常為冠毛狀；花萼管狀，密被黃褐色絲質短柔毛，裂片披針形，略長於管；花冠黃色，比萼長1倍，莢果圓柱狀，粗而短，直徑約1.2cm。種子多數。

分佈 生於曠野、荒山坡灌叢中。分佈於福建、台灣、廣東、海南、廣西、雲南。

採製 夏秋採，曬乾或鮮用。

成分 含安那豬屎豆鹼(anacrotine)等。

性能 苦、辛，微溫。祛風除濕，消腫止痛。

應用 用於風濕關節疼痛，癰腫，跌打損傷等；也用於抗腫瘤。

文獻 《中藥材》(1986：6)，20。

1206 農吉利

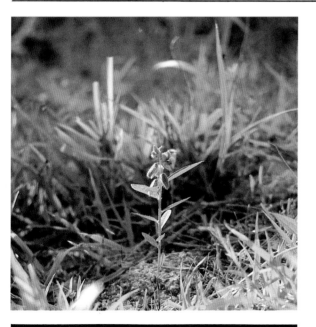

來源 豆科植物野百合 Crotalaria sessiliflora L. 的全草。

形態 一年生草本。莖有平伏柔毛。葉條形或條狀披針形，兩端狹尖，下面有平伏柔毛。總狀花序頂生或腋生，花2～20朵，着生緊密；花梗短，果時下垂；花萼長1～1.4cm，密生棕黃色長毛；蝶形花冠紫色或淡藍色，與萼等長；雄蕊10，連合。莢果圓柱形，與萼等長。種子10～15粒。

分佈 生於山坡草地、路邊或灌叢中。分佈於華東、中南及西南各地。

採製 夏秋季割取全草，切段曬乾。

成分 含(約7種)生物鹼，以種子含量較多(約佔全草量10%)。

性能 苦、淡，平。解毒，抗癌。

應用 用於疔瘡，皮膚鱗狀上皮癌，食道癌，宮頸癌。外用適量，鮮品搗爛敷患處，或製成農吉利甲素鹽酸鹽注射液作肌注，2次／日，100mg／次。

文獻 《滙編》上，361。

1207 白扁豆

來源 豆科植物扁豆 Dolichos lablab L. 的種子。

形態 一年生纏繞草質藤本。莖無毛。三出複葉互生;中央小葉寬三角狀卵形,側生小葉較大,斜卵形;托葉小,披針形。總狀花序腋生,直立;花2~多朵;小苞片2,脫落;花萼筒狀,齒5;花冠蝶形,白色或紫紅色;雄蕊10,二體;子房條形,生柔毛,基部有腺體,柱頭疏生白短毛。莢果倒卵狀長橢圓形,微彎,扁平。種子2~5粒,白色,扁矩圓形。

分佈 全國各地均有栽培。

採製 9~10月種子成熟時,摘下莢果,剝取種子,曬乾。

成分 含糖類、脂肪、蛋白質、菸酸、氨基酸、維生素A、B、C及生物鹼,並含腈甙、酪氨酸酶及微量鈣、鐵、磷等。

性能 甘,微溫。和胃化濕,健脾止瀉。

應用 治脾虛腹瀉,惡心嘔吐,食慾不振,白帶。用量10~20 g。

文獻 《滙編》下,209;《大辭典》下,3577。

附註 本品通常以開白花的種子質量為佳。

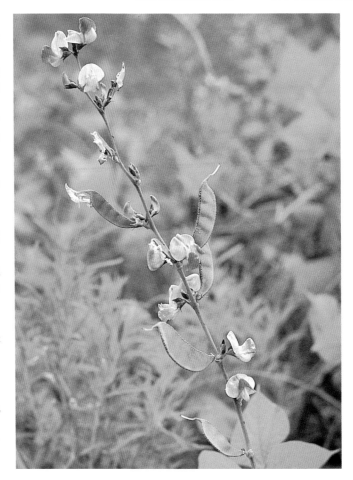

1208 山皂莢

來源 豆科植物山皂莢 Gleditsia melanacantha Tang et Wang 的果實。

形態 落葉喬木,高達14 m。小枝灰綠色,無毛,刺黑棕色,皮孔顯著,粗壯,微扁,有分枝。羽狀複葉簇生;小葉6~20,卵狀矩圓形或卵狀披針形,長3~6.5 cm,寬1.5~3 cm,先端鈍,基部闊楔形,微偏斜,邊緣有細圓鋸齒。雌雄異株;雄花排列成長約16 cm 的總狀花序,雄蕊8,短於萼裂片,長於花瓣;雌花亦成總狀。莢果條形,果莢紙質,長20~30 cm,寬約3 cm,棕黑色,扭轉,腹縫線有時於種子間縊縮。

分佈 生於山坡陽處或路旁。分佈於東北、河北、山東、河南、江蘇、安徽、浙江。

採製 秋季果實成熟時採摘,曬乾。

性能 辛,溫。祛痰,開竅,通便。

應用 用於痰壅哮喘及便秘。用量2~5 g。

文獻 《浙江藥用植物誌》上,586;《吉林省中藥資源名錄》,78。

附註 本植物的莖刺亦可藥用。

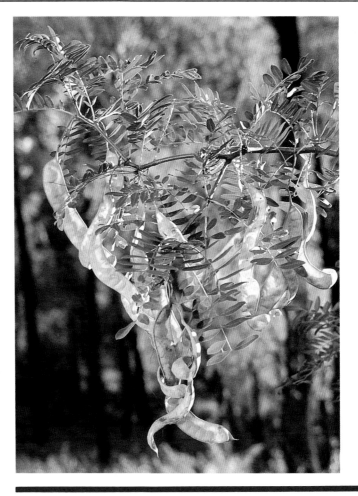

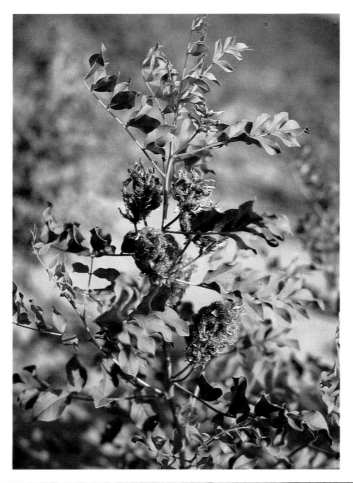

1209 甘草

來源 豆科植物甘草 Glycyrrhiza uralensis Fisch. 的根和根狀莖。

形態 多年生草本，高至0.4～1.2 m。根圓柱形，味甜，表皮紅棕色。莖基部木質。奇數羽狀複葉互生；托葉早落；小葉7～17片，卵狀橢圓形，長2～5.5 cm，兩面生腺體及短毛。夏季腋出總狀花序；萼鐘狀，有短毛及刺狀腺體；花冠蝶形，淡紅紫色，長1.4～2.5 cm，花瓣基部有爪；雄蕊兩體。莢果長圓形或環狀鐮形，密集，生棕色刺狀腺毛。

分佈 生於乾燥草原。分佈於東北、華北及西北各省。

採製 秋季採挖，除去殘莖，切斷堆垛，曬乾。

成分 含甘草甜素 (glycyrrhizin) 及甘草素 (liquiritigenin)、甘草甙 (liquiritin) 等多種黃酮類成分。

性能 甘，平。清熱解毒，止咳化痰，調和諸藥。

應用 用於咽喉腫痛，咳嗽，消化道潰瘍，藥物、食物中毒等。用量1.5～9 g。

文獻 《滙編》上，254；《大辭典》上，1187。

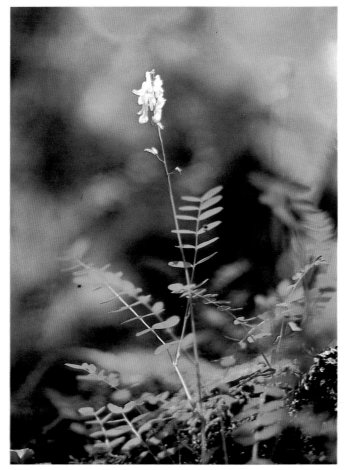

1210 長白岩黃蓍

來源 豆科植物長白岩黃蓍 Hedysarum ussuriense I. Schischk. et Kom. 的根。

形態 多年生草本，高20～45 cm。主根粗而長。莖數個，常於上部分枝。奇數羽狀複葉；小葉5～10對，卵形至長卵形，全緣，下面沿脈有毛。總狀花序腋生，有花（6）10～20朵；萼鐘形；花冠淡黃色至近白色，旗瓣比翼瓣稍短或近相等，龍骨瓣明顯超出旗瓣與翼瓣；子房無毛。莢果扁平，莢節倒卵狀圓形或近圓形，兩面具細網狀脈，無突出的脈肋、短刺及伏毛，邊緣具不太明顯的棱綫。

分佈 生於高山地帶山坡上。分佈於吉林省。

採製 秋季採挖，曬乾。

功能 滋補强壯。

應用 民間適量應用，有補氣、固表、利尿作用。

文獻 《特產科學實驗》（中草藥專輯），26。

1211 華東木藍

來源 豆科植物華東藍 Indigofera fortunei Craib. 的根或根莖。

形態 小灌木，高30～35 cm。莖無毛。奇數羽狀複葉，長約20 cm；小葉7～15枚；小葉片卵狀橢圓形，先端急尖或微凹，有長約2 mm 的短尖；托葉針狀。總狀花序；萼筒狀，有短柔毛；花冠紫色，長約10 mm，疏生短柔毛。莢果細長，長3～6 cm，無毛，成熟時開裂，黑色。花期5～6月。

分佈 生山坡疏林，溪邊，草坡上。分佈於江蘇、安徽、浙江、江西。

採製 春秋採挖，曬乾。

性能 苦，寒。清熱解毒，消腫止痛。

應用 治咽喉腫痛，肺炎，乙型腦炎。用量15～30 g。

文獻 《浙藥誌》上，593；《江蘇藥材誌》，97。

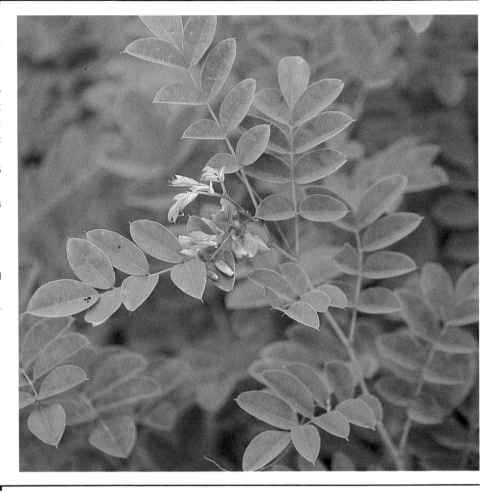

1212 馬棘

來源 豆科植物馬棘 Indigofera pseudo-tinctoria Matsum. 的全草。

形態 小灌木，高60～90 cm。莖多分枝，枝條有丁字毛。單數羽狀複葉，互生；小葉9～11片，倒卵形，先端有凹陷，全緣，基部闊楔形，兩面生平貼的丁字毛。總狀花序腋生；萼小，具毛，5齒裂；花冠蝶形，5瓣，紅紫色或白色；雄蕊10，2體；雌蕊單1，子房上位，無毛，1室，胚珠4～5枚。莢果圓柱形，褐色，有種子數粒。

分佈 長江流域各省及西南、華南等地均有分佈。

採製 9～10月採收全草，曬乾。

性能 苦、澀，溫。利水，消脹。

應用 治瘰癧，痔瘡，食積，寒涼咳嗽等。用量10～30 g。

文獻 《大辭典》上，0011。

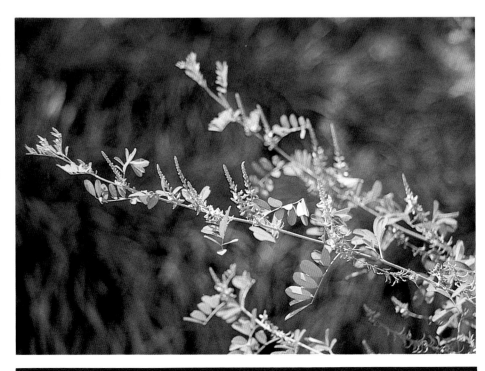

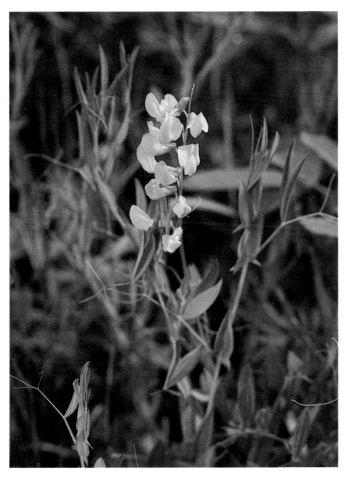

1213 牧地山黧豆

來源 豆科植物牧地香豌豆 Lathyrus pratensis L. 的全草。

形態 多年生草本，高15～90 cm。莖四棱形。偶數羽狀複葉，小葉1對，披針形，長1.5～4.5 cm，寬0.4～1.5 cm，有白斑；葉軸有疏毛，頂端變爲卷鬚；托葉葉狀，基部戟形。總狀花序腋生，常5～8朵花；花萼斜鐘狀，萼齒5，披針形；花冠黃色，長約1.7 cm；子房有短柔毛，無柄，花柱扁，裏面有長柔毛。莢果黑色，圓管狀，長約4 cm。

分佈 生於向陽山坡，草叢中。分佈於東北、西北地區。

採製 夏秋採挖，鮮用或曬乾。

成分 花含丁香亭 (syringetin) 等4種黃酮類化合物；葉中含5種黃酮類化合物。

功能 祛痰，止咳。

應用 用於慢性氣管炎。用量5～10 g。

文獻 《長白山植物藥誌》，619；《吉林省中藥資源名錄》，80。

附註 全草有雌激素樣藥理作用。

1214 胡枝子

來源 豆科植物胡枝子 Lespedeza bicolor Turcz. 的莖葉。

形態 落葉灌木，高0.5～2 m，多分枝。3出複葉，頂生小葉寬橢圓形或卵狀橢圓形，長3～6 cm，寬1.5～4 cm；側生小葉較小。總狀花序腋生，較葉長；總花梗長4～15 cm；萼杯狀，萼齒4，披針形；花冠紫色，旗瓣長約1.2 cm，翼瓣長約1 cm，龍骨瓣與旗瓣等長。莢果斜卵形，有密柔毛。

分佈 生於山坡。分佈於東北、內蒙古、河北、山西、陝西、河南等地。

採製 夏秋採收，鮮用或切斷曬乾。

成分 含槲皮素 (quercetin)，山柰酚 (kaempferol)，三葉豆甙 (trifolin)，異槲皮甙 (isoquercitrin)，荭草素 (orientin)，異荭草素 (isoorientin) 等。

性能 甘，平。潤肺清熱，利水通淋。

應用 用於肺熱咳嗽，百日咳，鼻衄，淋病。用量15～25 g(鮮者50～100 g)。

文獻 《大辭典》下，3222。

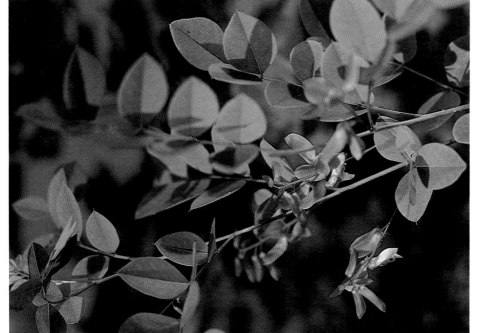

1215 朝鮮槐

來源 豆科植物朝鮮槐 Maackia amurensis Rupr. et Maxim. 的花。

形態 落葉喬木，高達15 m。幼時樹皮綠褐色，老時暗灰色，小枝灰褐色。奇數羽狀複葉；小葉5～11，卵形或倒卵狀矩圓形。複總狀花序長9～15 cm；花密；萼鐘狀，長約4 mm，密生紅棕色絨毛；花冠白色，長約8 mm。莢果扁平，長橢圓形至條形。

分佈 生於山坡、林中和林邊。分佈於東北、華北、內蒙古。

採製 6～7月採摘，除去雜質，當日曬乾。

性能 苦，涼。清熱，涼血，止血。

應用 用於腸風便血，痔血，尿血，血淋，崩漏，衄血，赤白痢下，風熱目赤，癰疽瘡毒。用量10～25 g，或入丸、散劑。外用可煎水熏洗或研末調敷。

文獻 《大辭典》下，5078；《長白山植物藥誌》，626。

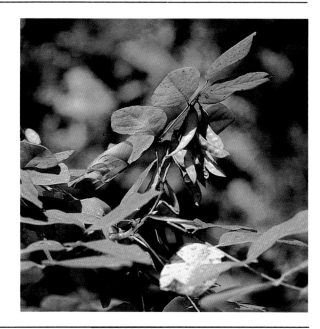

1216 小苜蓿

來源 豆科植物南苜蓿 Medicago hispida Gaertn 的根及全草。

形態 二年生草本，高30～90 cm。莖匐匐或稍直立，基部有多數分枝。三出複葉，小葉倒卵形或倒心形，頂端稍圓或凹入，托葉卵形。花2～6朵聚生成總狀花序，腋生；花萼鐘狀；花冠蝶形，黃色。莢果螺旋形，無深溝，有疏刺。

分佈 生於空曠地或田間，分佈於長江下游各省或栽培。

採製 春夏季採收，除去泥土，曬乾。

性能 全草苦、微澀，平；清熱利尿。根苦、微澀，寒；清熱利尿，退黃。

應用 全草用於膀胱結石，根治黃疸，尿路結石。用量全草60～90 g；鮮全草90～150 g；根15～30 g。

文獻 《滙編》下，771。

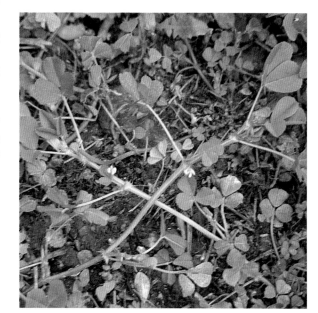

1217 長白棘豆

來源 豆科植物長白棘豆 Oxytropis anertii Nakai 的全草。

形態 多年生草本，高5～10 cm。根的頂端有短縮分歧的莖，全株呈叢生狀。奇數羽狀複葉；葉柄及葉軸上生有長白毛；小葉9～31片，卵形、卵狀披針形或長圓形。總狀花序生總花梗頂端，2～7朵花密集成頭狀；花冠淡藍色或藍紫色。莢果卵形至卵狀長圓形，膨脹。種子多數。

分佈 生於高山地帶。分佈於東北地區。

採製 夏秋季均可採挖，曬乾即可。

功能 清熱解毒。

應用 民間用於癰瘡腫毒。外用適量。

文獻 《長白山植物藥誌》，631。

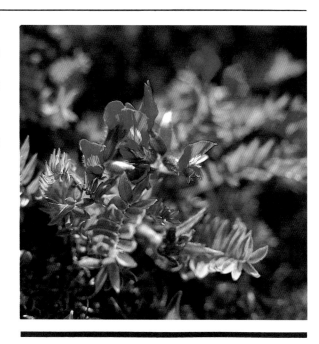

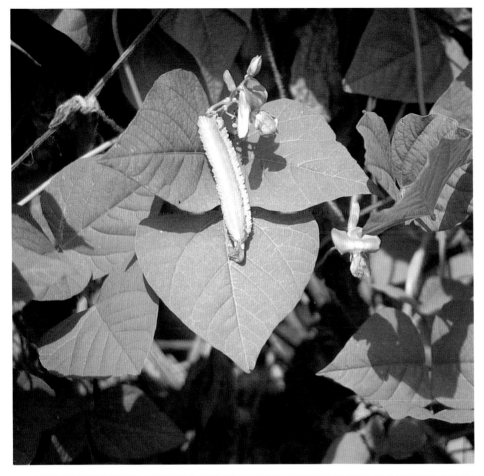

1218 四棱豆

來源 豆科植物四棱豆 Psophocarpus tetra-gonolobus DC. 的塊莖。

形態 草質或亞灌木狀纏繞他物。3小葉；有小托葉，托葉膜質，盾狀着生。花稍大，數朵排成腋生的總狀花序；小苞片着生於萼下，膜質，宿存；萼齒5，齒比管短；花冠淺藍色或淡紫色，伸出萼外，旗瓣基部有耳，龍骨瓣內彎，頂鈍；雄蕊10，二體（9＋1）；子房有胚珠多顆，花柱粗，內彎，柱頭小球狀，周圍有鬚毛。莢果四棱柱狀，有4縱翅，果瓣於種子間有隔膜。

分佈 中國南部有栽培。

採製 全年可採，洗淨切片曬乾或鮮用。

性能 微澀，涼。消炎，止痛。

應用 用於咽喉痛，牙痛，口腔潰瘍，皮疹，尿急，尿痛。用量3～6 g。

文獻 《西雙版納傣藥誌》三，84～87。

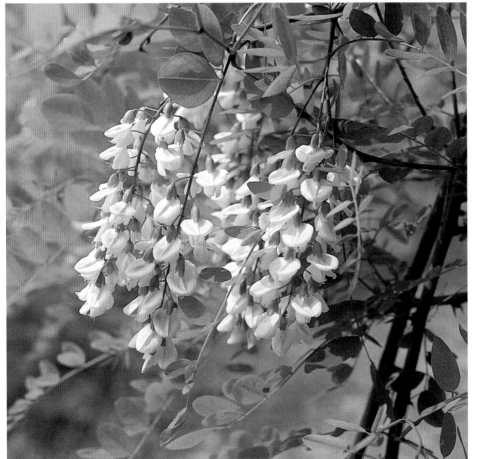

1219 刺槐

來源 豆科植物刺槐 Robinia pseudoace-cia L. 的花。

形態 落葉喬木。樹皮褐色。羽狀複葉；小葉7～25，互生，葉片橢圓形、矩圓形或卵形，長2～5.5 cm，寬1～2 cm，先端圓或微凹，有小尖，基部圓形，無毛或幼時疏生短毛。總狀花序腋生，花序軸及花梗有柔毛；花萼杯狀，淺裂，有柔毛；花冠白色，旗瓣有爪，基部有黃色斑點；子房無毛。莢果扁，長矩圓形，長3～10 cm，寬約1.5 cm，赤褐色。種子1～13，腎形，黑色。

分佈 各地栽培作行道樹或庭園栽種。

採製 夏季開花時採收，曬乾。

成分 含刺槐甙、刺槐素、洋槐甙。

性能 甘，平。止血。

應用 大腸下血，咯血，吐血及婦女紅崩。

文獻 《滙編》下，773。

1220 四方木皮

來源 豆科植物中國無憂花 Saraca dives Pierre 的樹皮。

形態 常綠喬木。1回羽狀複葉，長達1m，小葉4～6對，長橢圓形，嫩時被短柔毛或無毛。圓錐花序頂生，小苞片橙紅色；花萼裂片4，紅黃色，花冠缺；雄蕊9～10。莢果扁平長圓形，革質至木質，開裂後極卷曲。

分佈 生於山谷，溪邊森林中。分佈於廣西、雲南。

採製 全年可採，曬乾。

性能 苦、澀，平。祛風除濕，消腫止痛。

應用 用於風濕骨痛，跌打腫痛，痰飲咳嗽，心胃氣痛，痛經。外用於跌打瘀腫。用量15～30g，外用適量。

文獻 《滙編》下，192；《廣西民族藥簡編》，124。

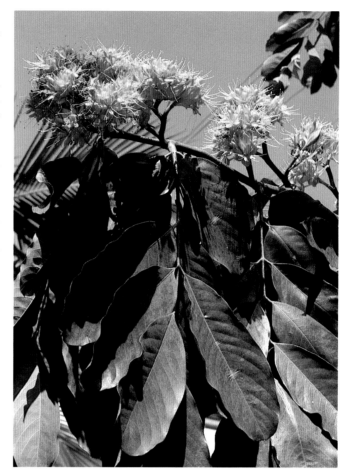

1221 苦豆子

來源 豆科植物苦豆子 Sophora alopecuroides L. 的全草及種子。

形態 灌木。枝多成帚狀，密生灰色伏絹狀毛。葉互生；單數羽狀複葉；小葉15～25，灰綠色，矩形，兩面生絹毛。托葉小鑽形，宿存。總狀花序頂生，萼生灰絹毛，萼齒短三角形；花冠蝶形，黃色。莢果串珠狀，密生細絹毛。種子淡黃色，卵形。

分佈 生田邊、路旁、草地、河邊。產內蒙古、新疆、西藏等地。

採製 全草夏季採收，種子秋季採收，曬乾。

成分 地上部分和種子含生物鹼，其中有金雀花鹼，苦參鹼，槐梭鹼，槐果鹼和苦豆鹼等。

性能 苦，寒，有毒。清熱燥濕，止痛殺蟲。

應用 治急慢性痢疾，腸炎。用量3～5g。種子毒性大，不能混用。

文獻 《大辭典》上，2645。

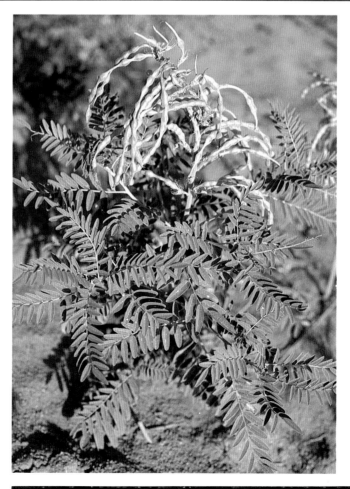

1222 酸角

來源 豆科植物酸角 Tamarindus indica L. 的果實。

形態 常綠喬木，高6～20 m。多枝，無刺，小枝被短柔毛，皮孔多，褐色。偶數羽狀複葉；小葉14～40，短圓形或長橢圓形，無毛。花為腋生的總狀花序或頂生的圓錐花序；萼筒陀螺形；花冠黃色，有紫色條紋；能育雄蕊3枚，花絲中部以下合生，其餘的3～5枚雄蕊退化呈刺毛狀。莢果肥厚，圓筒形，直或微彎，深褐色。

分佈 原產非洲。中國福建、台灣、廣東、海南、廣西、雲南南部有栽培，有時也逸為野生。

採製 春季採摘，除去種子，曬乾。

成分 含糖類，檸檬酸及絲氨酸等。

性能 甘、酸，涼。清暑熱，化積滯。

應用 用於暑熱食慾不振，妊娠嘔吐，小兒疳積。用量25～50 g。

文獻 《大辭典》下，5286。

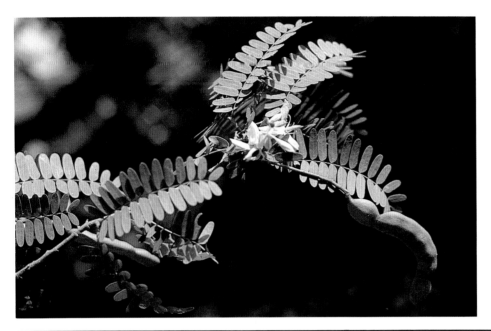

1223 小葉野決明

來源 豆科野植物小葉野決明 Thermopsis chinensis Benth. 的根及種子。

形態 多年生草本，高約50 cm。莖疏生長柔毛。托葉2個，分離；小葉3，矩圓狀倒卵形。總狀花序頂生；苞片單生，舟形；花密，互生，密生柔毛，花冠黃色。莢果直立，革質，條狀披針形，密生短柔毛。

分佈 生於田邊或路旁，分佈於河北、陝西、江蘇和浙江等地。

採製 夏秋季採收根及種子，曬乾。

性能 甘，微溫。解毒，消腫。

應用 治目赤腫痛。用量15～30g，水煎服。

文獻 《浙藥誌》上，629。

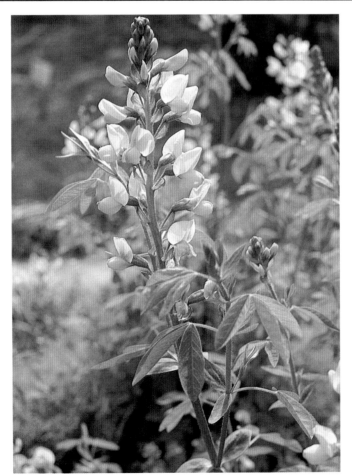

1224 野火球

來源　豆科植物野火球 Trifolium lupinaster L. 的全草。

形態　多年生草本，高達60 cm，根多數。莖直立，叢生，略四棱形。掌狀複葉，通常小葉5；托葉鞘狀，抱莖；小葉無柄，長圓形或倒披針形，先端稍尖或圓，邊緣有細牙齒，側脈隆起，下面中脈生伏毛。花序腋生，球形，花梗短，有毛；花萼鐘狀，萼齒狹披針形，比萼長2倍，生柔毛；花冠紫色；子房橢圓形，花柱長，上部彎曲，柱頭頭狀，有明顯子房柄。莢果寬卵圓形。

分佈　生於山坡、河旁濕潤處。分佈於東北及內蒙古、河北等省區。

採製　秋季採挖，去雜質，曬乾。

成分　含黃酮類及維生素 C 等。

性能　清熱解毒，鎮痛消腫。

應用　用於淋巴結核，痔瘡等。用量20～30 g。

文獻　《長白山植物藥誌》，644。

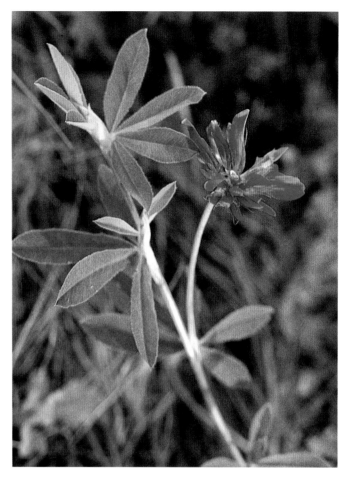

1225 白車軸草

來源　豆科植物白車軸草 Trifolium repens L. 的全草。

形態　多年生草本。莖匍匐，無毛，着地生根。掌狀複葉，有3小葉；柄長10餘cm；托葉橢圓形，抱莖；小葉片倒卵形至近倒心臟形，先端圓或微凹，基部楔形，邊緣有細鋸齒，下面有微毛。花序呈頭狀；總花梗長；萼筒狀，萼齒三角形，邊緣膜質，有疏柔毛；花冠白色或黃白色；子房綫形。莢果綫形，包於膜質的萼內。

分佈　原產歐洲，常引為栽培或褪為野生。分佈於東北、華東及西南和河北等省區。

採製　夏秋季花盛期採挖，曬乾。

成分　含多種甙類，黃酮類，多種氨基酸，揮發油及多種微量元素等。

性能　微甘，平。清熱，涼血，寧心，收斂，止血。

應用　用於癲癇，痔瘡出血及外傷出血等。用量20～30 g。

文獻　《長白山植物藥誌》，649。

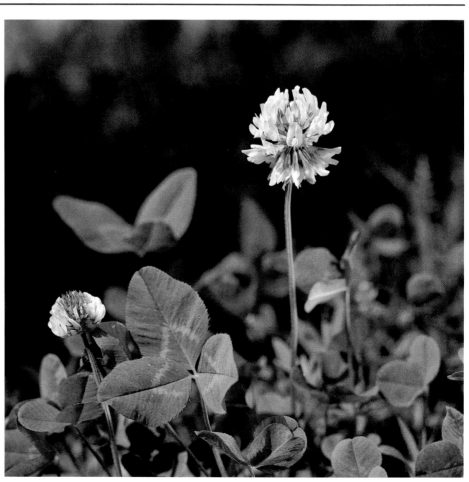

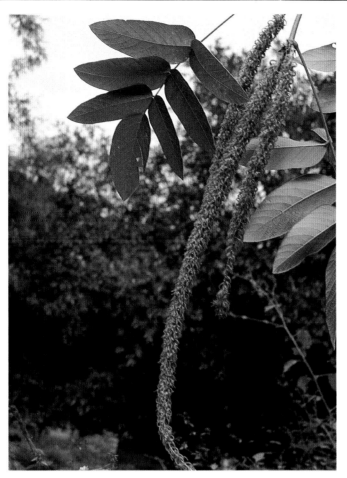

1226 布狗尾

來源 豆科植物長穗貓尾草 Uraria crinita Desv. var. macrostachya Wall. 的全草。

形態 直立半灌木，高1～1.5 m。莖多分枝，被短毛。單數翼狀複葉互生，有長柄，小葉3～7，長10～15 cm，寬5～7 cm。花淡紫白色，總狀花序頂生，長達30 cm 以上；先端彎曲，形似"狗尾"。花極稠密，萼管極短。莢果2～4節，扭曲重疊，略被短毛。種子黑褐色，有光澤。

分佈 生於山坡灌木叢。分佈於福建、廣東、廣西。

採製 夏秋採，曬乾。

成分 含黃酮甙。

性能 淡，涼。清熱化痰，涼血止血，殺蟲。

應用 用於感冒，咳嗽，吐血，咯血，小兒疳積，血絲蟲病。用量30～60 g。孕婦忌服。

文獻 《滙編》下，172。

1227 草藤

來源 豆科植物廣佈野豌豆 Vicia cracca L. 的全草。

形態 多年生蔓生草本，有微毛。莖有棱。羽狀複葉，末端有卷鬚；小葉8～24，狹橢圓形或狹披針形，先端突尖，基部圓形；葉軸有淡黃色柔毛；托葉披針形或戟形。總狀花序腋生，有花7～15朵；萼斜鐘形，萼齒5；花冠紫色或藍色，旗瓣中部深縊縮成提琴形，翼瓣與旗瓣近等長；子房無毛，具柄；花柱頂端有黃色腺毛。莢果長圓形，褐色，膨脹，兩端急尖。

分佈 生於山坡，田邊及林緣。分佈於東北，華北，西北及西南，華東部分省區。

採製 7～8月採收，曬乾。

成分 含維生素，胡蘿蔔素等。

性能 辛、苦，溫。祛風燥濕，解毒止痛。

應用 用於風濕疼痛，筋骨拘攣。外用於濕疹，腫毒。用量15～25 g，外用適量。

文獻 《長白山植物藥誌》，652。

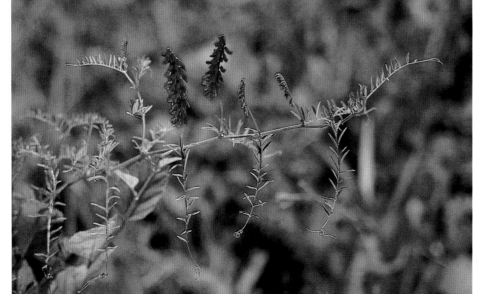

1228 柳葉野豌豆

來源 豆科植物柳葉野豌豆 Vicia venosa
(Willd.) Maxim. 的全草。

形態 多年生草本,高40～80 cm。莖叢
生,通常直立,四棱。偶數羽狀複葉,小
葉2～4對,末端成刺狀;托葉半箭頭形;
小葉綫狀披針形或綫形。總狀花序腋生,
比葉短或稍長;萼鐘狀,萼齒短;花冠藍
色或藍紫色,龍骨瓣與翼瓣等長,旗瓣比
翼瓣稍長。莢果長圓形,先端斜楔形,稍
膨脹或近於扁平。

分佈 生於林下、林緣及林間草地。分佈
於東北、華北等省區。

採製 夏秋採收,曬乾。

功能 散風祛濕,活血止痛。

應用 用於風濕性關節炎。用量15～25
g。

文獻 《長白山藥用植物資源調查報告》,
53。

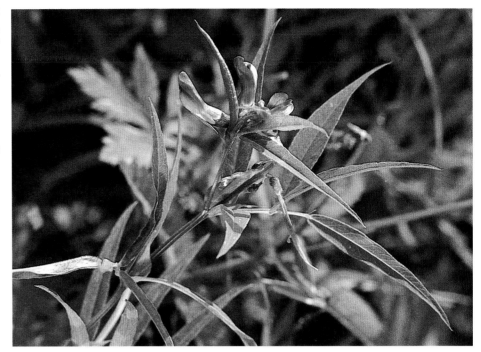

1229 陽桃

來源 酢漿草科植物陽桃 Averrhoa
carambola L. 的果。

形態 喬木,高達12 m。幼枝被柔毛。葉
互生,奇數羽狀複葉,長10～16 cm,小
葉5～11片。圓錐狀聚傘花序小,長約3
cm,被柔毛;苞片細小,鑽形,長5～6
mm,近鐘形,萼紅紫色,披針形,長約
花瓣的一半;花瓣白色至淡紫色;雄蕊
10,其中5枚退化。漿果肉質,卵形或橢圓
形,通常5棱,橫切面呈星形,綠色或黃
色。

分佈 福建、廣東、廣西、雲南和台灣有
栽培。

採製 果成熟時採摘。

成分 含有機酸和糖類。

性能 甘、酸,寒。清熱生津,利尿解
毒。葉澀,寒。止血,拔毒生肌,止痛。

應用 用於風熱咳嗽,煩渴,牙痛,石
淋。葉外用適量。

文獻 《大辭典》上,1972。

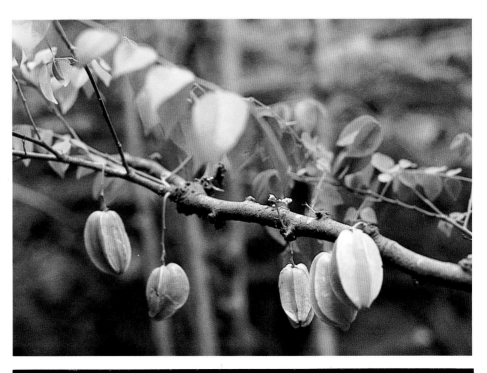

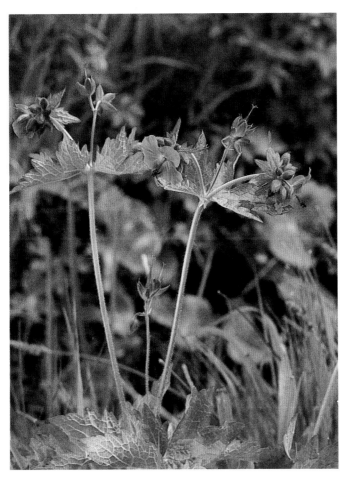

1230 毛蕊老鸛草

來源 牻牛兒苗科植物毛蕊老鸛草 Geranium eriostemon Fisch. 的全草。

形態 多年生草本，高30～80 cm。根狀莖粗短，直立或傾斜。莖直立，向上分枝，有倒生白毛。葉互生；葉片腎狀五角形，直徑5～10 cm，掌狀5中裂或略深，裂片菱狀卵形，寬3～5 cm，邊緣有羽狀缺刻或粗牙齒，有尖頭，上面有長伏毛，下面脈疏生長柔毛；基生葉有長柄，莖葉柄短，頂部葉無柄。聚傘花序頂生，花序柄2～3枚出自1對葉狀苞片腋間，頂端各有2～4花，花大；花柄有密腺毛；萼片5，長約1 cm，有腺毛；花瓣5，藍紫色，長約1.5 cm。蒴果長約3 cm，密生微毛。

分佈 生於濕潤林緣、灌叢中。分佈於東北、華北、西北、湖北、四川等省區。

採製 8～9月採收，曬乾。

成分 葉含鞣酸。

性能 微辛，微溫。疏風通絡，強筋健骨，清熱止瀉。

應用 用於風寒濕痹，關節疼痛，肌膚麻木，腸炎，痢疾等。用量25～50 g。

文獻 《大辭典》上，0910；《滙編》上，332。

1231 突節老鸛草

來源 牻牛兒苗科植物突節老鸛草 Geranium japonicum Franch. 的全草。

形態 多年生草本，根狀莖短。莖高40～80 cm，直立向上2～3次二歧分枝，具倒生毛，關節處略膨大。托葉卵形；葉柄具毛；葉片腎形或圓形，質厚，5～7掌狀深裂，莖上部葉無柄，3深裂，裂片有缺刻或粗鋸齒，上面有伏毛，下面沿脈具伏毛。花序頂生和腋生；花柄具倒生白伏毛，果期下彎；萼片橢圓狀卵形；花瓣淡紅色或蒼白色，廣倒卵形；花絲基部擴大部分具緣毛；花柱長2～3 mm，花柱分枝長5～6 mm。蒴果長約2.5 cm。種子具極細小點。

分佈 生於灌叢、草甸、路旁。分佈於東北、華北。

採製 秋季採收，曬乾。

功能 祛濕，強骨，活血。

應用 用於風濕關節痛，跌打損傷。

文獻 《吉林省中藥資源名錄》，86。

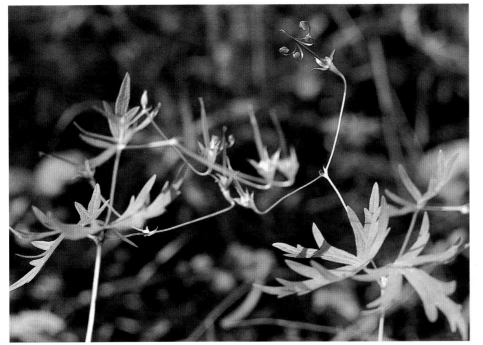

1232 長白老鸛草

來源 牻牛兒苗科植物長白老鸛草 Geranium paishanense Y. L. Chang 的全草。

形態 多年生草本。根莖粗壯，具多數紡錘狀粗根。莖高10～15 cm，匍匐，纖細，密生伏毛。托葉披針形或卵形，基生葉花期不凋萎，似下部莖生葉，有長柄，密生伏毛；葉片較小，腎狀圓形，具不整齊羽狀深缺刻。花序柄腋生，具2花，有倒生伏毛；苞片披針形；萼片卵形，沿脈生長毛，具芒；花瓣薔薇色，倒卵形，頂端稍凹，具爪；花絲基部綫狀披針形；花柱與其分枝近等長，喙比萼長1倍。種子密被小點。

分佈 生於海拔1500 m 以上的高山帶。分佈於吉林省。

採收 秋季採割，去雜質，曬乾。

性能 苦、微辛，平。祛風濕，強筋骨，活血通絡，清熱止瀉。

應用 用於風寒濕痹，急性胃腸炎，痢疾，月經不調，跌打損傷等。

文獻 《長白山植物藥誌》，664。

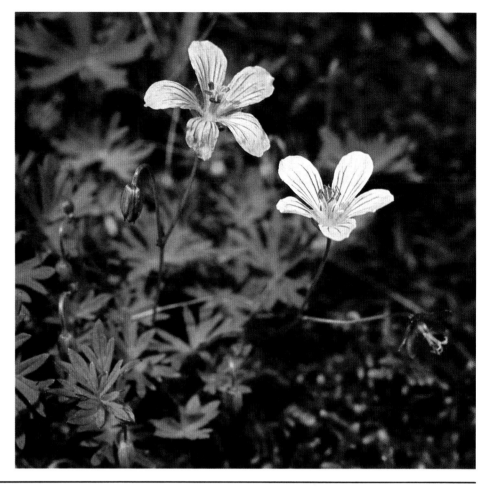

1233 旱金蓮

來源 旱金蓮科植物旱金蓮 Tropaeolum majus L. 的全草。

形態 一年生蔓生草本。全株光滑無毛。葉互生，葉片圓盾狀，長約5～10 cm，有主脈9條；葉柄長10～20 cm。花單生於葉腋；有長柄；花黃色或橘黃色，直徑2.5～5 cm；萼片5，基部合生，其中一片延長成一長距；花瓣5，上面2瓣較大，下面3瓣較小，基部狹窄成爪；雄蕊8，分離，不等長；子房3室，花柱1，柱頭3裂，綫形。果實成熟時分裂成3個小核果。

分佈 原產南美洲；全國各地均有栽培。

採製 秋冬採，多鮮用。

成分 花含天竺葵素－3－二糖甙 (pelargonidin－3－bioside) 及堆心菊素 (heleniene)。種子含旱金蓮子甙 (glucotropaeolin) 等。

性能 辛，涼。清熱解毒。

應用 治癰癤腫毒，鮮品搗爛外敷；治眼結膜炎，與野菊花鮮品搗爛敷眼眶。

文獻 《滙編》下，1124。

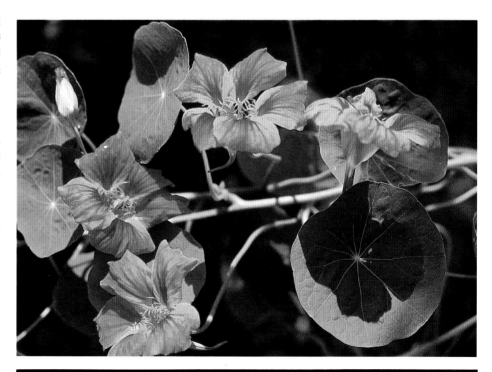

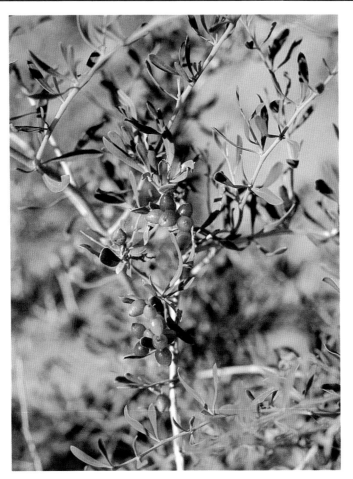

1234 白刺

來源 蒺藜科植物白刺 Nitraria sibirica Pall. 的果實。

形態 落葉具刺灌木。莖常彎曲,多分枝成叢狀。小枝灰白色,有貼生絲狀毛。葉肉質,長2～3 cm,寬3～6 mm,有絲狀毛;托葉早落。花小,直徑約8 mm,黃綠色,排成頂生蠍尾狀花序;萼片5,三角形;花瓣5;雄蕊10～15,子房3室。核果錐狀卵形,長8～10 mm,熟時深紅色,含種子一粒。

分佈 生鹽鹼灘地、湖邊沙地。分佈內蒙古、甘肅、寧夏、青海、新疆等地。

採製 果熟時採收,曬乾。

成分 地上部分含降壓生物鹼。

性能 甘、酸、微鹹,溫。調經活血,消食健脾。

應用 治氣血兩虧,消化不良,月經不調,腰酸腿痛。用量10～15 g。

文獻 《大辭典》上,1330。《滙編》下,78。

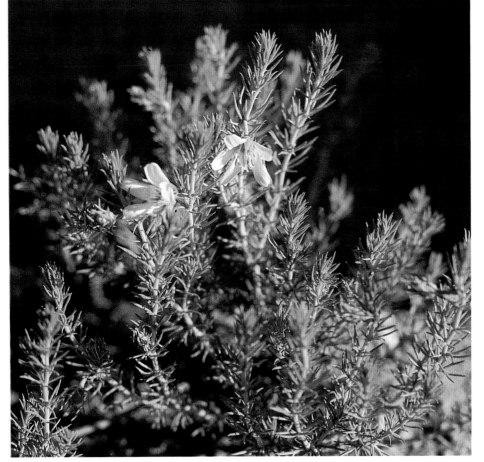

1235 駱駝蒿

來源 蒺藜科植物駱駝蒿 Peganum nigellastrum Bunge 的種子和全草。

形態 多年生草本,莖高10～25 cm。多分枝,密生短毛。葉互生;葉片肉質,3～5全裂;小裂片針狀條形,長達1 cm,頂端銳尖,疏生短硬毛;托葉披針形。花單生於枝的上端;萼片5,宿存,長約1.5 cm,深裂成5～7條狀裂片;花瓣長1.2～1.5 cm,倒披針形;雄蕊15,花絲基部寬展;子房3室。蒴果近球形,黃褐色,3瓣裂開。種子紡錘形,黑褐色,有小疣狀突起。

分佈 生於乾旱地。分佈於中國西北各省區。

採製 夏秋採全草;種子成熟時採,曬乾用。

成分 含多種生物鹼及甾醇。

性能 酸、甘,平。有毒。祛風濕,解毒。

應用 治無名腫毒,風濕性關節炎。用量種子60～120 g。

文獻 《中國高等植物圖鑒》2,539;《滙編》下,451。

1236　枸櫞 (香櫞)

來源　芸香科植物枸櫞 Citrus medica L. 的果實。

形態　常綠小喬木或灌木，枝有短硬棘刺。葉互生，無葉翼或略有痕迹，與葉片間無明顯關節，葉片長圓形，具半透明油點。總狀花序或3～10朵花叢生葉腋；花瓣5，內面白色，外面淡紫色。柑果近球形，熟時檸檬黃色。種子卵圓形。

分佈　江蘇、福建、四川、廣西等省有栽培。

採製　果實成熟時採收，切成片狀，曬乾。

成分　果皮含揮發油，主要成分為檸檬醛 (citral) 、檸檬烯 (limonene) 等。

性能　辛、苦、酸，溫。理氣舒肝。化痰。

應用　用於胸脅脘腹脹痛，痰多咳嗽。用量4.5～9 g。

文獻　《中藥誌》三，61。

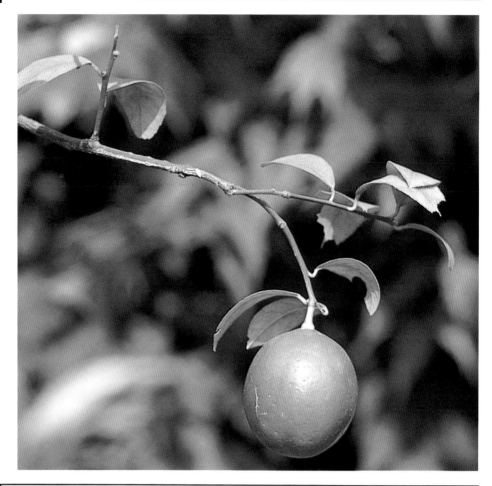

1237　山小橘

來源　芸香科植物小花山小橘 Glycosmis parviflora(Sims)Kurz. 的根、葉、果。

形態　灌木。全株無毛。單葉或2～5小葉的羽狀複葉，葉片橢圓形，有油腺點。圓錐花序腋生，花白色，花萼5；花瓣5；雄蕊10。漿果近球形。

分佈　生於村旁灌木叢中或山坡疏林下。分佈於廣東、海南、廣西。

採製　根、葉全年可採，根切片曬乾；葉陰乾；果冬季採，沸水燙過再曬乾。

成分　含黃酮類、氨基酸等。

性能　辛、甘，平。祛痰止咳，理氣消積，散瘀消腫。

應用　用於感冒咳嗽，消化不良，食積腹痛，疝痛。外用於跌打瘀血腫痛。用量9～15 g，外用適量。

文獻　《滙編》上，101。

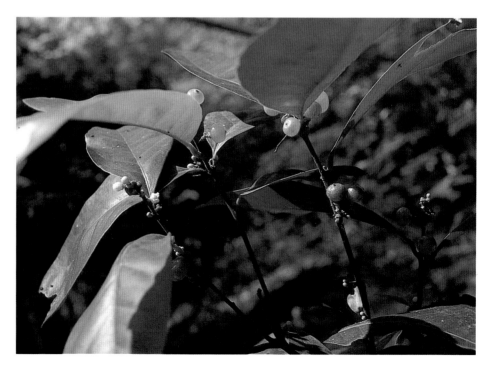

1238　川黃柏

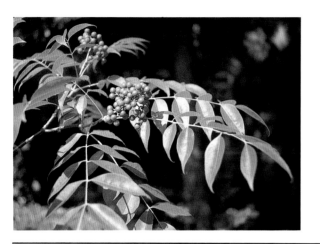

來源　芸香科植物黃皮樹 Phellodendron chinense Schneid. 的樹皮。

形態　落葉喬木，高10～12 m。樹皮暗棕灰色，薄，開裂。小枝紫褐色，光滑。單數羽狀複葉，對生；小葉7～15片，矩圓狀披針形，頂端長漸尖，基脚不對稱，葉下面有長柔毛。花單性，雌雄異株，頂生圓錐花序；萼片5；花瓣5～8；雄花雄蕊5～6；雌花有退化雄蕊5～6。核果球形，密集黑色。

分佈　生於深山、溪旁樹林中。分佈四川、貴州、雲南等省。亦有栽培。

採製　立夏後伐木時，將樹乾先橫切，再縱切，剝下樹皮，趁鮮刮去粗皮，曬乾。

成分　皮主含小蘗碱 (berberin) 等。

性能　苦，寒。清熱解毒，瀉火燥濕。

應用　治急性細菌性痢疾，急性腸炎，急性黃疸型肝炎。用量3～9 g。外用治燒傷燙傷。

文獻　《滙編》上，770。

1239　竹葉椒

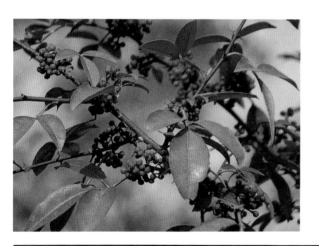

來源　芸香科植物竹葉椒 Zanthoxylum planispinum Sieb. ex Zucc. 的果實。

形態　灌木或小喬木。生有彎曲而基部扁平的皮刺，老枝上的刺基部木栓化。單數羽狀複葉，互生；葉軸具翅和皮刺；小葉3～9，對生，披針形或橢圓狀披針形，稀為卵形。聚傘狀圓錐花序腋生；花單性，青綠色；花被片6～8；雄花具雄蕊6～8，藥隔頂端具腺體1顆；雌花有心皮2～4，通常僅1～2個發育。蓇葖果（亦有稱膏葵果）紅色，有突起的腺點。

分佈　生低山疏林及路旁。分佈於華東、西南各地。

採製　秋季果實成熟後採收，曬乾。

成分　含揮發油；葉、根含生物碱。

性能　辛，溫。有小毒。溫中散寒，燥濕殺蟲，麻醉止痛。

應用　治胃痛，牙痛，痧症腹痛，蛔蟲病，絲蟲病；並可作表面麻醉用。用量3～15 g。

文獻　《大辭典》上，1814。

1240　野椒

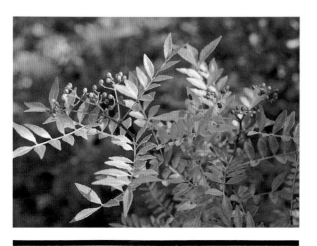

來源　芸香科植物香椒子 Zanthoxylum schinifolium Sieb. et Zucc. 的果皮。

形態　灌木或小喬木，高1～3 m。樹皮暗灰色，多皮刺。奇數羽狀複葉，互生；小葉11～21，對生或近對生，披針形或橢圓狀披針形，邊緣有細鋸齒，齒間有腺點。傘房狀圓錐花序頂生；花綠色，單性；5數；雄花雄蕊藥隔頂部有色澤較深的腺點1顆；退化心皮細小，頂端2～3叉裂；雌蕊心皮3，幾無花柱，柱頭頭狀。蓇葵果成熟時紫紅色。

分佈　生於山坡及林緣灌叢中。分佈於全國南北各省。

採製　秋季果實成熟時採果，取皮，去雜質。

成分　含揮發油等。

性能　辛，溫。溫中散寒，燥濕殺蟲，行氣止痛。

應用　用於胃腹冷痛，嘔吐，泄瀉，血吸蟲，蛔蟲，絲蟲等病。外用於牙痛，脂溢性皮炎。用量4～8 g，外用適量。

文獻　《滙編》上，447。

1241 柄果花椒

來源　芸香科植物柄果花椒 Zantho-
xylum simulens Hance var. Podo-
carpum Huang 的果實。

形態　灌木或小喬木，枝黑褐色，
有白色皮孔，幼枝綠色，皮刺直
生。單數羽狀複葉；小葉5～9或
11，邊緣具不明顯鋸齒，兩面有半
透明腺點，表面無刺毛。聚傘狀圓
錐花序，頂生；花被片5～8，黃綠
色；雄花具雄蕊5～8枚，花藥黃
色；雌花成熟心皮1～2。蓇果棕紅
色，基部有伸長的子房柄，表面具
突起的腺點。種子近球形，黑色，
有光澤。花期5～6月。

分佈　生山坡林緣及灌叢中；分佈
於長江流域及以南地區。

採製　秋末冬初採成熟果實，曬
乾。

成分　果實、葉含揮發油，葉尚含
茵芋素等。

應用　作花椒代用品。

附註　調查資料。

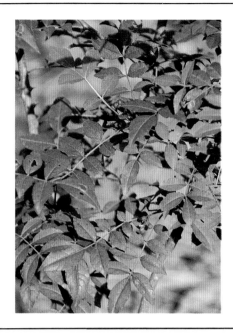

1242 梅迪乳香

來源　橄欖科植物梅迪乳香 Boswel-
lia neglecta M. Moore 樹脂。

形態　小喬木，高5～6 m。奇數羽
狀複葉互生，疏生於頂部，小葉8～
9對，少有10對。羽狀小葉扭皺，頂
端鈍，上面綠色，下面灰色。揉有
極濃的芳香氣味。圓錐花序；花甚
小，淡血色，外面具毛；花絲下半
部突然變寬成鱗片狀。

分佈　分佈於索馬里、埃塞俄比亞
及阿拉伯半島南部及土耳其等地。
中國雲南有引種。

採製　春夏採集，割收滲出樹脂。

成分　含游離乳香酸 (boswellic
acid)、結合乳香酸，乳香樹脂烴
(olibanoresene).、阿拉伯膠素 (ara-
ban) 等。

性能　辛、苦，溫。活血止痛，消
腫生肌。

應用　用於心腹諸痛，筋脈拘攣，
跌打損傷，瘡癰腫痛。用量3～10
g。

文獻　《滙編》下，387。

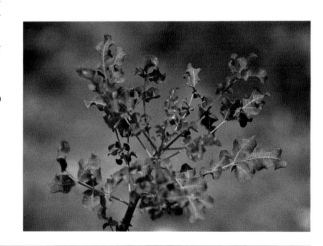

1243 烏欖

來源　橄欖科植物烏欖 Canarium
pimela Koenig 的根、葉。

形態　常綠喬木，高10～16 m。樹
皮灰白色。單數羽狀複葉，長30～
60 cm；小葉15～21，葉片長圓形
或卵狀橢圓形，長5～15 cm，寬
3.5～7 cm，全緣。花白色，圓錐
花序頂生或腋生。核果卵形，兩端
鈍，成熟紫黑色。

分佈　生於山地林中，多栽培。分
佈於中國南部各地。

採製　全年可採，曬乾。

性能　根淡，平。舒筋活絡，祛風
去濕。葉微苦、微澀，涼。清熱解
毒，消腫止痛。

應用　根用於風濕腰腿痛，手足麻
木。葉用於感冒，上呼吸道炎，肺
炎，多發性癤腫。用量根15～30
g。葉9～18 g。

文獻　《滙編》下，162。

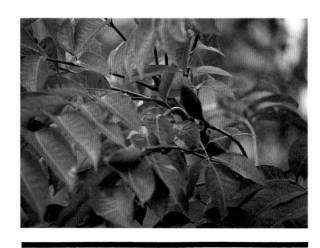

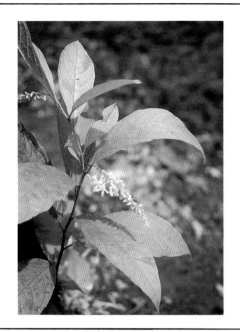

1244 黃花遠志

來源 遠志科植物黃花遠志 Polygala arillata Buch.-Ham. 的根。

形態 落葉灌木或小喬木,高1～3 m。根木質,淡褐色,內面淡黃色。單葉互生;葉片紙質,長橢圓形至長圓狀披針形。總狀花序,或生於上部葉腋;花序下垂,花多偏於一側;花瓣3,黃色或先端帶紅色。蒴果扁平,成熟時紅褐色。兩瓣開裂。種子2枚,除假種皮外,密被白色微毛。

分佈 生於溝邊或石山雜木林下。分佈於江西、福建、湖南、及華南。

採製 秋冬採挖,洗淨切片,曬乾。

成分 含皂甙,香豆精,生物碱及黃酮。

性能 甘,溫。安神益智,補氣活血,祛風利濕,祛痰利竅。

應用 用於肺結核,產後虛弱,月經不調,白帶,子宮脫垂,肝炎,跌打損傷,風濕疼痛等。用量25～50 g。

文獻 《滙編》上,431。

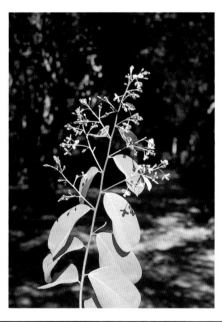

1245 蟬翼藤

來源 遠志科植物蟬翼藤 Securidaca inappendiculata Hassk. 的根。

形態 攀援灌木。根叢生,橫走,長達3～5 m。小枝微被緊貼的柔毛。葉紙質或近革質,橢圓形或倒卵狀長圓形;葉柄微被毛。圓錐花序密被短柔毛;花淡紫紅色;萼片5,外輪3,內輪2;花瓣3;雄蕊8,花絲下部⅔合生成鞘。果近扁球形,頂端具半匙形長翅。

分佈 生於密林或雜木林中。分佈於廣東、廣西及雲南。

採製 全年可採,洗淨切片曬乾。

性能 辛、苦,微寒。活血散瘀,消腫止痛,清熱利尿。

應用 用於急性腸胃炎,跌打損傷。用量3～6 g。外用適量。

文獻 《大辭典》下,5340。

1246 銀柴

來源 大戟科植物銀柴 Aporosa chinensis (Champ.) Merr. 的根和葉。

形態 灌木,高約2 m。單葉互生,長橢圓形,長橢圓狀倒卵形或橢圓狀披針形,長6～12 cm,寬3.5～6 cm,先端圓或短尖,基部楔形或收窄,通常全緣,間或有疏鋸齒,葉柄長0.5～1.2 cm,頂端兩側各有一腺體。雄花序長2.5 cm;雌花序4～12 cm;雄蕊2;雌花子房2室。蒴果核果狀,橢圓形,不開裂。

分佈 散生於低海拔的礦野,路旁及灌叢,亦見於山谷,山坡陰濕林下。分佈於廣東、海南、廣西、雲南。

採製 全年可採,挖取根部,洗淨,切片曬乾;葉曬乾或鮮用。

性能 苦、澀,涼。有小毒。散瘀止血,消腫。

應用 外用於治跌打傷,血瘀腫痛。用量根30～50 g;葉100 g。

文獻 《廣西民間藥》,240。

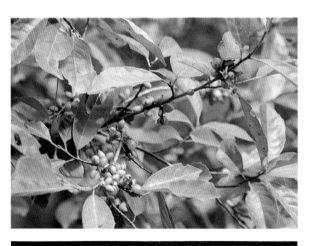

1247 小柿子

來源 大戟科植物小葉黑面葉 Breynia patens Benth. 的根及葉。

形態 落葉灌木,高1～2 m,全體平滑無毛。小枝有四棱。單葉互生;葉片膜質。花小,黃綠色,2～4朵生於葉腋;單性異株,無花瓣及花盤,雄花具雄蕊3枚,花絲合成一柱;雌花之花柱肥厚,具3叉,子房3室。果實位於擴大而具有色澤的花萼上,扁圓形,橙紅色。

分佈 生於向陽山坡、路邊及灌木叢中。分佈於福建、雲南等。

採製 根全年可採,洗淨曬乾或鮮用。葉夏季採摘,曬乾。

成分 所含提取物 leptaden,有利乳作用。

性能 苦、澀,涼。清熱解毒,止血止痛。

應用 用於感冒發熱,扁桃體炎,白帶,痛經等。外用於外傷出血等。用量6～12g,外用適量。

文獻 《滙編》下,74;《大辭典》上,0512。

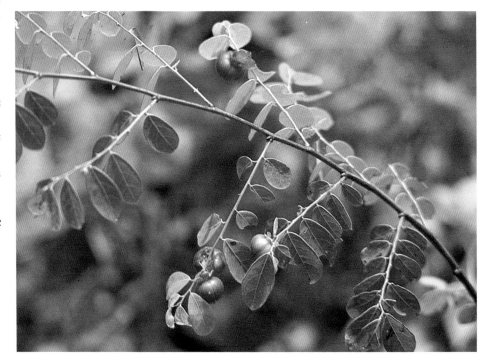

1248 地錦草

來源 大戟科植物地錦 Euphorbia humifusa Willd. 的全草。

形態 一年生匍匐小草本,含白色乳漿。莖枝纖細,假二岐分枝,淡紅紫色,生細毛。單葉對生;葉片長圓形,長約1 cm,基部偏斜,緣有細齒,背面略帶紫色。夏秋間腋生杯狀聚傘花序;花單性同株;總苞側錐形,淺紅色,頂端4裂,腺體4,具白色花瓣狀附物;子房3室,花柱3,二裂。種子卵形,黑色。

分佈 生於田間,荒地,路旁。全國各省均有分佈。

採製 秋季採全草,洗淨,曬乾。

成分 含黃酮類化合物及沒食子酸等。

性能 苦、辛,平。清熱利濕,涼血止血,解毒消腫。

應用 內服治菌痢,腸炎,黃疸,吐血,便血;外用治創傷出血、跌打腫痛、痛腫、皮膚濕疹、火燙傷。用量9～15g;外用鮮草適量搗敷。

文獻 《滙編》上,346。

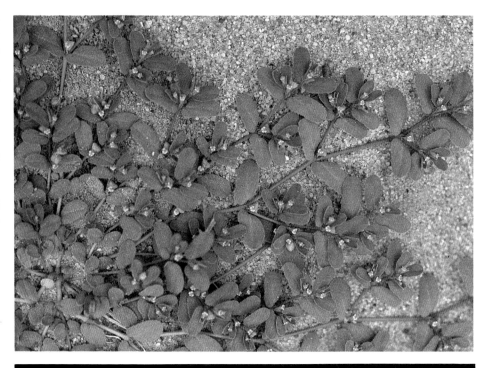

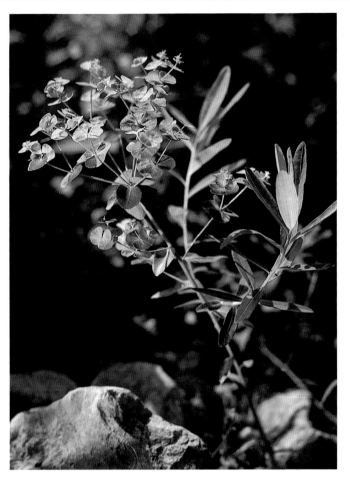

1249 錐腺大戟

來源 大戟科植物錐腺大戟 Euphorbia savaryi Kiss. 的根。

形態 多年生草本，高20～50 cm。根莖細匍匐，鬚根多數。莖數條叢生，單一。葉互生，近無柄，長圓狀匙形或長圓狀倒卵形，全緣。總花序頂生；具5枚傘梗，傘梗頂端再1～2次分生小傘梗，每次有2個小傘梗，傘梗基部具輪生的5枚苞葉，卵形、倒卵狀圓形；杯狀總苞鐘形，黃綠色；總苞之腺體兩端附屬物呈長錐形，先端銳尖，比腺體的寬度等長或稍長；花柱3，先端2裂。蒴果扁球形，具3分瓣，無瘤。種子卵形。

分佈 生於山地林下、林緣及灌叢間。分佈於東北地區。

採製 春、秋季採挖，曬乾。

功能 破積，殺蟲，除濕，止癢。

應用 民間用於淋巴結結核，骨結核，皮膚結核，牛皮癬，疥癬，陰道滴蟲等症。用量1～2 g。外用以膏塗搓。

文獻 《吉林省中藥資源名錄》，89。

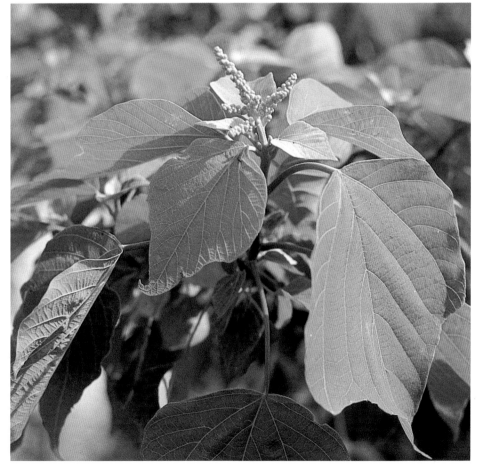

1250 野梧桐

來源 大戟科植物野梧桐 Mallotus japonica Muell.-Arg. 的根。

形態 落葉灌木或小喬木，高1.5～3 m。樹皮灰褐色。枝暗紫色，嫩枝具灰白色星狀毛，老枝變光滑。葉互生；葉片寬卵形或菱形，三裂或不裂，上面綠色，有宿存的星狀絨毛，下面疏生灰白色星狀絨毛及黃色腺點。花單性，雌雄異株，無花瓣；花序通常分枝呈圓錐狀。蒴果圓球形，直徑約7 mm，疏生黃色星狀毛。

分佈 生於山地。分佈於浙江、江蘇、安徽、湖南、江西等省。

採製 全年可採挖其根，曬乾或鮮用。

成分 皮含岩白菜內酯 (bergenin) 鞣質；種子含脂肪油37.9%。

性能 微苦、澀，平。清熱平肝，收澀，止血。

應用 慢性肝炎，脾腫大，白帶，化膿性中耳炎；外治刀傷出血等。用量鮮品30～60 g，乾品10～20 g，水煎服。

文獻 《浙江藥用植物誌》上，718；《大辭典》下，4403。

1251 野桐

來源 大戟科野梧桐屬植物薄葉野桐 Mallotus tenuifolius Pax 的根。

形態 落葉灌木或小喬木，高1.5～3 m。樹皮灰褐色，枝暗紫色，嫩枝有星狀絨毛，老枝變光滑。葉互生；葉片寬卵形至三角狀圓形，上面綠色，下面疏被灰白色星狀柔毛及黃色腺點。花單性，雌雄異枝，無花瓣。總狀花序呈穗狀。蒴果圓球形，果實密被星狀毛。

分佈 生山地林中。分佈於浙江及長江流域各省區。

採製 全年可採挖根，曬乾或鮮用。

性能 微苦、澀，平。清熱平肝，收斂，止血。

應用 慢性肝炎，白帶，化膿性中耳炎；外治刀傷出血等。用量10～20 g，鮮用30～60 g。

文獻 《浙江藥用植物誌》上，718。

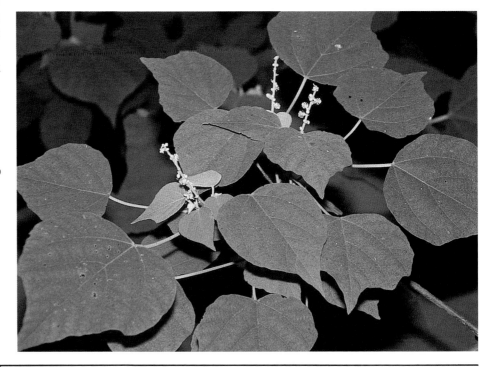

1252 黃練芽

來源 漆樹植物黃連木 Pistacia chinensis Bunge 的葉芽。

形態 落葉喬木，高達25 m。冬芽紅色，具特殊香氣。小枝有柔毛。偶數羽狀複葉互生；小葉10～12片，有短柄，頂端漸尖，基部斜楔狀，全緣，兩面主脈有柔毛。花單性，雌雄異株；雄花排成密總狀花序，雌花排成疏鬆的圓錐狀，花小，無花瓣。核果倒卵圓形，初為黃白色，成熟時變紅色或紫藍色。

分佈 生於低山坡疏林、山腳溝邊及村莊附近。分佈於長江及黃河中下流。

採製 夏秋季採葉，冬挖根剝皮，曬乾。

性能 苦、澀，寒。清熱解毒，止渴。

應用 治風濕瘡，漆瘡初起，暑熱口渴，咽喉腫痛。

文獻 《杭州藥用植物名錄》，198；《大辭典》，下，4193。

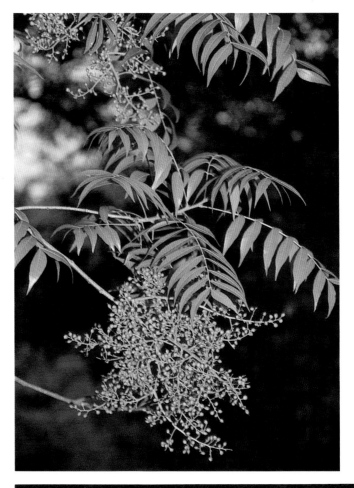

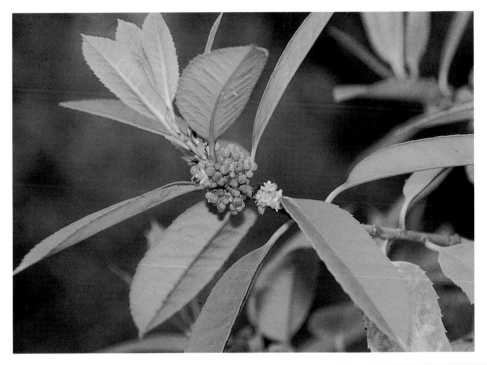

1253　大葉冬青

來源　冬青科植物大葉冬青 Ilex latifolia Thunb. 的葉。

形態　常綠喬木。樹皮赭黑色，新枝具角棱。單葉互生，厚革質；葉片長橢圓形或卵狀長橢圓形，邊緣具有疏鋸齒，表面光澤。春季腋生聚傘花序；雄花序有花3～9朵；雌花序僅1～3花；苞片多數；萼4裂；花瓣4；雄花有雄蕊4，長出花瓣，兩性花雄蕊與花瓣等長；子房卵形。核果球形，熟時紅色，分核4顆。

分佈　生於山林中。分佈於華東及中南各省。

採製　全年可採，曬乾

成分　含熊果酸，β-香樹脂醇，蛇蔴脂醇及β-穀甾醇等。

性能　苦、甘，大寒。散風熱，清目，除煩，止痛。

應用　內服治頭痛，齒痛，目赤，耳鳴，熱病煩渴。用量3～9g。

文獻　《大辭典》上，2630。

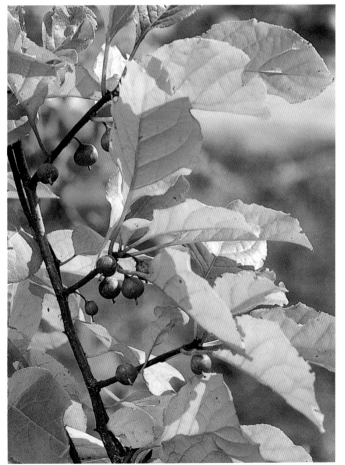

1254　刺南蛇藤

來源　衛矛科植物刺南蛇藤 Celastrus flagellaris Rupr. 的根、果實或莖。

形態　藤本灌木，長達8 m。幼枝常有隨生根，最外1對鱗芽鈎刺狀。葉互生；葉片廣卵形，略膜質，邊緣有硬毛狀細齒。聚傘花序腋生；花單性，淡黃色，5數；萼鐘形，5裂；花瓣匙狀長圓形；雄花的雄蕊由花絲着生在花盤邊緣；雌花的雌蕊花絲極短，柱頭3裂。蒴果。

分佈　生林下、河邊、石坡上。分佈於東北及河北、山東、浙江。

採製　春秋割取地上莖，曬乾。

成分　果實及種子含有南蛇藤黃素 (celaxanthin) 和玉蜀黍黃素 (zeaxanthin)。

性能　甘，平。祛風濕，強筋骨。

應用　用於風濕病，關節炎，跌打損傷，無名腫痛。用量2.5～5g。

文獻　《大辭典》上，2607。

1255　絲棉木

來源　衛矛科植物絲棉木 Euonymus
bungeanus Maxim. 的根、樹皮、枝葉或果
實。

形態　落葉灌木或小喬木，高約6米。小枝
灰綠色，略呈4棱。葉對生；葉片橢圓狀長
卵形，長4～10 cm，細鋸齒緣，兩面綠
色，無毛。聚傘花序腋生，花黃綠色，徑
約8 mm；花4數；萼片近圓形；花瓣橢圓
形；花藥紫色；子房與花盤連合。蒴果倒
圓錐形，徑約1 cm，粉紅色，熟時4瓣
裂，假種皮橘紅色。種子淡黃色。

分佈　生於村郊、路旁、山坡林緣中。全
國大部分地區有分佈。

採製　根、樹皮、枝葉全年可採，切段曬
乾；秋季採果實。

成分　根、樹皮含橡膠，三萜類等。

性能　苦、澀，寒。有小毒。祛風濕，活
血，止血。

應用　內服治風濕痹痛，脈管炎；枝、葉
外用治漆瘡；果實治鼻衄。用量30～60
g；果實6 g。

文獻　《大辭典》上，1599。

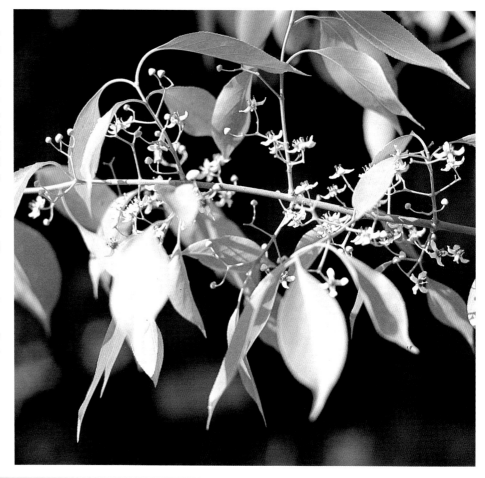

1256　東北雷公藤

來源　衛矛科植物東北雷公藤 Triptery-
gium regelii Sprague et Tak. 的根及莖。

形態　藤本灌木，高約2 m。枝褐色，小
枝紅褐色，無毛，六棱。葉寬卵形或橢圓
形，長5～15 cm，寬3～9 cm，先端急
尖，基部圓形；葉柄長達3 cm。聚傘圓錐
花序頂生，長10～20 cm；花雜性，白綠
色；花萼5；花瓣5；雄蕊5，着生花盤邊緣
上；兩性花子房的柱頭3裂，雄花中不育子
房柱頭不裂。蒴果有三翅，邊緣微波狀。

分佈　生於山地林緣、路旁處。分佈於東
北。

採製　春夏秋三季採挖，切段曬乾。

成分　含雷公藤鹼 (tripterigine)、衛矛醇
(dulcitol)、南蛇藤醇 (tripterine) 等。

性能　苦、辛，涼。有大毒。消積利水，
活血解毒。

應用　用於膨脹水腫，痞積，黃疸，瘡
毒，瘰癧，跌打損傷。

文獻　《長白山植物藥誌》，711。

附註　有大毒，內服應遵醫囑，慎用。

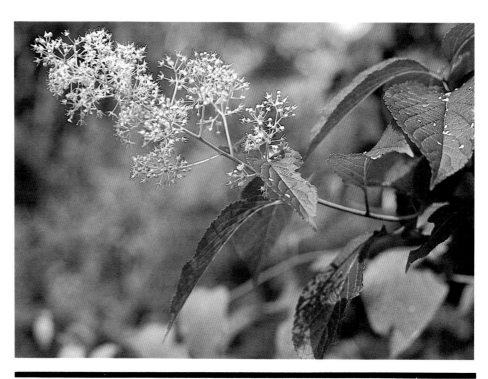

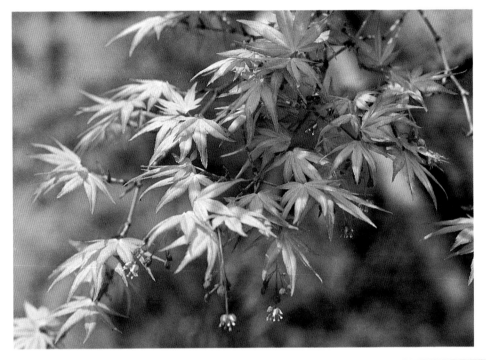

1257　雞爪槭

來源　槭樹科植物雞爪槭 Acer palmatum Thunb. 的枝葉。

形態　落葉小喬木。樹皮深灰色。小枝細瘦，紫色或灰紫色。葉對生；葉片近圓形，薄紙質，直徑7～10 cm，基部心形，掌狀深裂至葉片½或⅓，裂片7，長卵形或披針形，邊緣具緊貼的銳鋸齒，背面葉脈有白色叢毛，葉綠色，至秋季變紅色；葉柄長4～6 cm。傘房花序，花紫色，雄花與兩性花同株；花萼與花瓣均5；雄蕊8；花柱2裂。翅果幼時紫紅色，成熟時棕黃色。

分佈　生於林邊或路旁，庭園有栽培。分佈於長江流域各省。

採製　夏秋季採摘枝葉，鮮用或曬乾。

性能　辛、苦，溫。清熱解毒，行氣止痛。

應用　治背癰，腹痛，關節酸痛。用量7～15 g。

文獻　《浙藥誌》上，764。

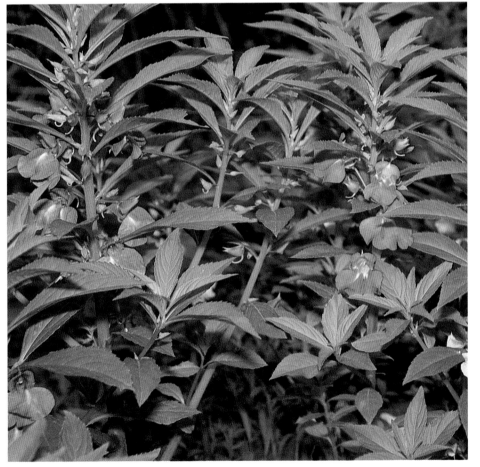

1258　鳳仙花

來源　鳳仙花科植物鳳仙花 Impatiens balsamina L. 其花及種子入藥。

形態　一年生草本，高40～100 cm。莖肉質，直立。葉互生；葉片披針形，兩側有腺體。花單生或簇生於葉腋，密生短柔毛；花粉紅或雜色，單瓣或重瓣。蒴果紡錘形，密生茸毛。種子多數，球形，黑色。

分佈　中國南北各省均有栽培。

成分　花含2-甲氧基1，4-萘醌、山柰醇 (kaempferol) 及槲皮素 (quercetin)；種子含皂甙、脂肪油、蛋白質、氨基酸及多糖。

性能　花：甘，溫。有小毒。活血通經，祛風止痛。種子：微苦，溫。有小毒。活血通經，軟堅消積。

應用　用於閉經，跌打損傷，瘀血腫痛，風濕性關節炎等。用量5～10 g。

文獻　《滙編》上，626。

附註　孕婦忌用；種子入藥稱急性子。

1259　東北鳳仙花

來源　鳳仙花科植物東北鳳仙花 Impatiens furcillata Hemsl. 的全草。

形態　一年生草本，高30～70 cm。莖細弱，直立，上部疏生褐色腺毛或近無毛。葉互生；葉片菱狀卵形或菱狀披針形，先端漸尖，基部楔形，邊緣有銳鋸齒，側脈7～9對；葉柄長1～2.5 cm。花3～9朵，排成總狀花序；總花梗腋生，疏生深褐色腺毛；花梗細，基部有一條形苞片；花小，黃色或淡紫色；萼片2，卵形，先端突尖；旗瓣圓形；翼瓣2裂，基部裂片近卵形，上部裂片斜卵形；唇瓣漏斗狀，基部延長成螺旋狀卷曲的長距；花藥鈍。蒴果近圓柱形，先端具短喙。

分佈　生於河邊草叢或林緣。分佈於東北、河北。

採製　夏秋季採挖，鮮用。

性能　微苦，平。活血散瘀，消腫拔膿。

應用　外用於疔瘡腫毒。適量搗敷患處。

文獻　《長白山藥用植物資源調查報告》，56。

附註　長白山區民間用藥。

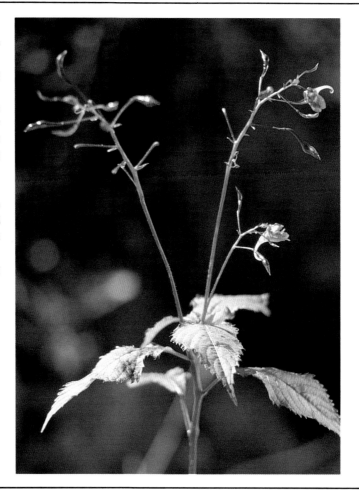

1260　水金鳳

來源　鳳仙花科植物水金鳳 Impatiens noli-tangere L. 的帶根全草。

形態　一年生半肉質草本，高40～100 cm。莖粗狀，直立，分枝。葉互生，卵形或橢圓形，長5～10 cm，寬2～5 cm，先端鈍或短漸尖，下部葉基楔形，上部葉基近圓形，側脈5～7對。總花梗腋生，花2～3朵，黃色，花梗纖細，下垂，中部有披針形苞片；萼片2，寬卵形；花瓣5，旗瓣圓形，翼瓣無柄，2裂，喉部有紅色斑點，唇瓣寬漏斗狀，基部延長成內彎的長距；花藥尖。蒴果條狀矩圓形。

分佈　生於山坡林下，林緣草地和水溝邊。分佈於東北、華北、西北、華中。

採製　夏秋採集，洗淨，曬乾。

成分　含帕靈那酸 (Parinaric acid)。

性能　甘，溫。活血調經，舒筋活絡。

應用　用於月經不調，痛經，跌打損傷，風濕疼痛，陰囊濕疹。用量15～25 g，外用適量。

文獻　《滙編》下，130。

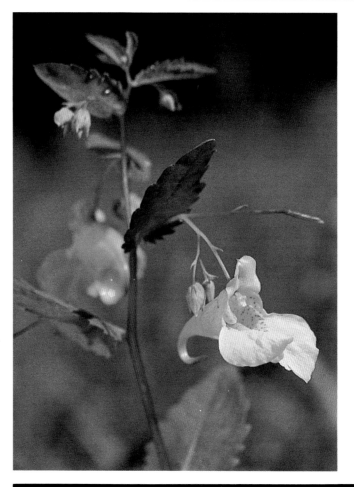

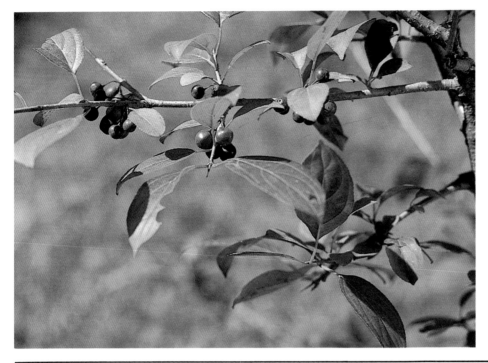

1261 鼠李

來源 鼠李科植物鼠李 Rhamnus davurica Pall. 的果實。

形態 小喬木或灌木，高約10 m。樹皮暗灰色；多分枝，小枝近對生，無刺。單葉近於對生或叢生於枝頂；葉柄粗壯，長1～3 cm；葉片長卵形或倒卵形，長3～14 cm，寬2～6 cm，頂端漸尖或短尾尖，基部歪形或楔形。花單性，黃綠色，2～5朵簇生於短枝葉腋；花萼4裂，披針形，直立，先端銳尖；雄蕊4。漿果狀核果，球形，成熟時呈紫色。種子2個，卵形，背面有溝。

分佈 生於山間溝旁、雜木林及林緣灌叢中。分佈於東北、華北、西北等地。

採製 8～9月採摘，去果柄，曬乾。

成分 含大黃素 (emodin)、大黃酚 (chrysophanol)、蒽酚。另含山奈酚 (kaempferol)。種子中含多種黃酮甙酶 (rhamnodiastase) 等。

性能 甘、微苦，平。止咳祛痰，清熱利濕，消積殺蟲。

應用 用於支氣管炎，咳嗽痰喘，水腫脹滿，瘰癧，疥癬，齒痛。用量5～10 g。外用搗敷患處。

文獻 《大辭典》下，5213；《滙編》上，890。

附註 本品的根、樹皮亦供藥用。

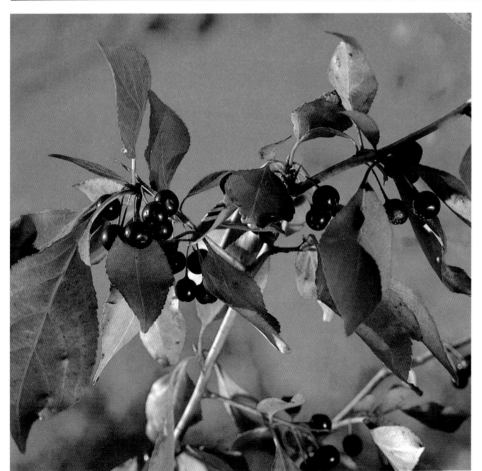

1262 金剛鼠李

來源 鼠李科植物金剛鼠李 Rhamnus diamantiaca Nakai 的果實。

形態 落葉灌木，高達6 m。多分枝，有長短枝區別，對生或近對生，小枝褐紫色，有光澤，末端有刺。芽卵形，銳尖。葉簇生於短枝或對生於長枝上，有時為對生；葉柄長1.5～3 cm，帶紫紅色；葉廣卵形、卵狀菱形或倒卵形，邊緣為不整齊的鈍鋸齒。花通常2～3枚，生於葉腋；花冠漏斗狀鐘形，無毛，有退化的花瓣。果實柄短，長7 mm，近球形，成熟後紫黑色。種子倒卵形，褐色或暗褐色，種溝開口為全種子長的⅓。

分佈 生於雜木林和乾山坡。分佈於東北地區。

採製 8～9月果實成熟時採摘，去果柄，微火烘乾。

性能 苦、甘，涼。清熱利濕，消積殺蟲。

應用 用於水腫腹脹，齒痛。用量10～20 g。外用主治瘰癧，疥癬。搗敷患處。

文獻 《長白山植物藥誌》718。

1263　烏蘇里鼠李

來源　鼠李科植物烏蘇里鼠李 Rhamnus ussuriensis J. Vass. 的果實。

形態　小喬木或灌木，高達5 m。枝長短不等，當年枝棕褐色，隔年枝灰棕色，枝端多具刺。單葉於短枝上叢生，於長枝上對生或近對生；葉柄長1.5～3 cm，表面有溝；葉片長圓形或卵形，頂端突尖或漸尖，基部圓形或歪形。花梗長達1 cm；花冠漏斗狀鐘形，黃綠色；萼片披針形，直立，有退化花瓣。漿果狀核果，成熟後黑紫色。種子2個，卵形，背溝較寬。

分佈　生於山溝雜木林間。分佈於東北地區。

採製　8～9月採摘，去果柄，曬乾。

性能　甘、微苦，平。止咳祛痰，清熱解毒。

應用　用於支氣管炎，肺氣腫，齲齒痛，癰癤。用量15～30 g。外用搗敷患處。

文獻　《滙編》上，890；《長白山植物藥誌》，718。

附註　本品的樹皮亦可入藥。

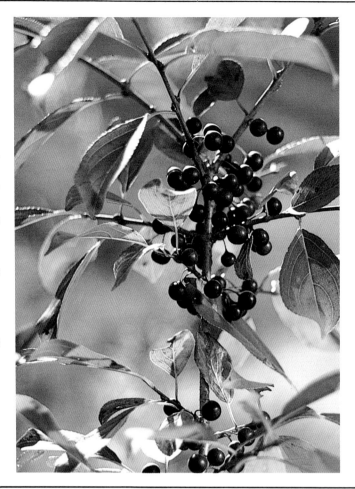

1264　翼核果

來源　鼠李科植物翼核果 Ventilago leiocarpa Benth. 的根。

形態　攀援灌木，長2～3 m。莖多分枝，具縱條紋，光滑。幼枝綠色，常變為鈎狀。單葉互生，革質，葉片卵形或卵狀橢圓形，全緣或有微鋸齒。聚傘花序腋生，有花1～數朵；花萼5裂；花瓣5，白色；雄蕊5；子房2室，藏於花盤內。堅果球形，頂端有長圓形的翅，熟時褐色。

分佈　生於山間溝邊疏林下或灌木叢中。分佈於福建、台灣、廣東、廣西及西南。

採製　全年可採挖，切片曬乾。

成分　根顯生物鹼、黃酮甙、酚類、氨基酸、蒽醌反應。

性能　苦，溫。養血祛風，舒筋活絡。

應用　用於風濕骨痛，腰肌勞損，頭暈貧血。用量25～50 g。

文獻　《滙編》上，926。

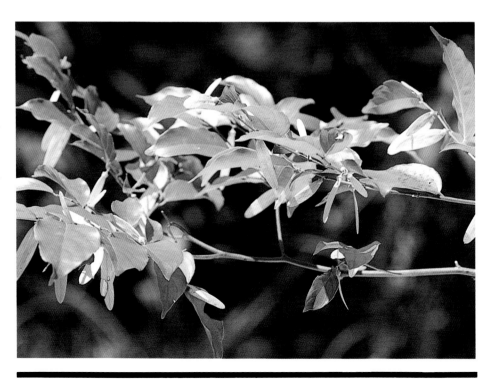

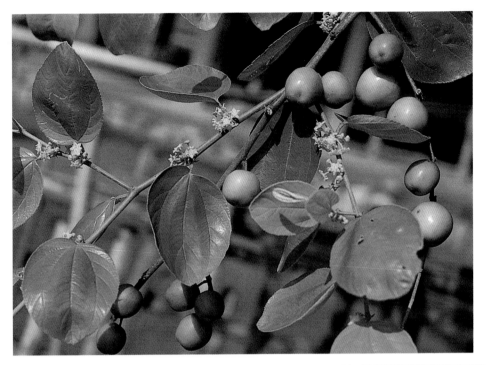

1265 滇刺棗

來源 鼠李科植物滇刺棗 Ziziphus mauritiana Lam 的樹皮。

形態 常綠小喬木。樹皮灰褐色，老樹條狀縱裂。枝有刺。單葉互生；葉片卵形或橢圓形，上面綠色，下面被灰白色絨毛，邊緣具細鋸齒，基生脈3條。聚傘花序腋生；花綠白色。核果圓球形，成熟時橙紅色。

分佈 生於荒山疏林或路邊雜草叢中。分佈於西南部分地區。

採製 全年可採，除去老皮切片曬乾。

成分 含有機酸，糖類，黏液及維生素等。

性能 澀、微苦，平。消炎，止痛，生肌。

應用 用於燒傷，燙傷，腳氣，爛瘡。用樹皮9 g 加60 % 酒精100 ml，浸泡72小時取濾液，用時加溫蒸發數分鐘後，冷卻塗患處。腸炎，痢疾。用量9 g。外用適量。

文獻 《西雙版納傣藥誌》一，127；《雲南中草藥選》，651。

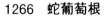

1266 蛇葡萄根

來源 葡萄科植物蛇葡萄 Ampelopsis brevipedunculata (Maxim.) Trautv. 的根皮。

形態 落葉木質藤本。根粗長，黃白色。枝條粗狀，有皮孔，髓部白色，嫩枝有柔毛。卷鬚與葉對生，分叉；葉柄有毛或無毛；葉片紙質，廣卵形，長與寬約6～12 cm，先端3淺裂，基部心形，邊緣有粗鋸齒，上面深綠色，無毛，下面稍淡，疏生短柔毛或變無毛。聚傘花序與葉對生或頂生；花黃綠色；萼片5，稍裂開；花瓣5，鑷合狀排列；雄蕊5；子房2室。漿果球形或橢圓形，成熟時鮮藍色。

分佈 生於山坡灌木叢中及疏林內。分佈於東北至華南大部分地區。

採製 春秋季採後去木心，切段鮮用或曬乾備用。

成分 藤部顯黃酮甙、酚類、氨基酸、糖類反應。

性能 辛、苦，涼。清熱解毒，祛風活絡，止血。

應用 用於風濕性關節炎，嘔吐，腹瀉，潰瘍病。用量5～15 g 或鮮品20～50 g。外用治跌打損傷，瘡瘍腫毒，外傷出血，燙火傷，研末調敷患處。

文獻 《長白山植物藥誌》，719。

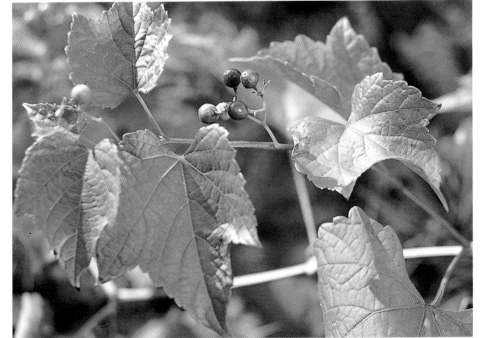

1267 九牛薯

來源 葡萄科植物角花烏蘞莓 Cayratia corniculata (Benth.) Gagnep. 的塊根。

形態 多年生草質藤本，長2～4 m。塊根球形，外皮黑色，內白色。卷鬚先端兩叉，與葉對生。葉為鳥足狀複葉，小葉5，長橢圓形、卵圓形或倒卵形，葉緣上半部有小鋸齒，總柄長1.5～2.5 cm；托葉2，三角狀。複傘形花序，梗長2～3 cm，有苞片2或無；花淺綠白色，花被4片，卵狀三角形，雄蕊8；雌蕊1。漿果球形，熟時藍色。

分佈 生於溪邊、山谷、林緣、灌叢及村邊路旁。分佈於山東、福建、台灣、浙江、湖北、湖南、廣東、廣西。

採製 全年可採挖，切片曬乾。

性能 甘，平。潤肺，止咳，化痰。

應用 用於肺癆，咳嗽，血崩。用量10～25 g。

文獻 《大辭典》上，72。

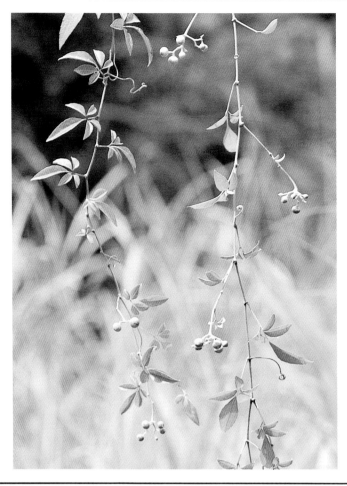

1268 烏蘞莓

來源 葡萄科植物烏蘞莓 Cayratia japonica (Thunb.) Gagnep. 的全草。

形態 多年生蔓生草本。莖有卷鬚。幼枝有毛。掌狀複葉；小葉5；排列成鳥足狀，小葉具柄，中央小葉較大，橢圓形，兩側二對小葉漸小，成對生於同一小葉柄上，葉緣具鈍鋸齒。聚傘花序腋生，小花黃綠色；萼杯狀；花瓣4；雄蕊4，與花瓣對生；子房上位，二室。漿果倒卵形，成熟時黑色。

分佈 生於郊野、山谷、林下。分佈華東中南至西南各省。

採製 夏秋採收，曬乾。

成分 全草含阿聚糖、黏液質、甾醇、硝酸鉀、氨基酸、黃酮類；根含生物鹼；果皮含烏蘞莓素。

性能 苦、酸，寒。清熱利濕，解毒消腫。

應用 內服治黃疸，痢疾，尿路感染及風濕痛。外敷治癰腫疔毒，痄腮，蛇蟲咬傷。用量15～30 g。外用適量搗汁敷患處。

文獻 《大辭典》上，0962。

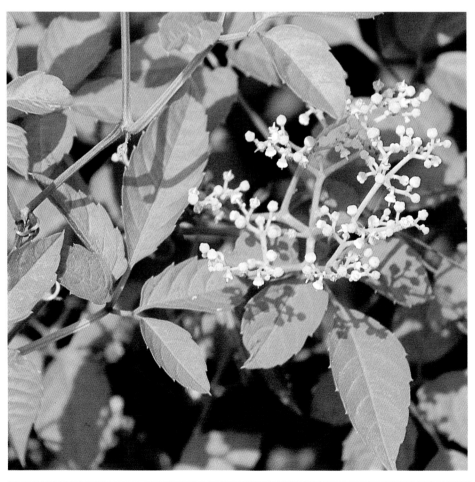

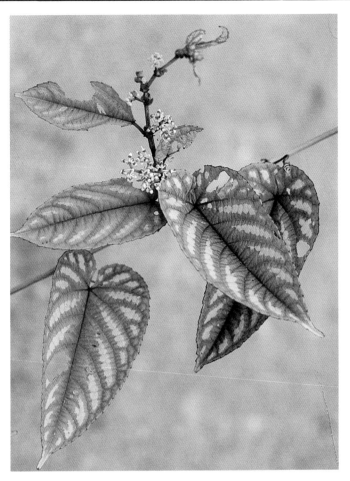

1269 花斑葉

來源 葡萄科植物花斑葉 Cissus discolor BI. 的全草。

形態 攀援狀灌木，有卷鬚。根莖肉質粗壯。莖具節，有小葉片1對。葉對生；葉片卵形或卵狀披針形，先端漸尖，基部心形，邊緣有鋸齒，下面紅色，幼葉常具褐色花斑。聚傘花序與葉對生。漿果成熟時黑色。

分佈 生於山坡、路邊，河旁陰濕地，分佈於台灣、雲南、廣西。

採製 全年可採。

性能 辛，溫。疏風解毒，消腫散瘀，接骨續筋。

應用 用於蕁麻疹，濕疹，過敏性皮炎，骨折筋傷，跌打扭傷，風濕麻木。用量15～30 g。外用適量。

文獻 《大辭典》上，2160。

1270 六方藤

來源 葡萄科植物翅莖白粉藤 Cissus hexangularis Planch. 的莖。

形態 攀援藤本，莖六棱形，棱上有窄翅。卷鬚與葉對生。葉卵形，邊緣有疏的小齒。傘房狀聚傘花序與葉對生或頂生，花紫紅色，花4數；萼杯狀，花盤杯狀，淺4裂。漿果圓球形。

分佈 生於山地疏林中。分佈於廣東、廣西、海南。

採製 全年可採，切段曬乾。

性能 微苦，涼。祛風活絡，散瘀活血。

應用 用於風濕關節痛，腰肌勞損，跌打損傷。外用於風濕腰痛，跌打損傷後關節功能障礙。用量15～30 g。外用適量。

文獻 《滙編》下，92；《廣西民族藥簡編》，164。

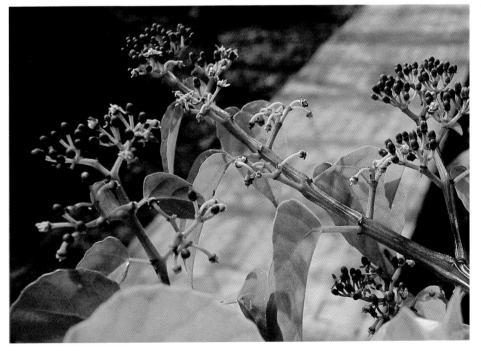

1271 爬山虎

來源 葡萄科植物爬山虎 Parthenocissus tricuspidata (Sibe. et Zucc.) Planch. 的根和莖。

形態 落葉攀援藤本。卷鬚多分枝,先端擴大成黏性吸盤。葉互生,通常3裂,幼苗及老枝上的葉較小,常分為3小葉或3全裂,下面葉脈上有柔毛。聚傘花序;花萼小;花瓣5;雄蕊5,花盤與子房貼生;子房上位,2室,花柱1,短,柱頭頭狀。漿果熟時藍黑色,球形。花期6月。

分佈 多攀援於墻壁、山崖及樹木上。中國大部分省區有分佈。

採製 落葉前採莖,根全年可採,切斷曬乾。

成分 葉含矢車菊素 (Cyanidin) 等。

性能 甘、澀,溫。祛風通絡,活血解毒。

應用 治風濕性關節痛,產後血瘀,偏頭痛。用量15～30g。外用治跌打損傷,癰癤腫毒。

文獻 《大辭典》上,1618;《滙編》上,559。

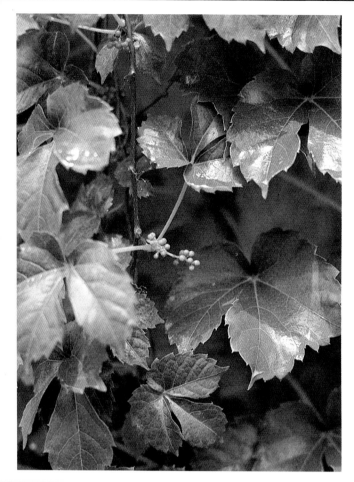

1272 水石榕

來源 杜英科植物水石榕 Elaeocarpus hainanensis Oliv. 的根。

形態 小喬木。葉聚生於枝頂,狹披針形或倒披針形,頂端急尖,而鈍頭,基部漸狹尖,邊緣有小鋸齒。總狀花序腋生,花2～6朵,白色,有宿存苞片,苞片薄膜質,卵圓形,被短柔毛;萼片狹披針形與花瓣等長,均被緊貼絨毛,花瓣倒卵形,裂片35,絲狀,花盤肥厚,密被絨毛。核果紡錘形,兩端漸尖,光滑。

分佈 生於山林水邊。分佈於廣東、海南。

採製 冬季採挖,洗淨,切片曬乾。

性能 辛、苦,溫。祛瘀止痛,散瘀消腫。

應用 用於風濕跌打腫痛。外用適量。

文獻 《廣東民間草藥》,175。

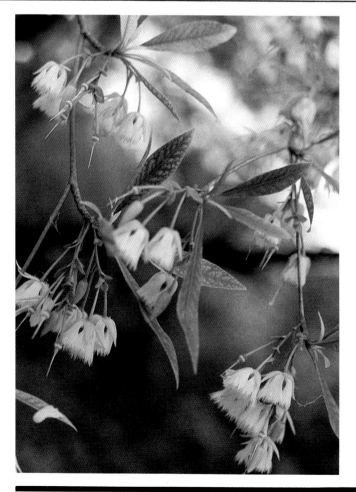

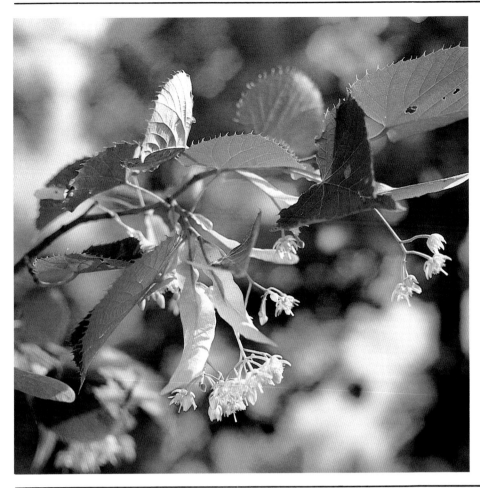

1273　糠椴

來源　椴樹科植物糠椴 Tilia mandshurica Rupr. et Maxim. 的花。

形態　落葉喬木，高達20 m。樹皮暗灰色，縱裂；芽卵形，黃褐色。單葉互生；葉柄長，有絨毛；葉片近圓形或寬卵形，先端短尖，基部寬心形或近截形，齒端呈芒狀，下面密生灰色星狀毛。聚傘花序，序軸生褐色絨毛；苞片下面被星狀絨毛；黃瓣黃色。果球形，外面生黃褐色絨毛。

分佈　生於山地溝谷及雜木林中。分佈於東北及內蒙古、河北、山東等省區。

採製　6～7月採收，陰乾備用。

成分　含揮發油等。

性能　發汗，解熱，抑菌。

應用　用於感冒，腎盂腎炎，口腔炎等。用量10～20 g。

文獻　《長白山植物藥誌》，727。

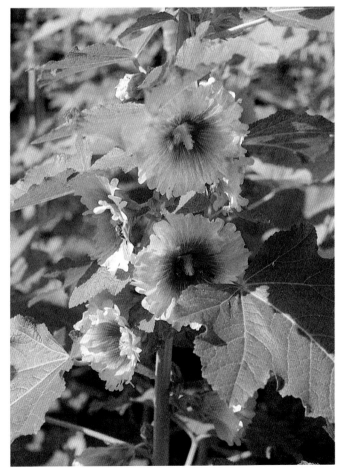

1274　蜀葵

來源　錦葵科植物蜀葵 Althaea rosea (L.) Cavan. 的花、根。

形態　二年生草本，高2.5 m，具星狀毛。葉互生；葉片圓形至卵圓形，先端鈍圓，基部心形，通常3～7淺裂，邊緣有不整齊的鈍齒，兩面有星狀毛；葉柄被毛。花單生於葉腋，小苞片7～8，基部連合；花萼圓杯狀，5裂片有毛，花紫色、淡紅色或白色，單體雄蕊；子房多室，心皮輪狀排列，花柱上部分裂。果實扁球形。

分佈　原產中國，各地都有栽培。

採製　夏秋間開花時採摘花，曬乾。秋後挖根，乾燥。

性能　甘，寒。清熱解毒，潤燥滑腸。

應用　花治痢疾，吐血，二便不通，用量3～6 g。根治吐血，腸癰及瘡腫。用量30～60 g。

文獻　《大辭典》下，5181。

1275 玫瑰茄

來源 錦葵科植物玫瑰茄 Hibiscus sabdariffa L. 的花萼和苞片。

形態 一年生草本，高達2 m。葉異型，下部葉卵形，不分裂，上部葉掌狀3裂，裂片披針形，下面中肋具腺。花單生，苞片8～12，紅色，肉質，披針形，疏被長硬毛，近頂端具刺狀附屬物，基部與萼合生；花萼盃狀，淡紫色，疏被刺和粗毛，裂片5；花黃色，內面基部紅色。蒴果球形，被粗毛。

分佈 台灣、福建、廣東、雲南有引種栽培。

採製 夏秋採，曬乾。

成分 含糖等。

性能 甘，涼。清熱解渴，止咳。

應用 用於高血壓病，咳嗽，中暑，酒醉。用量5～10 g。

文獻 《廣西藥用植物名錄》，181。

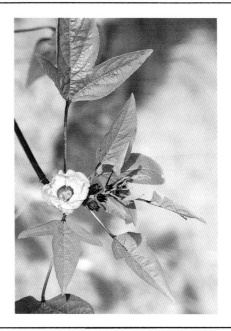

1276 野錦葵

來源 錦葵科植物野錦葵 Malva rotundifolia L. 的根。

形態 多年生草本，高20～50 cm。幼莖被粗毛。單葉互生，圓腎形，長2～6 cm，不分裂或5～7淺裂，先端圓，基部心形，邊緣具圓齒，上面被糙伏毛，下面被星狀毛；葉柄長5～20 cm，被柔毛和星狀毛。花單生或簇生於葉腋，花梗細長；花萼杯狀，先端5裂，被星狀毛；花瓣白色或淺藍紫色，先端微凹；雄蕊單體，有刺毛；花柱裂為13～15。分果扁球形，被短毛。

分佈 生於山坡、河谷或田野。分佈於華北、華中、西北和西南大部分地區。

採製 夏季採收，洗淨，曬乾。

性能 甘，平。補中益氣，利尿，通乳。

應用 用於貧血，脫肛，子宮脫垂，腎炎水腫，乳汁不通。用量9～15 g。

文獻 《陝西中草藥》，867。

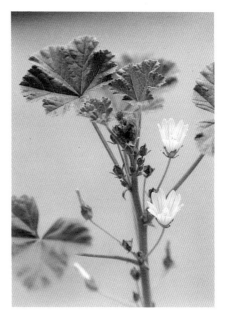

1277 牛嗓管樹

來源 獼猴桃科植物錐序水東哥 Saurauia napaulensis DC. 的根及果。

形態 喬木。小枝有鱗片狀糙伏毛。葉紙質或薄革質，長圓形或狹橢圓形，上面無毛，下面沿脈疏生鱗片狀糙伏毛，邊緣有小齒。圓錐花序；花淡紫紅色；萼片5，無毛；花瓣5；雄蕊多數；子房球形，花柱5，下部合生。漿果球形。

分佈 生於山坡疏林或水溝、河邊陰濕處。分佈於廣西西部、雲南、四川、貴州。

採製 根全年可採。果秋季採，曬乾或鮮用。

性能 苦，涼。有毒。散瘀消腫，止血。

應用 外用於骨折，跌打損傷，創傷出血，瘡癩。外用適量。

文獻 《大辭典》上，0874；《雲南中草藥選》，190。

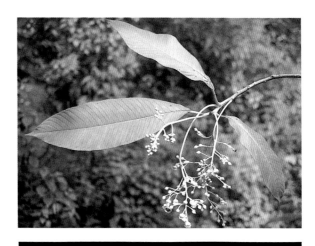

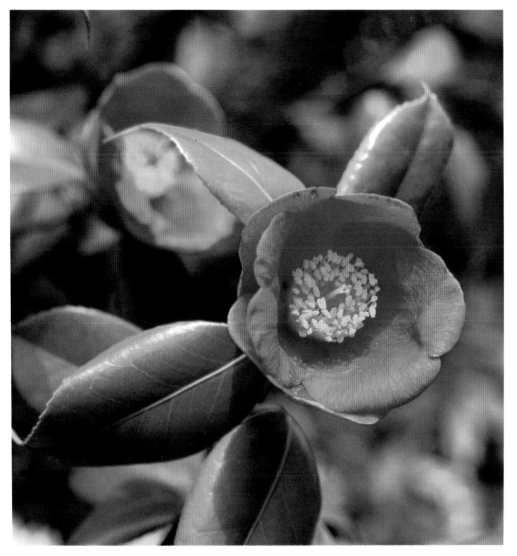

1278 山茶

來源 山茶科植物山茶 Camellia japonica L. 的花。

形態 常綠灌木或小喬木。葉互生，革質，光澤；葉片卵形或橢圓形，長5～10 cm，邊緣有小鋸齒。花單生於枝頂或葉腋；萼片5，綠色；花瓣5～7，或重瓣，紅色或白色，先端微凹，基部與雄蕊束合生；雄蕊多數，二輪；子房無毛，柱頭3裂。蒴果球形，徑約4 cm，室背裂開。種子近橢圓形，暗褐色。

分佈 生於路旁、山坡、溪邊，或栽培於庭園。分佈於長江流域以南各省。

採製 冬春花開時採收，曬乾。

成分 含花白甙(leucoanthocyanin)、花色甙 (anthocyanin) 等。

性能 苦，寒。涼血止血。

應用 治便血，吐血，衄血，子宮出血；外用治創傷出血，鼻出血，火燙傷等。用量5～9 g。外用研末麻油調敷。

文獻 《中國藥用植物圖鑒》468；《大辭典》上，371。

1279 白花果

來源 山茶科植物厚皮香 Ternstroemia gymnanthera (Wight et Arn.) Sprague 的葉、花、果。

形態 常綠小喬木或灌木。小枝粗壯，圓柱形，無毛。單葉互生，革質，長5～10 cm，寬2.5～5 cm，全緣，光滑；葉柄長1.5 cm。花淡黃色，直徑1.8 cm，簇生小枝頂端或單獨腋生，兩性，有香氣；花梗稍下垂；苞片2，卵狀三角形；萼片和花瓣各5；雄蕊多數；子房2～3室，柱頭頂端3淺裂。果實圓球形，直徑1.2～1.5 cm，萼片宿存。花期7～8月。

分佈 生於山野、林地、路旁。分佈於長江以南省區。

採製 葉全年可採；果實成熟時採收。

性能 葉：苦，涼；花、果有小毒。

應用 搗爛外敷治大瘡，癰瘍，乳腺炎；花：搗爛搽癬，尚可止癢、痛。

文獻 《大辭典》上，1419。

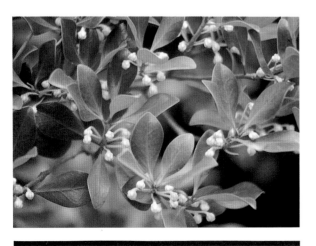

1280 橫經席

來源 藤黃科植物薄葉胡桐 Calophyllum membranaceum Gardn. et Champ. 的葉、根。

形態 灌木至小喬木，高1～5 cm。幼枝四棱形。單葉對生，葉片革質，長圓形或披針形，長6～12 cm，寬1.5～3.5 cm，全緣而背卷，兩面光亮，無毛，側脈極多，細密平行。花白色，聚傘花序腋生；雄蕊多數，子房上位。核果卵狀長圓形，熟時黃色。

分佈 生於山地林中，分佈於廣東、廣西、雲南。

採製 全年可採，鮮用或曬乾。

性能 微苦，平。祛風濕，壯筋骨，活血止痛。

應用 根、葉用於風濕關節痛，腰腿痛，跌打損傷，黃疸型肝炎，月經不調，痛經。葉用於外傷出血。用量15～30 g。

文獻 《滙編》下，681。

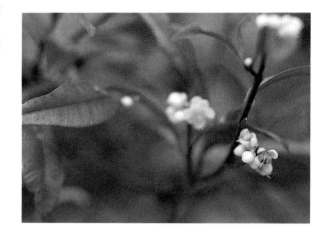

1281 紅旱蓮

來源 藤黃科植物黃海棠 Hypericum ascyron L. 的全草。

形態 多年生草本，高40～90 cm，全株無毛。莖直立，有四棱。葉對生；葉片寬披針形，長約5～9 cm，寬約1.2～3 cm，先端漸尖，基部抱莖，有多數細小腺點。花數朵成頂生的聚傘花序；花瓣5，金黃色；花萼5，卵圓形；雄蕊多數，基部合成5束；花柱長，中部以上5裂。蒴果圓錐形，長約2 cm。

分佈 生於山坡林下或草叢中。分佈於東北及黃河、長江流域。

採製 7～8月果實成熟時割取地上部分，用熱水泡後曬乾。

成分 含鞣質，揮發油，蛋白質，胡蘿蔔素（carotene），核黃素等。

性能 微苦，寒。平肝，止血，清熱解毒，消腫。

應用 用於頭痛，吐血，咯血，子宮出血，肝炎，創傷出血，瘡癤，燒燙傷等。用量7.5～15 g，外用適量。

文獻 《大辭典》上，2023；《滙編》上，388。

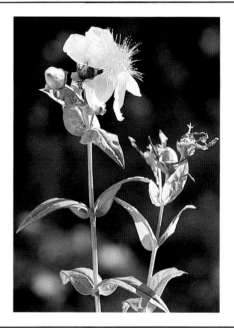

1282 芒種花

來源 藤黃科植物金絲梅 Hypericum patulum Thunb. 的全株。

形態 灌木，高達1 m。葉對生；葉片卵形、長卵形或卵狀披針形，全緣，上面綠色，下面淡粉綠色，散生稀疏油點；葉柄極短。花單生於枝頂，或呈聚傘花序；萼片5，卵形；花瓣5，近圓形，金黃色；雄蕊多數，連合成5束；花柱5，分離。蒴果，萼宿存。

分佈 生於山坡、山谷林下或灌叢中。分佈於中國中部、西南及台灣。

採製 全年可採，切段曬乾。

性能 苦、辛，寒。清熱解毒，利尿，行瘀。

應用 用於肝炎，感冒，痢疾，淋病，牙痛，跌打損傷等。用量15～50 g。外用適量。

文獻 《大辭典》上，1680。

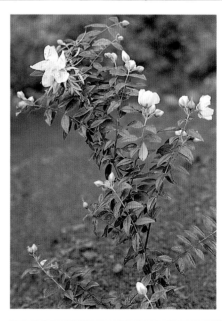

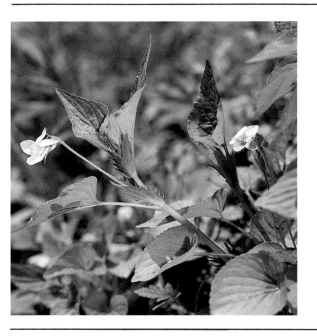

1283 走邊疆

來源 菫菜科植物雞腿菫菜 Viola acuminata Ledeb. 的葉。

形態 多年生草本，高20～60 cm，全株有白短毛。根莖短。莖直立，多叢生。根生葉有柄，莖生葉互生；葉片心形或心狀卵形，邊緣有鈍鋸齒，兩面密生鏽色腺點；托葉卵形，邊緣有撕裂狀長齒。花對稱，有長梗；萼片5，條形；花瓣5，白色或淡紫色，距長1 mm，囊狀；雄蕊5；子房上位。蒴果橢圓形，三瓣裂。

分佈 生於闊葉林下及山溝路旁。分佈於東北、華北及西北等省區。

採製 夏秋採收，曬乾或鮮用。

性能 淡，寒。清熱解毒，消腫止痛。

應用 用於肺熱咳嗽，跌打腫痛，瘡癤腫毒。用量15～25 g，外用適量。

文獻 《大辭典》上，2214。

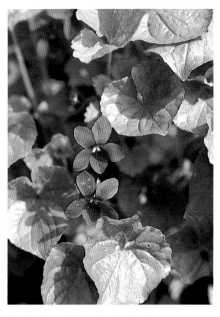

1284 香菫菜

來源 菫菜科植物香菫菜 Viola odorata L. 的花、葉和根。

形態 多年生草本，高約15 cm。根莖短而肥大，具節。葉基生，葉片長3.5～4 cm，寬3～3.5 cm；葉柄長5～10 cm；托葉寬卵形或寬披針形。花深青紫色，芳香，長寬1.5～2.5 cm；萼片5；花瓣5，側生的花瓣有短髯毛，最下一瓣具長2～4 mm 的矩。蒴果，有一帶溝的花柱。花期2～4月。

分佈 各地栽培。

採製 春季採收。

成分 花、葉含芳香油。

功能 有止咳，祛痰，開竅，理氣。

應用 花、根治咳嗽、感冒、風濕關節炎。花、葉為提取高級香精的原料。可製高級化妝品及矯味劑。

文獻 《芳香植物及其化學成份》，44；《上海園林植物圖說》，124；《ЛЕКАРСТВЕННЫЕ РАСТЕНИЯ СССР》，542。

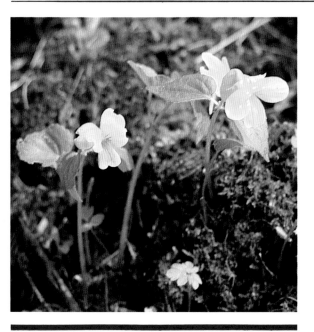

1285 黃花菫菜

來源 菫菜科植物黃花菫菜 Viola xanthopetala Nakai 的全草。

形態 多年生草本，高8～20 cm。根莖粗，斜生，有鬚根。莖直立，叢生。莖生葉3～4，2枚集生莖頂，有短柄；托葉卵形，較小；葉片卵形或廣卵形，基部心形或微心形。花1～3朵生莖頂葉腋，花梗長1.5～1.7 cm；苞片生花梗上部；萼片披針形，先端銳尖或鈍，基部附屬物不明顯；花瓣黃色，上瓣和側瓣朝上，側瓣裡面有髯毛，下瓣比側瓣短，內生數條紫色脈紋，距很短，囊狀，全長約1～2 mm；子房無毛，花柱向上漸粗，柱頭頭狀，兩側有髯毛。

分佈 生於山坡疏林下及灌叢下。分佈於黑龍江、吉林。

採製 春末夏初採挖，曬乾。

性能 淡，寒。清熱解毒，消腫止痛。

應用 用於疔瘡腫毒，肺熱咳嗽。用量10～20 g，外用適量。

附註 《長白山藥用植物資源調查報告》，41。

1286 柞木葉

來源 大風子科植物柞木 Xylosma japonicum (Walp.) A. Gray 的葉。

形態 常綠灌木或小喬木。枝幹疏生長刺，尤以幼時為甚。葉互生；葉柄長4～10 mm；葉片革質，長3～7 cm，寬2～5 cm，邊緣有鋸齒，側脈5～6對。總狀花序腋生，長1～2 cm，生微柔毛；花單性，雌雄異株；花淡黃色或黃綠色，直徑約5 mm，有花盤；萼片卵圓形，長約1 mm；花瓣缺；雄蕊多數，長2～3 mm。漿果球形，直徑3～4 mm，熟時黑色。種子2～3顆。花期夏季。

分佈 生平原、丘陵或疏林中。分佈於長江以南省區。

採製 全年可採，曬乾。

性能 苦、澀，寒。散瘀止血，消腫止痛。

應用 治跌打腫痛，骨折，脫臼，外傷出血。用量10～12 g，外用適量搗爛敷患處；或以30％乙醇製成搽劑，供外搽或濕敷用。

文獻 《滙編》下，426。

附註 根皮、莖皮亦供藥用。

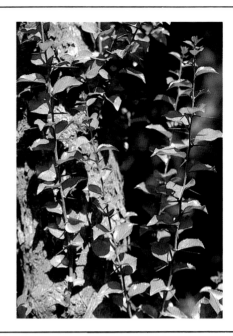

1287 番木瓜

來源 番木瓜科植物番木瓜 Carica papaya L. 的果實。

形態 軟木質小喬木，高達8 m，有乳汁。莖不分枝，有螺旋狀排列的粗大葉痕。葉大，近圓形，7～9深裂，裂片翼狀分裂。花黃色。漿果，長圓形，熟時橙黃色；果肉厚黃色，內壁着生多數黑色種子。

分佈 多栽培。分佈於福建、台灣、海南、廣東、廣西及雲南南部。

採製 全年可採，生食或熟食。

成分 含番木瓜蛋白酶 (papain) 番木瓜酸 (carpanicacid)、葉含番木瓜鹼 (carpaine)、番木瓜甙 (carposide) 等。

性能 甘，平。消食健胃，滋補催乳，舒筋通絡。

應用 用於脾胃虛弱，食慾不振，乳汁缺少，風濕關節痛。用量9～15 g。

文獻 《滙編》下，636。

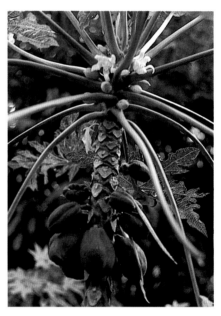

1288 四季海棠

來源 秋海棠科植物四季海棠 Begonia semperflorens Link et Otto 的花、葉。

形態 肉質草本，禿淨，高15～45 cm。根纖維狀。莖直立，肉質無毛，基部多分枝，綠色或淡紅色。葉卵形或寬卵形，稍肉質，先端急尖或鈍，基部稍心形略偏斜，邊緣有鋸齒和睫毛，兩面光滑，綠色，主脈通常微紅。花淡紅或帶白色，數朵聚生於腋生的總花梗上；雄花較大，花被片4；雌花稍小，花被片5。蒴果綠色，有紅色的翅。

分佈 中國各地均有栽培。長江以北要防寒。

採製 全年可採花及葉，鮮用或曬乾。

成分 乾葉含草酸 (oxalic acid)，痕量的延胡索酸 (fumaricacid)、琥珀酸 (succinic acid) 和蘋果酸 (malic acid)。

性能 酸，涼。清涼散毒。

應用 鮮花、葉搗爛敷治瘡癤。

文獻 《大辭典》下，3802。

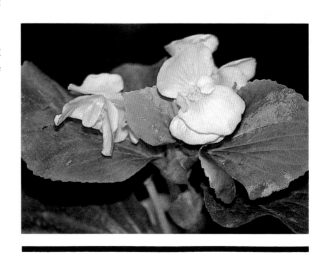

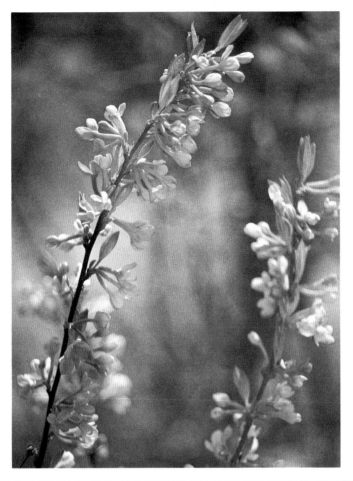

1289 芫花

來源 瑞香科植物芫花 Daphne genkwa Sieb. et Zucc. 的花蕾、根和皮。

形態 落葉小灌木。根和莖皮富含纖維。莖幼時密生絹狀毛。葉對生；葉片橢圓形，長2.5～5 cm。幼時密生短柔毛。花早春先葉開放淡紫色，花被管狀，外被絹狀柔毛，上端四裂；雄蕊8，成二輪排於花被管內，花絲極短；子房卵形，有毛，無花柱，柱頭頭狀。核果長圓形，熟時白色。

分佈 生於山坡或路邊。分佈於長江流域及山東、河南、陝西等地。

採製 春夏間花半開放時，晴天採集，曬乾；秋季採收根白皮（二層皮），曬乾。

成分 花含芫花素 (genkwanin)、芹菜素 (apigenin)、穀甾醇、苯甲酸及刺激性油狀物等。

性能 辛，溫。有毒。峻瀉逐水。

應用 花用於水腫脹滿，痰飲咳逆，脅痛。用量1.5～3 g。根皮辛，苦，平，有毒，消腫解毒，活血止痛。用於癰癤腫毒，風濕痛，跌打外傷。

文獻 《大辭典》上，2135。

1290 長白瑞香

來源 瑞香科植物長白瑞香 Daphne Koreana Nakai 的全草。

形態 落葉小灌木，高20～30 cm。根莖橫走，黃白色。莖有數分枝，灰褐色或灰白色，有皺褶。單葉，互生，倒卵狀披針形，全緣，上面有短絨毛。花淡黃色，單被，多四朵腋生；花被呈短筒狀，長約6～8 mm，先端4裂；雄蕊8，二輪，着生於花被筒中部；花盤環狀；子房無毛。果實幼時綠色，成熟時紅色。

分佈 生於針闊葉混交林及針葉林的林下及林緣。分佈於東北長白山區。

採製 夏秋季採挖，去泥土雜質，曬乾。

成分 含白瑞香素 (daphnetin)。

性能 辛，熱。溫中散寒，行瘀止痛。

應用 用於冠心病，心絞痛，慢性冠狀動脈供血不全，血栓閉塞性脈管炎，戾性關節痛，心腹冷痛及預防凍傷等。用量注射液每次2～4 ml，1～2次／日。

文獻 《長白山植物藥誌》，757。

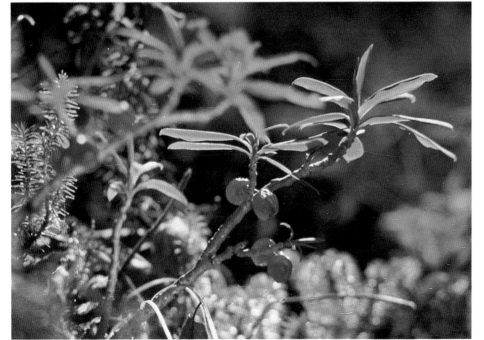

1291 夢花

來源 瑞香科植物結香 Edgeworthia chry-
santha Lindl. 的花蕾。

形態 落葉灌木，高達1～2 m。枝棕紅
色，具皮孔全株生絹狀長柔毛或長硬毛，
幼嫩時更密。單葉互生，通常簇生於枝
端，紙質；葉片橢圓狀長圓形或橢圓狀披
針形。花多數，黃色，芳香，成頂生頭狀
花序，下垂；總花梗粗壯，密生長絹毛；
花萼圓筒形，外面生絹毛狀長柔毛，裂片
4，花瓣狀；無化瓣；雄蕊8，二輪，着生
於萼筒上部，花絲極短，花藥長橢圓形；
子房橢圓形，無柄，花柱細長，柱頭綫狀
圓柱形，有柔毛。核果卵形。

分佈 華東、華南、華中及西南地區。

採製 冬末或初春採未放開之花序，曬
乾。

性能 淡，平。養陰安神，明目袪障。

應用 青盲，翳障，多淚，羞明，夢遺，
虛淋，失音。用量2～3 g。

文獻 《大辭典》下，4270。

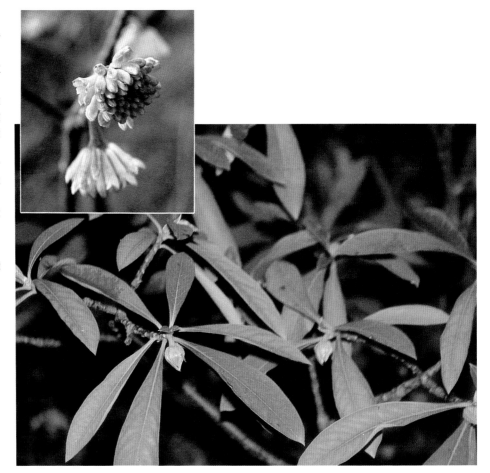

1292 沙棗

來源 胡頹子科植物沙棗 Elaeagnus
angustifolia L. 的果實。

形態 落葉灌木或小喬木，高5～10 m，
有時具刺。葉矩圓狀披針形至狹披針形，
兩面均有白色鱗片，下面較密，成銀白
色。花銀白色，芳香，外側有鱗片，1～3
朵生小枝下部葉腋；花被筒鐘形，長5
mm，上端4裂。裂片長三角形；雄蕊4；
花柱上部扭轉。基部為筒狀花盤包被。果
實矩圓狀橢圓形，或近圓形，密生銀白色
鱗片。

分佈 分佈於東北、華北及西北等地的沙
漠地區。

採製 果熟時採摘，晾乾。

成分 黃酮類、糖類、蛋白質等。

性能 甘、酸、澀，平。強壯，鎮靜，固
精，止瀉。

應用 胃痛，腹瀉，身體虛弱，肺熱咳
嗽。用量15～30 g。

文獻 《大辭典》上，2366。

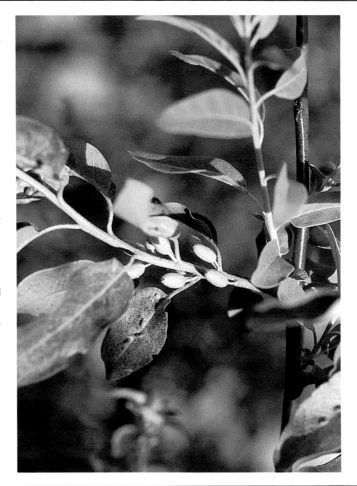

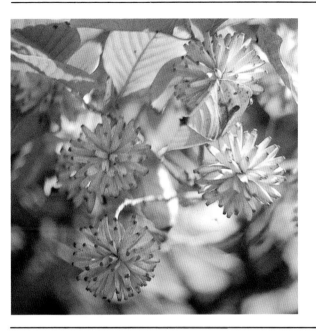

1293 喜樹

來源 珙桐科植物喜樹 Camptotheca acuminata Decne. 的果實、樹皮及根皮。

形態 落葉喬木。樹皮灰色。單葉互生；葉柄紅色；葉片長卵形，長 12～28 cm，側脈 10～11 對，明顯，下面生短毛。頂生頭狀花序，又排成總狀；花單性同株，雌花序在上，雄花序在下；花萼5。淺裂；花瓣5，淡綠色；花盤杯狀；雄花有雄蕊10枚；雌花子房下位，花柱2～3深裂。複果頭形，核果長橢圓形，具狹翅。

分佈 生於山地疏林或栽培作行道樹。分佈於長江流域及以南各省。

採製 秋冬間採成熟果實，曬乾；樹皮、根皮四季可採，曬乾。

成分 含有抗腫瘤作用的生物鹼——喜樹鹼 (camptothecine) 等。

性能 苦、澀，涼。抗癌，清熱，殺蟲。

應用 多用於提取喜樹鹼。內服治胃癌，腸癌，膀胱癌，白血病；外用治牛皮癬。每日用量10～20 mg(或果實6～9 g)，外用20％果實軟膏塗患處。

文獻 《滙編》上，818。

1294 水翁花

來源 桃金娘科植物水榕 Cleistocalyx operculatus (Roxb.) Merr. et Perry 的花蕾、葉、根、樹皮。

形態 高達15 m。葉對生，近革質，橢圓形，長7～20 cm。花序通常生於小枝下端；花綠白色；萼筒鐘形，萼裂片合生成帽狀體；雄蕊多數。漿果球形紫黑色。

分佈 生於水邊。分佈於廣東、廣西等地。

採製 採帶花蕾花序。夏季採葉、伐幹枝取二層皮、曬乾。

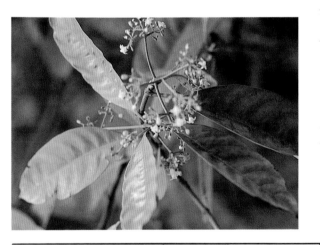

成分 含黃酮甙、酚類，氨基酸等。

性能 苦，寒。清熱解表，去濕消滯，消炎止癢。

應用 花蕾用於感冒，腸炎。根用於黃疸肝炎。樹皮用於外用燒傷，皮膚搔癢，腳癬。葉用於急性乳腺炎。用量花蕾9～15 g；根15～30 g。

文獻 《滙編》上，189。

1295 毛脈柳葉菜

來源 柳葉菜科植物毛脈柳葉菜 Epilobium amurense Hausskn. 的全草。

形態 多年生草本，高 20～60 cm。莖直立，具2條細棱，棱上密生曲柔毛。葉對生，上部葉有時互生；葉片長橢圓形至卵形，長2～6 cm，寬1～2.5 cm，邊緣有淺細鋸齒，兩面脈上生短柔毛。花單生葉腋，通常粉紅色，長4～6 mm；花萼裂片4，外生短毛；花瓣4；雄蕊8，4長4短；子房下位，被曲柔毛。蒴果細長圓柱狀，疏生短柔毛。種子近矩圓形，具小乳突，頂端有一簇種纓。

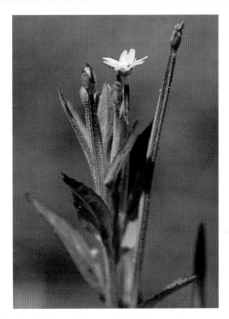

分佈 生於濕地或河溝邊。分佈於東北、河北、台灣等地。

採製 秋季採挖，曬乾或鮮用。

性能 苦、澀，溫。收斂止血，止痢。

應用 用於腸炎，痢疾，月經過多，白帶。用量15～25 g。

文獻 《滙編》下，148。

1296 東北柳葉菜

來源 柳葉菜科植物東北柳葉菜 Epilo-bium cylin drostigma Kom. 的全草。

形態 多年生草本，高50～60 cm。根莖短，頸部生出蓮座狀葉，莖下部沿棱疏生毛，上部及分枝密生短柔毛。葉遠生，披針形或廣披針形，基部近圓形，急收縮為明顯短柄，邊緣有不整齊小牙齒和稍有毛，表面無毛，背面沿脈常具短柔毛。花單生於莖上部或分枝的葉腋；花萼有時微紅，疏生短柔毛，裂片披針形，有短尖；花冠淡紅紫色，比萼長，花瓣廣倒卵形；柱頭棍棒狀或近圓柱狀；子房伏生短柔毛。蒴果長5～7 cm，伏生柔毛。

分佈 生於河邊、路旁、草叢中。分佈於東北。

採製 秋季採收，曬乾。

功能 清熱，疏風，除濕，消腫。

應用 用於感冒發熱，風濕關節痛，跌打損傷。用量10～20 g。

文獻 《吉林省中藥資源名錄》，100；民間調查資料。

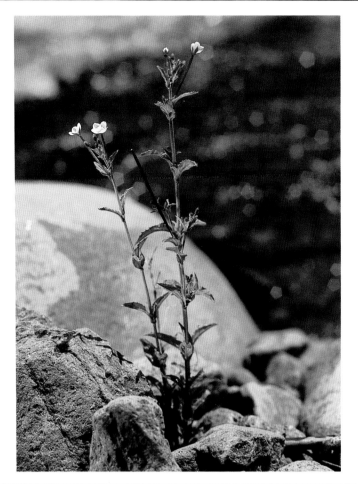

1297 丁香蓼

來源 柳葉菜科植物丁香蓼 Ludwigia prostrata Roxb. 的全草。

形態 一年生草本，高30～80 cm，全株光滑無毛。莖直立或下部平臥，節上生根，多分枝，有縱棱。秋後略帶紅色。單葉互生；葉片披針形，先端尖，基部漸狹，全緣。花黃色，腋生，無柄；花萼，花瓣均4～5裂；雄蕊與花瓣同數；子房下位，花柱短。蒴果圓柱狀，具棱形，成熟時變為綠紫色，4室。

分佈 生於溝邊、田邊及潮濕地。分佈於中南、華南、西南。

採製 秋夏採集，曬乾。

性能 苦，涼。清熱解毒，利濕消腫。

應用 用於腸炎，痢疾，傳染性肝炎，腎炎水腫，膀胱炎，白帶，痔瘡。外用於毒蛇咬傷，癰癤疔瘡。用量25～50 g，鮮品150～200 g。

文獻 《滙編》上，10。

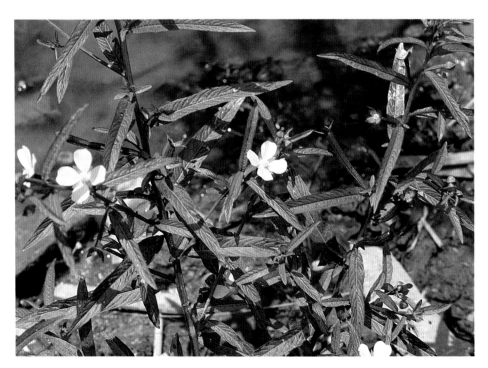

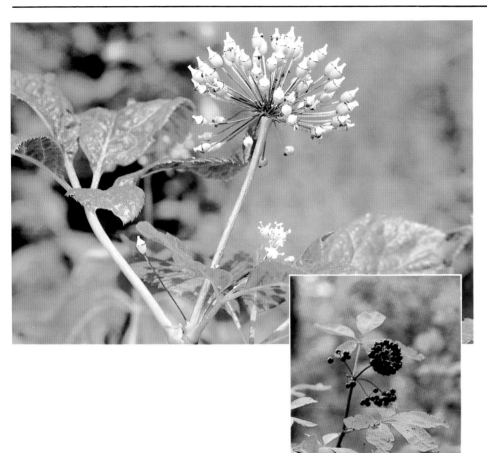

1298　刺五加

來源　五加科植物刺五加 Acanthopanax senticosus (Rupr. et Maxim.) Harms 的乾燥根及根莖。

形態　灌木，莖有密刺。掌狀複葉，小葉常5枚，橢圓狀倒卵形或長圓形，邊緣有銳尖重鋸齒；葉柄長3～12 cm。傘形花序生於枝端，小花梗長1～2 cm；花萼5齒，花瓣、雄蕊各5，子房5室。核果球形，有5棱。

分佈　生於落葉闊葉林、針闊混交林林下或林緣。分佈於東北、華北。

採製　春秋季採挖，洗淨，乾燥。

成分　含 β - 穀甾醇葡萄糖甙（ β - sitos-terolg-lucoside）、紫丁香甙（syringin）、異秦皮定（isofraxidin）等。

性能　辛、微苦，溫。益氣健脾，補腎安神。

應用　用於脾腎陽虛，體虛乏力，食慾不振，腰膝酸痛，失眠多夢。用量9～27 g。

文獻　《藥典》一部，171；《長白山植物藥誌》，774；

1299　短梗五加

來源　五加科植物短梗五加 Acanthopa-nax sessiliflorus (Rupr. et Maxim.) Seem. 的根皮。

形態　灌木或小喬木。莖無刺或散生刺。掌狀複葉；小葉3～5，形似刺五加，邊緣有不整齊鋸齒。花序頭狀，集生枝頂；花梗無或極短，總花梗密生絨毛；花萼5齒，密生白絨毛，花瓣、雄蕊各5；子房2室。果倒卵球形，花柱宿存。

分佈　生於山坡林緣及灌叢中。分佈於東北、河北。

採製　夏秋季挖根，洗淨，剝皮，曬乾。

成分　含強心甙、生物鹼、揮發油、菸酸。

性能　辛、苦，溫。袪風濕，補肝腎，強筋骨。

應用　用於風濕關節痛，半身不遂，跌打損傷，水腫，體虛乏力。用量4.5～9 g。

文獻　《滙編》上，146。

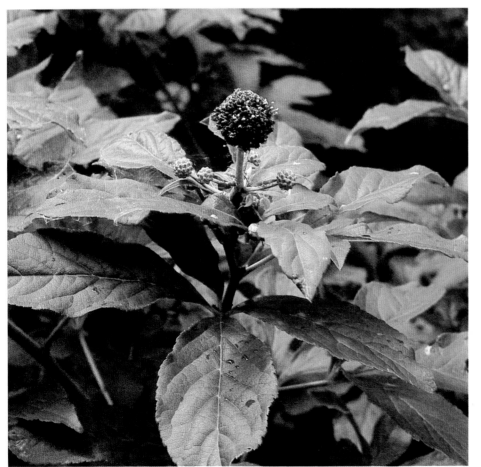

1300 牛角七

來源 五加科植物芹葉九眼獨活 Aralia apioides Hand. — Mazz. 的根。

形態 多年生草本，高1～1.5 m。葉大，莖上葉1～2回羽狀複葉，小葉3～9；下部葉2～3回羽狀複葉，小葉5～9，闊卵形至長卵形，下面有毛。圓錐花序傘房狀，總花梗長1.5～3 cm，花梗長1～4 mm；萼齒5，卵狀三角形，先端鈍；花瓣5；卵狀三角形；雄蕊5；花柱5，離生。果實近球形，黑色，5棱。

分佈 生於叢林中。分佈於四川、雲南。

採製 秋冬採，曬乾。

性能 苦、辛，微溫。祛風除濕，通經活絡，消炎生肌。

應用 用於風濕疼痛，跌打損傷。用量10～15 g。

文獻 《滙編》下，795。

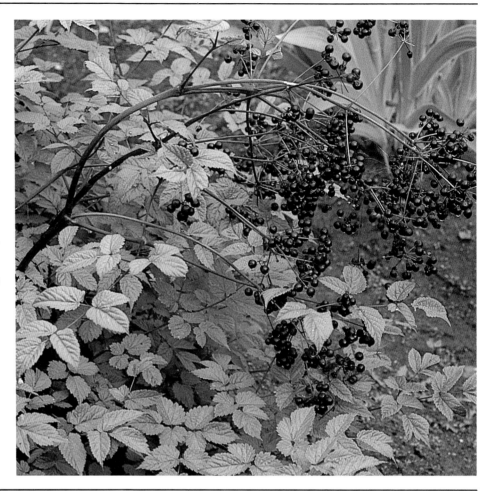

1301 黃毛楤木

來源 五加科植物鳥不企 Aralia decaisneana Hance 的根。

形態 落葉灌木或小喬木，高2～4 m。全株被刺和黃褐色絨毛。二回羽狀複葉，小葉對生，兩面生黃褐色密茸毛。傘形花序排成頂生的圓錐花序，被黃色曲柔長茸毛；花黃白色；萼5齒；花瓣5；雄蕊5；子房5室。果球形，有5棱。

分佈 生於荒地路邊林下。分佈於華南、西南等地。

採製 全年可採，剝取皮曬乾。

成分 含楤木皂甙 (araliin)、原幾茶酸 (protocatechnic acid)、鞣質、膽鹼及揮發油。

性能 辛，溫。祛風除濕。

應用 用於風濕性腰腿痛，急、慢性肝炎等。用量10～20 g。

文獻 《滙編》上，865。

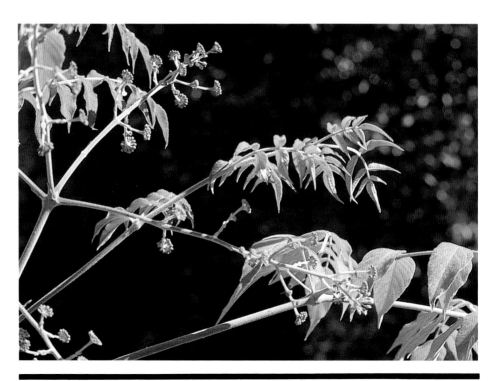

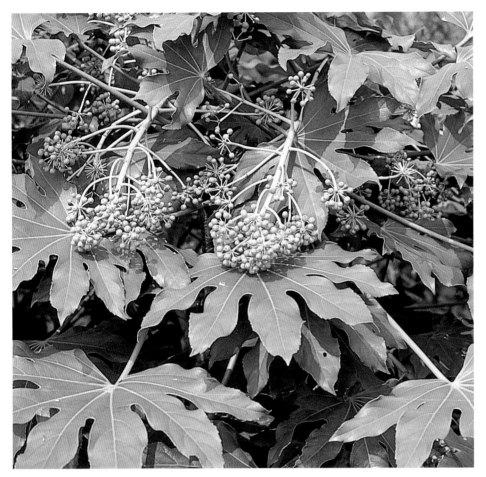

1302 八角金盤

來源 五加科植物八角金盤 Fatsia japoni-ca Decne. et Planch. 的葉。

形態 常綠灌木或小喬木，高達5米，無刺。莖粗壯。葉柄痕節明顯；葉革質，光滑；葉柄長10～30 cm；大葉芽或幼葉生棕色絨毛；葉片圓形呈心臟形，7～9深裂，邊緣有鋸齒，有時呈金黃色。傘形花序集成頂生圓錐花序；花白色，兩性或雜性；花5數，花瓣鑷合狀排列，花柱5，分離。果實近球形，徑約8 mm，黑色，肉質。種子扁平。

分佈 各地庭園中多有栽培。

採製 全年可採，陰乾或鮮用。

成分 葉含5種三萜皂甙，其甙元爲齊墩果酸衍生物。

性能 微苦，溫。清熱化痰，祛風利濕。

應用 用治感冒咳嗽，痰喘，風濕性關節炎。用量9～15 g。

文獻 《中藥研究文獻摘要》（1975－1979），30。

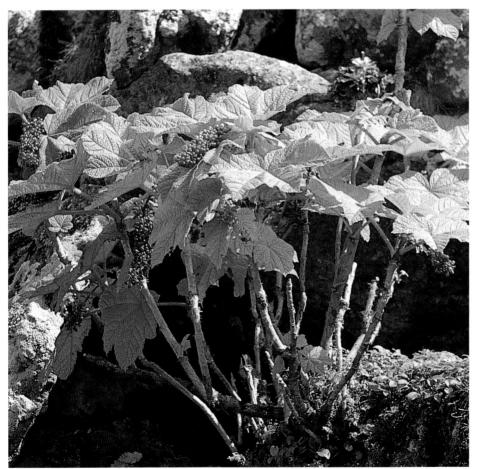

1303 刺人參

來源 五加科植物東北刺人參 Oplopanax elatus Nakai 的根及根莖。

形態 落葉灌木，高達1.5 m。根莖粗大，呈棒狀。莖直立，有刺，節部尤多。樹皮淡灰黃色。單葉互生，掌狀3～5裂，基部心形。花白綠色，集成許多小傘形花序，成總狀排列在主軸上，花梗密布褐色硬毛。漿果狀核果扁球形，紅色，花柱宿存。

分佈 生於排水良好的腐殖質層深厚處，常成小片羣落。分佈於東北地區。

採製 夏秋季採挖，曬乾即可。

成分 含生物鹼、皂甙、揮發油、多糖。尚含強心甙。

性能 辛、苦，溫。補氣，助陽，興奮中樞神經。

應用 用於神經衰弱，精神抑鬱，低血壓，陽痿，精神分裂症及糖尿病等。有類似人參的功用。服用酊劑，每次30～40滴，每天2～3次，飯前服。

文獻 《大辭典》上，2579；《長白山植物藥誌》，785。

附註 製劑：用70％乙醇依滲漉法製成酊劑（1：10）。

1304 人參

來源 五加科植物人參 Panax ginseng C. A. Mey. 的根。

形態 多年生草本，高達65 cm。野生者根狀莖長，栽培者根狀莖短。主根肥大，通常紡錘形或圓柱形。莖直立，單生。因生長年限不同，葉的數目分別爲：一年生者3小葉；二年生者5小葉；三年生者有2複葉，每葉着生5小葉；四年生者有3複葉；五年生者有4複葉；六年以上有5複葉或6複葉。葉爲掌狀複葉，小葉3～5；葉片卵圓形或倒卵圓形，葉柄長。傘形花序頂生，單一，有花10～50朵不等；萼鐘形，5裂；花瓣5，卵狀三角形，白色；雄蕊5；花柱2歧。漿果狀核果，鮮紅色，扁腎形。種子腎形，乳白色。

分佈 野生者多生於以紅松爲主的針闊混交林及闊葉樹林下。喜生腐殖質肥厚，排水良好，蔭蔽度適宜地方。栽培者是在人工開闢接近上述天然條件的山坡上。主產於吉林省，東北各地均有野生及栽培。

採製 野生品多在6～9月下山，用骨針撥鬆泥土，將根及鬚根細心拔去泥沙，防止折斷，去淨泥土，莖葉。栽培品多在9月下旬至10月上旬採收，用鎬細心刨起6年以上人參，防止斷根和傷根，去除泥土再行加工，人參加工品通常有紅參、邊條參、糖參和生曬參等。依其大小每種規格又分爲若干等級。

成分 含31種人參皂甙，(ginsenoside) 爲主要有效成分，人參皂甙經水解後，得人參二醇 (panaxadiol)，人參三醇 (panaxatriol) 及齊墩果酸 (oleanolic acid) 等。此外尚含有多肽、氨基酸、單、雙糖和多糖、澱粉、果膠等。

性能 甘、微苦，溫。大補元氣，健脾益肺，生津，固脫，益智安神。

應用 由於近代科學研究深入發展，對人參的功效不斷被闡述。中醫傳統認爲：用於久病氣虛，疲倦無力。脾虛作瀉，飲食少進。熱病傷津，汗出口渴或失血虛脫，大汗亡陽，喘促心悸，脈搏微弱。神經衰弱，頭昏健忘。糖尿病消渴心煩。肺虛喘嗽，腎虛陽痿。小兒慢驚等。用量5～15 g。虛脫危症可用25～50 g。

文獻 《大辭典》上，0055；《滙編》上，20；《長白山植物藥誌》，790。

附註 本植物的根莖，根莖上的不定根，細支根與鬚根，葉，花，果實亦供藥用。

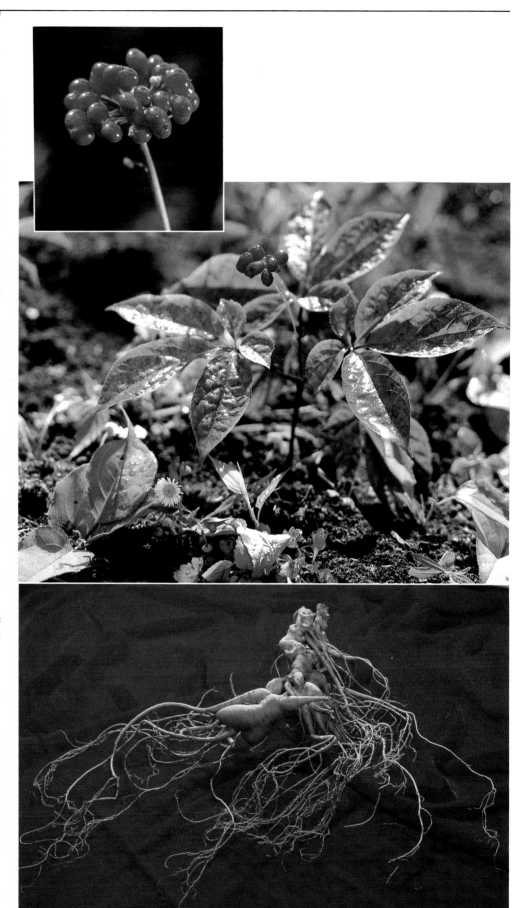

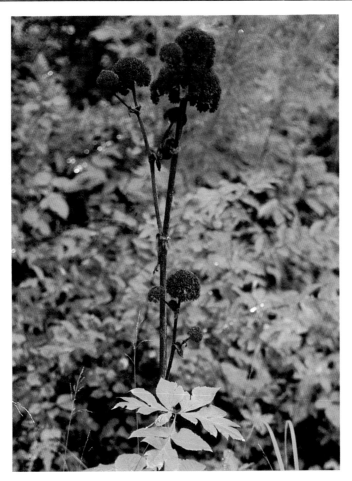

1305 朝鮮當歸

來源 傘形科植物朝鮮當歸 *Angelica gigas* Nakai 的根。

形態 多年生大型草本，高達2～2.5 m。根粗大，暗褐色，有分歧，有特異的辛辣香氣。莖直立，單一或上部稍分枝。基生葉和下部莖生葉有長柄，葉柄向上漸短逐漸膨大成鞘狀，基部抱莖，紫色；葉片特大，呈三出狀2～3回羽狀分裂或全裂；最上部葉成膨大的囊狀。複傘形花序頂生或腋生，略呈球形，徑5～9 cm，全為紫色；總苞片2，膨大為囊狀，花蕾期包着花序；傘梗多數；小總苞片數枚，卵狀披針形；花瓣紫色，卵形；雄蕊5；花柱基稍寬扁，肥厚。雙懸果橢圓形，分生果背腹扁平，背棱隆起。

分佈 生於林緣草地、林內溪流旁及林間路旁等處，常成羣落生長。分佈於東北地區。

採製 秋季採挖，去泥土雜質，晾乾即可。

成分 含迪叩生 (decursin)，歐前胡內酯 (imperatorin)，紫花前胡甙 (nodakenin) 等。

性能 甘、辛，溫。補血調經，活血止痛，潤腸通便。

應用 用於貧血，月經不調，痛經，經閉，血虛腹痛，腸燥便秘。用量5～25 g。

文獻 《長白山植物藥誌》，818。

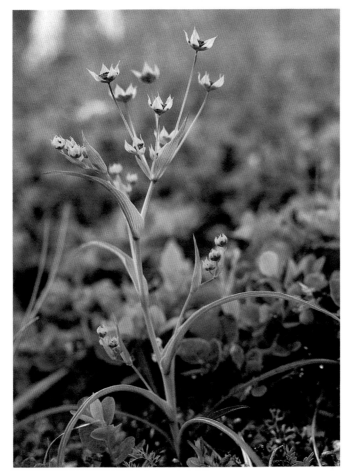

1306 大苞柴胡

來源 傘形科植物大苞柴胡 *Bupleurm euphorbioides* Nakai。

形態 一至二年生草本。根細長，上部有1～2分枝。基生葉綫形；莖生葉狹披針形或綫形，頂端漸尖，無葉柄；莖上部葉披針形或卵形；莖頂部葉成卵形。傘形花序數個；總苞2～5，不等大，卵形，頂生花序的總苞大而顯著；傘輻長而彎曲；小總苞片5～7。花瓣外面紫色；花基紫色，肥厚。分生果廣卵形，紫棕色。

分佈 生長於海拔1700～2200 m 的高山林緣及高山草原地帶。分佈於吉林。

採製 夏秋季採挖，曬乾。

性能 苦，微寒。解表和裏，祛風解毒。

應用 用於單純性胃炎，感冒及支氣管炎。用量15～25 g。

附註 長白山區民間用藥經驗。

1307 胡蘿蔔

來源 傘形科植物胡蘿蔔 Daucus carota L. var. sativa DC. 的根和果實。

形態 一年或二年生草本，高達1米餘，全體有粗硬毛。根肉質，橘紅色或黃白色，葉柄具鞘；葉2～3回羽狀分裂；複傘形花序頂或側生；苞片羽狀分裂，反折；小傘形花序，有花約20朵；花小，白色或淡紫紅色；萼小；花瓣5，不等大；雄蕊5；子房下位，2室。雙懸果長圓形，棱翅密生鈎刺。

分佈 全國各地均有栽培。

採製 秋冬季採根，夏季果實成熟時採收。

成分 根含胡蘿蔔素、揮發油。果實含揮發油、細辛醛、細辛酮、甾醇等。

性能 甘、辛，微溫。調胃消食，益肝明目。果實苦、辛，平。殺腸蟲。

應用 根治夜盲症，消化不良，小兒疹痘，百日咳。果實治蟲積腹痛。用量根(60～120 g)生食或煎汁代茶。果實3～6 g微炒研末吞服。

文獻 《大辭典》下，3232；《中國藥用植物圖鑒》，397；《食用中藥學》，103。

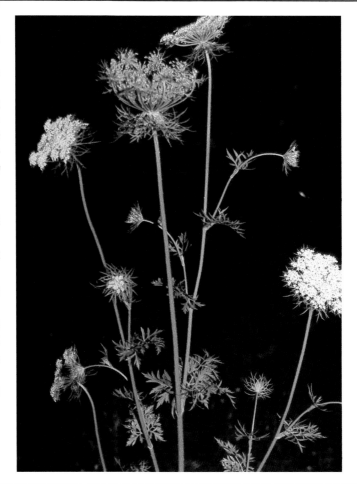

1308 遼藁本 (藁本)

來源 傘形科植物遼藁本 Ligusticum jeholense (Nakai et Kitag.) Nakai et Kitag. 的根莖和根。

形態 多年生草本，高20～80 cm。莖下部葉和中部葉有長柄，2～3回三出羽狀全裂，第一回裂片4～6對，末回裂片菱狀卵形，邊緣有缺刻狀淺裂；莖上部葉較小，葉柄鞘狀。複傘形花序頂生或側生，小傘序有花15～20，花白色。雙懸果，分生果背棱突起，棱槽中有油管1，側棱有油管1，少為2，合生面2～4。

分佈 生於山地、陰濕石礫山坡及林下。分佈於東北及河北。

採製 春秋採挖，曬乾。

成分 含揮發油。

性能 辛，溫。散風祛寒，定痛。

應用 用於風寒外感，巔頂頭痛，寒濕腹痛泄瀉，外用治疥癬。用量3～9 g。外用適量。

文獻 《中藥誌》二，571。

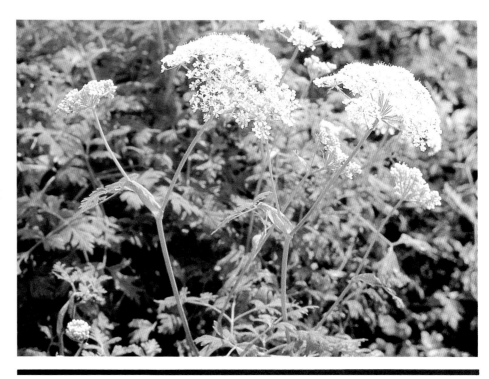

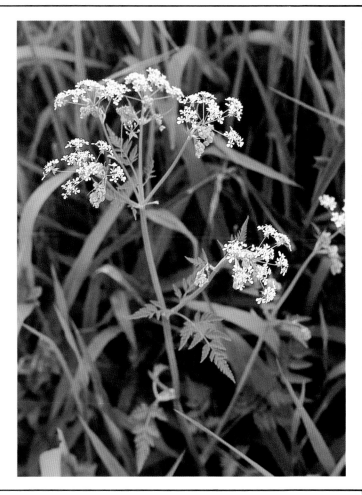

1309　破子草

來源　傘形科植物竊衣 Torilis japonica (Houtt.) DC. [Torilis anthriscus (L.) Gmel.] 的果實。

形態　一年或二年生草本，高30～75 cm。全株有貼生短硬毛。莖直立，少分枝。葉卵形，二回羽狀分裂，小葉披針狀卵形，先端漸尖，邊緣有整齊缺刻或分裂。複傘形花序；總花梗長；總苞片條形；傘幅4～10，近等長，小總苞片鑽形，小傘花序4～12朵；花5數；萼齒三角狀披針形；花瓣倒心形。雙懸果卵圓形，生有直立向內彎曲或具鈎的皮刺。

分佈　生於山坡、路旁、草叢中，分佈於全國各省區。

採製　秋季果實成熟時採摘，去雜質，曬乾。

成分　含揮發油。

性能　苦、辛，微溫。有小毒。活血消腫，收斂殺蟲。

應用　用於慢性腹瀉，蛔蟲症。外用治陰道滴蟲。用量10～15 g。外用適量。

文獻　《滙編》下，413。

1310　灑金東瀛珊瑚

來源　山茱萸科植物灑金東瀛珊瑚 Aucuba japonica Thunb. var. variegata Rehd. 的果實及根。

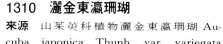

形態　常綠粗壯灌木，高1～5 m。小枝綠色，光滑無毛。單葉對生，革質；葉片橢圓狀卵圓形至長橢圓形，先端急尖或漸尖，葉綠疏生鋸齒，兩面油綠有光，具黃色斑點。花單性異株，小形，紫色，圓錐花序頂生，密生剛毛；雄花有花瓣4枚，雄蕊4。漿果鮮紅色。

分佈　喜溫暖、濕潤，不耐寒，庭園中廣泛栽培。原產日本，中國上海、杭州栽培較多。

採製　果實成熟變鮮紅時，採摘，曬乾或鮮用。夏秋採挖根，曬乾。

性能　苦，辛，溫。祛風濕，活血散瘀。

應用　根治風濕性關節炎，跌打損傷。果實對艾氏腹水癌細胞有抑制作用。

文獻　《園林花卉》540；《杭州藥用植物名錄》265。

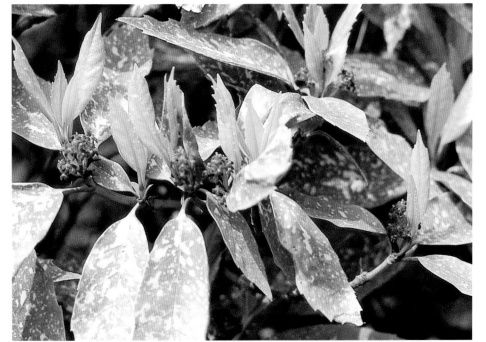

1311 梾木

來源 山茱萸科植物梾木 Cornus mac-rophylla Wall. 的樹皮。

形態 落葉喬木，高4～15 m。樹皮黃褐色，質硬脆，當年枝條紅褐色，疏生毛。單葉對生；葉柄質厚；葉片橢圓狀卵形，長8～16 cm，側脈弧狀彎曲。春季頂生圓錐狀二岐聚傘花序；小花白色至黃色；花萼4裂齒，有毛；花瓣、雄蕊均4；子房下位，花柱短棒狀。核果球形，藍黑色。

分佈 生於山坡雜樹林中。分佈於華東、中南各省及陝西、甘肅等省。

採製 夏季剝取老枝皮，曬乾。

成分 樹皮和葉均含鞣質。

性能 苦，平。祛風止痛，舒筋活絡。

應用 內服治風濕痹痛，肢體癱瘓。用量9～15 g。

文獻 《大辭典》下，4767。

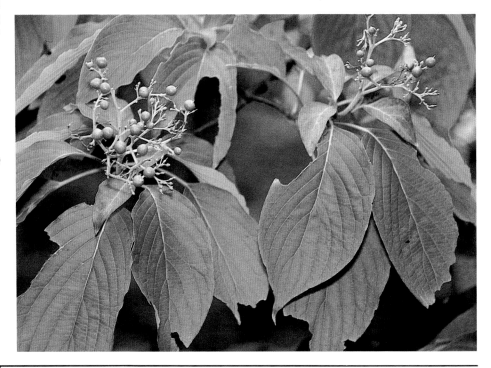

1312 短柱鹿蹄草

來源 鹿蹄草科植物短柱鹿蹄草 Pyrola minor L. 的全草。

形態 多年生常綠草本，高達25 cm，全株無毛。根狀莖細長橫走。地上莖短縮。葉簇生於花葶基部，紙質，寬橢圓形或近於圓形，葉柄約與葉片等長。花序總狀，有花7～15朵，密生，果期稀疏；花具短梗；萼片5裂，裂片寬卵形，緊貼花冠；花瓣5，白色或淡薔薇色；雄蕊10；花柱短而直，柱頭粗於花柱，5淺裂。蒴果扁球形，花柱宿存，稍伸出。

分佈 生於林下及林緣。分佈於東北、西北、西南及西藏。

採製 四季均可採收，曬乾或陰乾。

成分 含槲皮素 (quercetin)、山柰酚 (kempferol)、矢車菊素 (cyanidin) 和對-香豆素 (p-coumaric acid)；葉含熊果酸 (ursolic acid) 和熊果甙 (arbutin)。

性能 苦，溫。祛風除濕，補腎壯骨，收斂止血。

應用 用於風濕作痛，虛勞腰痛，神經痛，腰膝無力，支氣管炎，衄血，子宮出血等。用量15～30 g。外用治創傷出血，蛇、蟲、犬咬傷，水田皮炎。鮮品搗爛敷或乾品研末調敷及煎水洗患處。

文獻 《滙編》上，720；《長白山植物藥誌》，859。

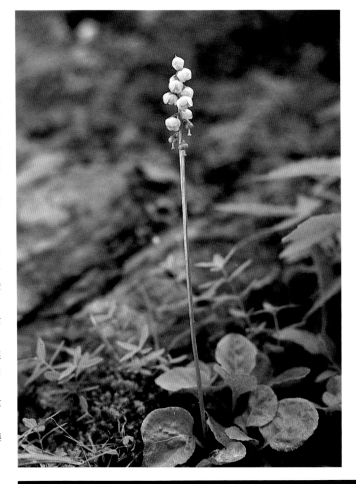

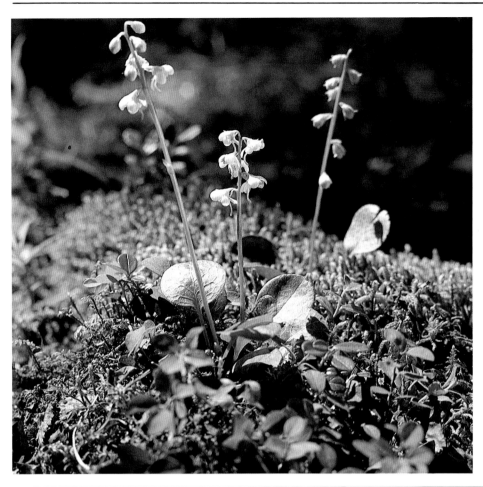

1313 長白山鹿蹄草

來源 鹿蹄草科植物長白山鹿蹄草 Pyrola tschanbaischanica Chou et Y. L. Chang 的全草。

形態 多年生常綠草本，高8～13 cm，具細長的地下莖。葉3～5(6)枚，生於花葶的基部，革質，橢圓形或近於圓形，全緣，基部楔形；葉柄與葉片等長或稍長。總狀花序，有花3～5朵；花葶生有1～2(3)枚鱗片狀葉；花梗長3～4 mm，比苞片稍短；花萼5裂，裂片狹三角形；花瓣5，白色，廣展開；雄蕊10；子房扁球形，花柱長於花瓣，柱頭下部具不明顯的環狀加粗，比花柱狹。

分佈 生於高山草地上。分佈於東北地區。

採製 四季均可採收，陰乾或曬乾即可。

性能 苦，溫。袪風除濕，強筋骨，止血。

應用 用於風濕疼痛，腰腿痛，肺結核咯血。用量15～30 g。外用治外傷出血及蛇、蟲咬傷，用鮮草搗敷患處或水煎洗患部。

文獻 《長白山植物藥誌》，859。

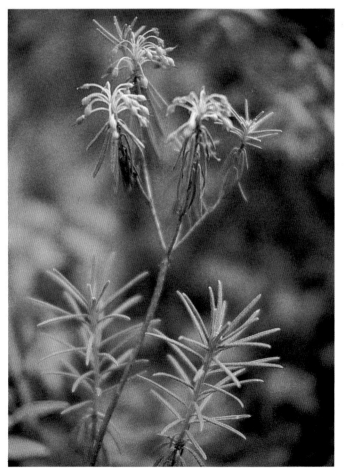

1314 細葉杜香

來源 杜鵑花科植物細葉杜香 Ledum palustre L. var. angustum N. Busch. 的葉。

形態 常綠小灌木，高50～80 cm，枝細密，灰褐色，幼枝密生黃褐色絨毛。葉有強烈香味，革質，狹條形，長1.5～2.5 cm，寬3～5 mm，下面有黃褐色厚絨毛。傘房花序，出自去年生枝頂；花梗細長，長1～2 cm，近直立，果期下彎，有黃褐色疏短毛；萼片5，宿存；花瓣5，長卵形；雄蕊10，花絲基部有褐色細毛；花柱綫形，宿存。蒴果卵形，長4～5 mm，有毛，由基部向上開裂。

分佈 生於泥炭蘚類的沼澤中或落葉松林緣及林間草地上。分佈於東北，內蒙古。

採製 夏秋採集，陰乾。

成分 含揮發油，主要為 p－傘花烴(p－cymene)、d－蒎烯(α－pinene)、β－蒎烯(β－pinene)。

性能 辛、苦，寒。化痰，止咳，平喘。

應用 用於慢性氣管炎。用量以葉提取揮發油使用，每次100 mg。

文獻 《滙編》下，305；《大辭典》上，1398。

1315 短果杜鵑

來源 杜鵑花科植物短果杜鵑 Rhododendron brachycarpum D. Don 的葉。

形態 常綠灌木或小喬木，高達4 m。葉柄長達1.5 cm；葉片長卵圓形或倒卵圓形，頂端圓鈍，基部稍楔形，全緣，稍革質。傘房花序頂生，有花5～11朵；花梗直立，長達4 cm，有柔毛；萼5枚；花冠漏斗狀，5裂，側向，黃白色，徑達4 cm；雄蕊10，花絲生柔毛；子房有褐毛，花柱與雄蕊近等長或稍長。蒴果褐色，長卵圓形。

分佈 生於針闊葉混交林及針葉林內。分佈吉林省長白山。

採製 夏秋季採摘，陰乾。

性能 苦，涼。祛痰止咳，抗菌。

應用 用於急、慢性支氣管炎。用量10～20 g。

附註 據調查資料，係長白山民間用藥。

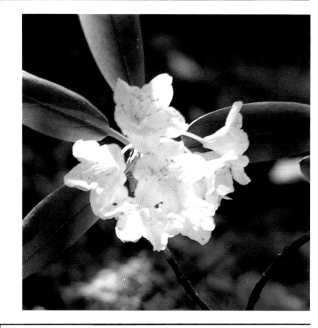

1316 牛皮茶

來源 杜鵑花科植物牛皮杜鵑 Rhododendron chrysanthum Pall. 的葉。

形態 常綠小灌木，高10～60 cm。莖橫臥，枝斜升，當年枝綠色，疏生長柔毛。芽卵形，褐色。單葉，互生；葉片倒卵狀長圓形至倒披針形，全緣，革質，邊緣反卷。頂生傘房花序，4～10花，淡黃色或白色；花梗長3～5 cm；萼片5；花冠漏斗狀，5裂，下部愈合，側向；雄蕊10，花絲基部有微毛，雄蕊短於花瓣；子房具褐色長毛，花柱比雄蕊長。蒴果長圓形。

分佈 生於高山林下及溝谷中。分佈於東北長白山。

採製 夏秋季採摘葉，陰乾。

成分 含黃酮甙及三萜類皂甙等。

性能 收斂，止痛，發汗。

應用 用於痢疾，腰腿疼痛。用量3～6 g。

文獻 《長白山植物藥誌》，869。

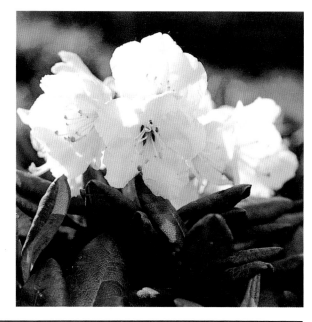

1317 小葉杜鵑

來源 杜鵑花科植物小葉杜鵑 Rhododendron parvifolium Adams. 的葉。

形態 常綠小灌木，高達1 m。多分枝，直立，細長，密生鏽褐色鱗毛。葉散生枝頂，葉片革質，卵狀橢圓形或寬卵圓形，先端圓鈍，有凸尖頭。兩面生有鱗片狀物及乳頭狀突起物。傘形花序頂生；花梗長2～8 mm；花萼紫色，5裂，外生鱗片；花冠輻射狀漏斗形，薔薇色至紫薔薇色。雄蕊10；子房有鱗片。蒴果短圓形，密生鱗片。

分佈 生於高山草甸及林間空地。分佈於東北及內蒙古。

採製 夏秋季採摘，晾乾。

成分 含有揮發油等。

功能 解熱，發汗，鎮咳。

應用 民間用於慢性氣管炎。

文獻 《長白山植物藥誌》，870。

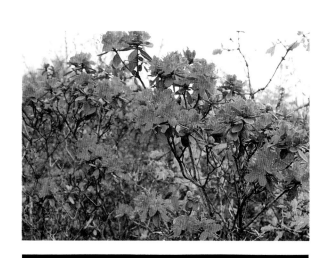

1318 甸果

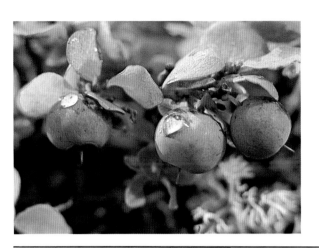

來源 杜鵑花科植物篤斯越桔 Vaccinium uliginosum L. 的果實。

形態 落葉灌木,高50～100 cm,多分枝。樹皮光滑,小枝灰褐色。葉稍厚,倒卵形,橢圓形至長卵形,頂端圓或稍凹,全緣,網狀脈兩面明顯。花1～3朵生於去年枝條頂部葉腋內;花梗長5～15 mm;小苞2,中間有關節;萼裂片4,稀5;花冠寬罎狀,下垂,綠白色,4～5淺裂;雄蕊10,花藥背着有2芒;子房下位,花柱宿存。漿果扁球形或橢圓形,藍紫色。

分佈 生於苔蘚沼澤地及濕潤針葉林下。分佈於內蒙古、黑龍江、吉林、遼寧、新疆。

採製 7～8月果熟時採摘,陰乾。

成分 含有糖、蘋果酸 (malic acid)等有機酸、維生素 C、胡蘿蔔素等。

性能 甘,溫。收斂,清熱。

應用 用於腹瀉,腸炎,胃炎。是很好的保健飲料原料。

文獻 《長白山植物藥誌》,875。

1319 水林果

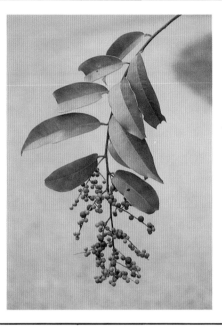

來源 紫金牛科植物白花酸藤果 Embelia ribes Burm. f. 的根、葉及果實。

形態 攀援灌木。葉片紙質或堅紙質。花序頂生,圓錐狀,有褐色毛;花極小,雜性,白色,長約2 mm,有緣毛;雄蕊5;子房上位,雌花中呈卵形,雄花中退化為圓錐形,花柱圓柱形,柱頭頭狀。漿果。種子基部有孔。

分佈 生於林下。分佈於福建、廣東、廣西、雲南。

採製 根葉全年可採,曬乾或鮮用;果夏季採收,蒸熟曬乾。

成分 果實含信筒子醌(embelin)及威蘭精 (vilangin)。

性能 甘酸,平。根葉祛瘀止痛,消炎止瀉。果補血,強壯。

應用 根用於痢疾,腸炎。果用於閉經,貧血。葉外用於跌打損傷。根用量25～50 g。果3～5 g。葉外用適量。

文獻 《滙編》下,669;《大辭典》下,3371。

1320 杜莖山

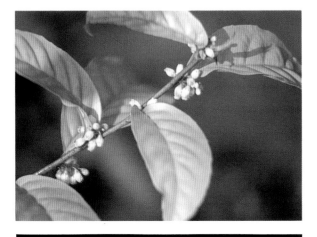

來源 紫金牛科植物杜莖山 Maesa japonica (Thunb.) Moritzi 的全株。

形態 常綠小灌木,有時攀援狀。小枝綠色,無毛,有皮孔。葉互生;葉片長圓形,長6～14 cm,寬2～5.5 cm,全緣或中部以上有鋸齒。總狀花序腋生,花黃白色,花柄短;小苞片闊卵形;萼、花冠5裂,花冠管長3～4 cm;雄蕊5,着生於花冠筒部;雌蕊1,子房半下位。果實近球形,乳白色,有棕色綾條。種子多數,黑色。

分佈 多生於山地陰坡林下及溝邊。分佈於長江中、下游及以南地區。

採製 全年可採。

成分 果實中含杜莖山醌 (maesaguinone)。

應用 治感冒頭痛眩暈,水腫,腰痛。用量15～30 g。外用治跌打損傷,癰瘡潰爛。

文獻 《浙藥誌》下,976;《大辭典》上,2096。

1321 輪葉排草

來源 報春花科植物輪葉排草 Lysimachia klattiana Hance 的全草。

形態 多年生草本，全株生鐵鏽色柔毛，高15～40 cm。葉三枚輪生，密集莖端，幾無柄。花密集莖端；花梗長0.7～1.2 cm；花萼5深裂，裂片條狀鑽形，具長毛及不顯的黑色綫條；花冠黃色，5深裂，較萼片稍長；雄蕊花絲基部合生成筒。蒴果近球形。

分佈 生於林下，溝旁等處。分佈於山東、江蘇、浙江、福建、江西、湖北、四川、貴州和雲南。

採製 5～8月採收，鮮用或曬乾。

成分 含黃酮、皂甙等。

性能 微酸、澀，涼。止血，解蛇毒。

應用 治肺結核咯血，外用治蛇毒。用量15～30 g；外用適量。

文獻 《滙編》上，192。

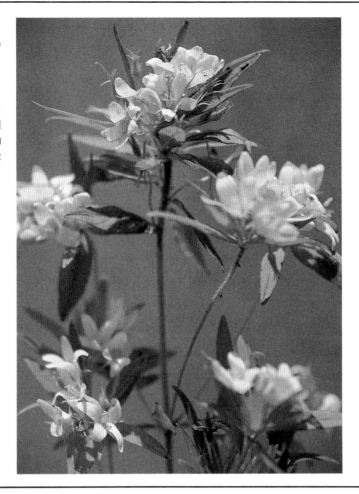

1322 秦連翹

來源 木犀科植物秦連翹 Forsythia giraldiana Lingelsh. 的成熟果實。

形態 落葉灌木，高1.5～2 m。小枝略四棱形，髓呈薄片狀。葉對生；葉片橢圓形至長圓形，長5～12 cm，兩面疏生毛，全緣或疏生小齒。早春發葉開花，鮮黃色，多單花腋生；花萼裂片4，有睫毛；花冠4裂，裂片狹矩圓形，長約8 mm；雄蕊2。蒴果廣橢圓狀，長1.5～1.8 cm，中間有淺縱溝，頂端有長喙。表面有瘤突，成熟時喙端裂開。

分佈 生於高山陽坡灌叢中。分佈於陝西、甘肅、湖北等省。

採製 秋初採青綠果實，曬乾爲"青翹"。秋末採老熟的果實，餾透曬乾，爲"老翹"。

性能 苦，微寒。清熱解毒，消腫散結。

應用 本品爲"連翹"代用品。用治風熱感冒，咽喉炎，腎炎，丹毒，瘰癧，斑疹。用量6～15 g。

文獻 《滙編》上，420；《中國高等植物圖鑑》三，348。

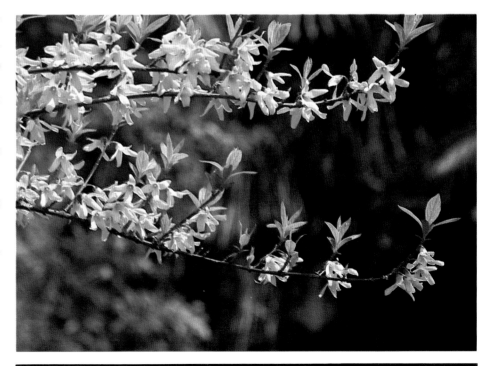

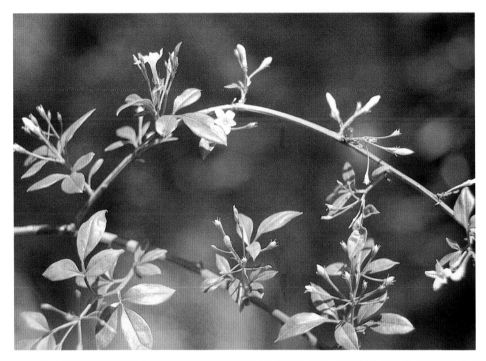

1323 探春

來源 木犀科植物探春 Jasminum flori-dum Bunge. 的根。

形態 半常綠灌木，高2～4 m。莖直立，多分枝，光滑。葉互生，羽狀3出複葉；小葉卵形或長橢圓形，有綠毛。聚傘花序頂生；花黃色，有細長花管；萼齒5枚，綫形，長與管部相等；花冠5裂，裂片卵形，長爲管部之半；雄蕊2，內藏；子房2室。漿果黑色。

分佈 中國中部、北部。

採製 全年可採，曬乾或鮮用。

性能 微苦、澀，溫。生肌，收斂。

應用 刀傷。生搗敷或用乾粉與鮮薑同搗敷患部。

文獻 《大辭典》上，0511。

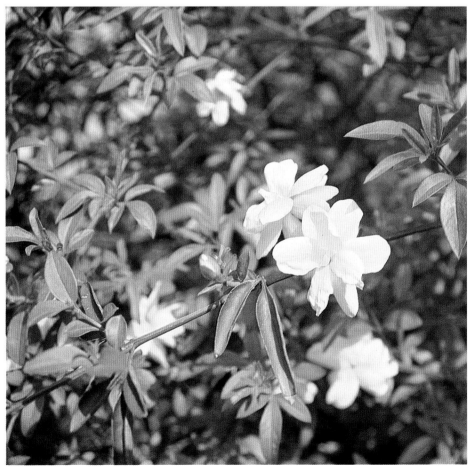

1324 雲南黃馨

來源 木犀科植物野迎春 Jasminum mes-nyi Hance 的全株。

形態 常綠攀援狀灌木，高1～3 m。葉對生，三出複葉；小葉片近革質。花單生葉腋；蒼片2～5枚；花萼鐘狀，綠色；花冠黃色，裂片6，有時爲重瓣，先端圓或鈍，有黃紅色脈紋；雄蕊2，花絲扁平，花藥長圓形或披針形，頂端有1小尖突；子房球形，花柱絲狀，無毛，柱頭頭狀，2淺裂。

分佈 各地均有栽培，主產於雲南、貴州。

採製 全年可採，曬乾或鮮用。

性能 苦，寒。清熱解毒，消炎殺蟲。

應用 支氣管炎，腮腺炎，牙痛等。

文獻 《雲南植物誌》四，650。

1325 女貞子

來源　木犀科植物女貞 Ligustrum lucidum Ait. 的果實。

形態　常綠大灌木或小喬木，高達10餘米。樹皮灰色至淺灰褐色，枝條光滑，具皮孔。葉對生；葉片革質，卵形至卵狀披針形。圓錐花序頂生，長10～15 cm，直徑8～17 cm；總花梗長約4 cm，或無；小花梗極短或幾無；花萼鐘狀，長約1.5 mm，4淺裂；花冠管約與裂片等長，裂片4，長方卵形，長約2 mm，白色；雄蕊2，着生於花冠管喉部，花絲細，伸出花冠外；雌蕊1，子房上位，球形，2室。漿果狀核果。

分佈　生於山野。華東、華南、西南及華中各地有栽培。

採製　冬季採成熟果實，略熏後，曬乾。

成分　含齊墩果酸、甘露醇、葡萄糖等。

性能　苦，甘、平。補肝腎，强腰膝，明目烏髮。

應用　眩暈耳鳴，腰膝酸軟，鬚髮早白。用量6～12 g。

文獻　《大辭典》上，0467。

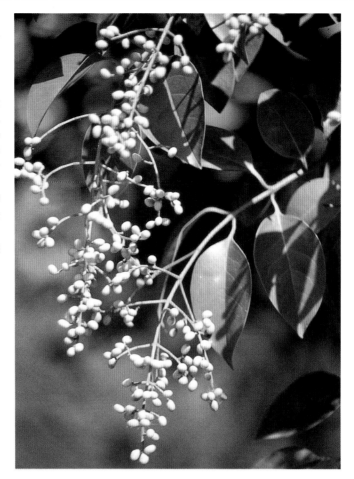

1326 小蠟樹

來源　木犀科植物小蠟樹 Ligustrum sinense Lour. 的葉。

形態　灌木或小喬木，高達7 m。枝條開展，小枝密生黃色短柔毛，單葉對生。夏末開白花，圓錐花序頂生或腋生，疏鬆，有短毛；萼鐘形，4齒裂，有毛；花冠漏斗狀；裂片4，管較裂片短；雄蕊2，花藥伸出花外；子房2室。核果近球形。

分佈　中國中部及南部各省區，野生或栽培。

採製　全年可採，曬乾或鮮用。

性能　苦，寒。清熱解毒，抑菌殺菌，消腫止痛，去腐生肌。

應用　用於急性黃疸型傳染性肝炎，痢疾，肺熱咳嗽；外用治跌打損傷，創傷感染，燒燙傷，瘡瘍腫毒等外科感染性疾病。用量15～30 g，外用適量。

文獻　《滙編》下，86。

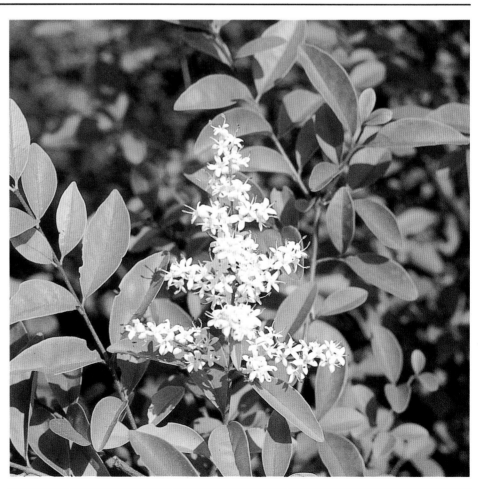

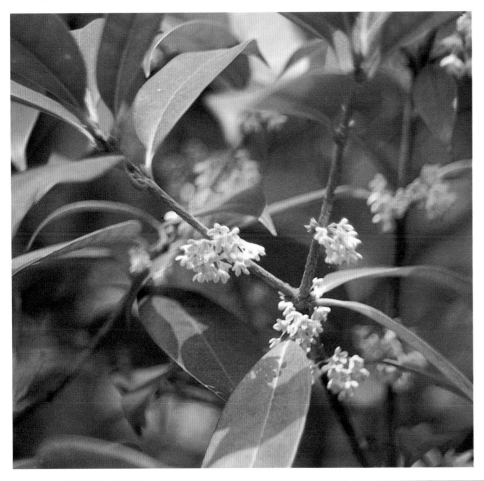

1327　寧波木犀

來源　木犀科植物寧波木犀 Osmanthus cooperi Hemsl. 的花。

形態　常綠灌木或小喬木，高2～3 m。葉革質，橢圓狀披針形，全緣，側脈不明顯。花簇生於葉腋；花柄纖細；花萼裂片4，長約1 mm；花冠裂片4，淡黃色，芳香，花冠筒短；雄蕊2；花柱圓柱形，柱頭頭狀，子房2室。核果，花期9～10月。

分佈　生山地陰坡，分佈於浙江、江蘇、安徽。

採製　花盛開時採收，晾乾。

性能　辛，溫。散寒破結，化痰止咳。

應用　治咳喘多痰，腸風血痢，牙痛，口臭。用量1～5 g，或泡茶及浸酒服。

文獻　《江蘇植物誌》下，630；調查資料。

1328　馬錢子

來源　馬錢科植物馬錢子 Strychnos nux-vomica L. 的種子。

形態　喬木，高達10 m 以上。葉對生，橢圓形、卵形至廣卵形，主脈5。聚傘花序，被柔毛；花灰白色，花萼5裂，裂片卵圓形，密被短柔毛；花冠筒狀，5裂，花冠筒內側近基部被長柔毛；雄蕊5，着生於花冠筒喉部；花柱細長。漿果球形，直徑2.5～5 cm，熟時橙色。種子2～5，圓盤形，密被銀色柔毛。

分佈　生於山地林中。台灣、福建、廣東、海南、廣西、雲南有栽培。

採製　秋季果熟時採摘，取出種子，曬乾。

成分　含番木鱉碱(strychine)等。

性能　苦，寒。有大毒。通絡，消腫，止痛。

應用　用於肢體軟癱，小兒麻痺後遺症，類風濕性關節炎，癰腫等。用量0.3～0.6 g。

文獻　《中藥誌》三，181。

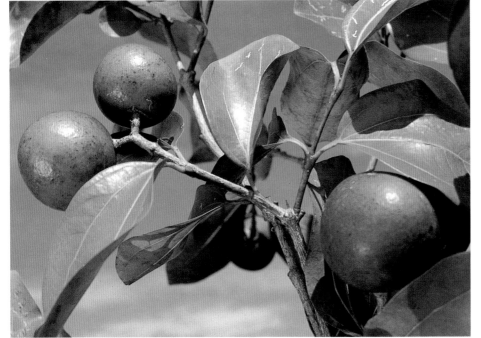

1329　尾葉馬錢 (馬錢子)

來源　馬錢科植物尾葉馬錢 Strychnos walli-chiana Steud. 的種子。

形態　多年生藤本。單鈎生於葉腋。葉革質，葉脈基生三出，網脈明顯。圓錐花序頂生；總花梗和花柄被毛；花5數，花冠黃色，花冠管基部被毛；雄蕊生於花管喉部或中部，無花絲；雌蕊光滑，子房卵圓形。漿果球形。種子多數，圓形或橢圓形，表面有黃色條紋。

分佈　生於低山溝谷兩林中。分佈於雲南南部。

採製　果實成熟時採摘，除去果肉，取出種子，曬乾。

成分　含士的寧 (strychnine) 及馬錢子鹼 (brucine) 等生物鹼。

性能　苦，寒。有毒。散血熱，消腫止痛，可作馬錢子之代用品。

應用　用於手足麻木，風寒疼痛，骨折，面神經麻痺，重症肌無力等。

文獻　《大辭典》上，0600。

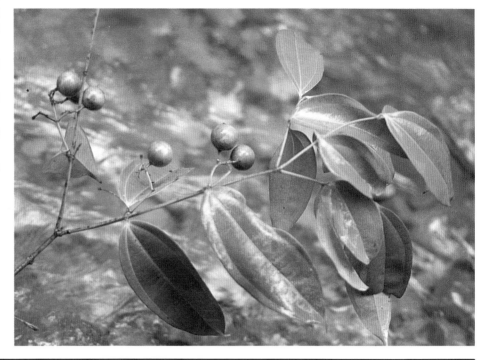

1330　石龍膽

來源　龍膽科植物鱗葉龍膽 Gentiana squarrosa Ledeb. 的全草。

形態　一年生草本，高3～8 cm。莖生短腺毛。基生葉叢生，披針形，莖生葉對生，下部者卵圓形或卵狀橢圓形，莖上部葉匙形至倒卵形，具軟骨質邊，基部連合。花單生枝端；花萼鐘狀，裂片卵圓形，先端有芒刺，背面有棱；花冠鐘狀，裂片卵圓形，褶全緣或2裂；雄蕊5；子房上位。蒴果倒卵形，有長柄。種子橢圓形，褐色，具網紋。

分佈　生於山坡向陽處。分佈於山西、陝西、河北、浙江、江蘇、四川和西藏等省區。

採製　春末夏初開花時採全草，曬乾。

性能　苦、辛，寒。清熱利濕，解毒消癰。

應用　用於咽喉腫痛，闌尾炎，白帶，尿血；外用於瘡瘍腫毒，淋巴結結核。用量10～25 g，外用適量，搗爛敷患處。

文獻　《滙編》上，258；《大辭典》上，1229。

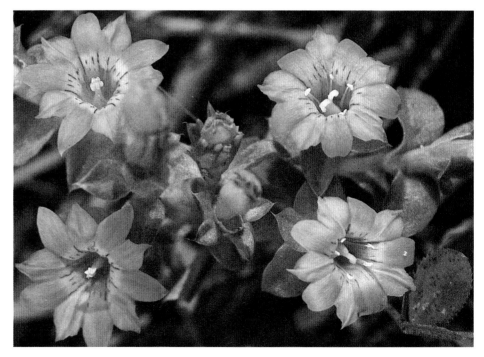

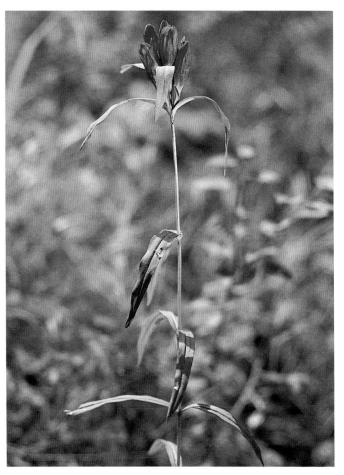

1331 三花龍膽 (龍膽)

來源 龍膽科植物三花龍膽 Gentiana triflora Pall. 的根。

形態 多年生草本，高35～80 cm，光滑。根莖短，生數條繩索狀長根。葉對生；莖下部的葉鱗片狀；中部和上部的葉披針形，有1條脈。花簇生莖端和葉腋，有短梗；花萼筒狀鐘形，裂片披針形；花冠鐘狀，藍紫色，裂片卵圓形，鈍頭；雄蕊5，離生，花絲基部加寬；柱頭2裂。蒴果矩圓形，具柄。種子條形。

分佈 生於草甸、草地、水旁濕地。分佈於東北及內蒙古地區。

採製 春秋季採挖，洗淨，曬乾。

成分 含龍膽苦甙 (gentiopicroside)，獐牙菜苦甙 (swertiamarin)，三花龍膽甙 (trifloroside) 等。

性能 苦，寒。瀉肝膽實火，除下焦濕熱。

應用 用於高血壓，頭暈耳鳴，目赤腫痛，胸脅痛，膽囊炎，濕熱黃疸，急性傳染性肝炎，膀胱炎，陰部濕癢，瘡癤癰腫。用量5～10 g。

文獻 《滙編》上，255；《吉林省中藥資源名錄》，114；《長白山植物藥誌》，905。

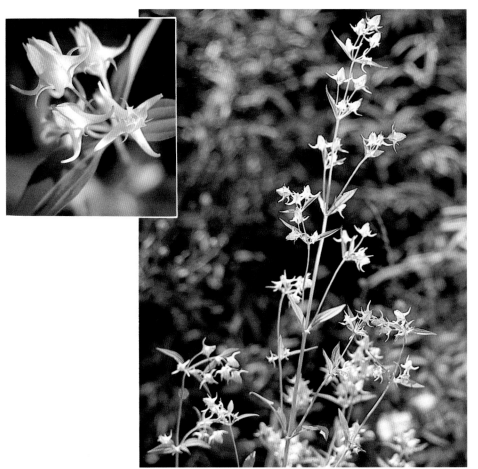

1332 花錨

來源 龍膽科植物花錨 Halenia corniculata (L.) Cornaz. 的全草。

形態 一年生草本，高50～70 cm。主根明顯。莖直立，近四棱形，分枝，節間較葉長。單葉對生；葉片橢圓狀披針形，具三出脈。聚傘花序腋生或頂生；花萼4裂，裂片披針形，有毛；花冠鐘狀，4深裂，裂片卵狀橢圓形，基部有窩孔，延伸成一長距，形似船錨；雄蕊4，着生於花冠之基部，花藥丁字着生；子房上位，花柱短。蒴果矩圓形，2裂。種子多數。

分佈 生於山地林下或草原。分佈於中國東北部經中部至西南部各地。

採製 夏秋採收，陰乾。

成分 含1－羥基－2，3，4，7－四甲氧基咕吨酮 (1- hydroxy -2，3，4，7- tetramethoxyxanthone)、1-羥基-2，3，4，5-四甲氧基咕吨酮、1-羥基-2，3，5－三甲氧基咕吨酮等。

性能 甘、苦，寒。清熱解毒，涼血止血。

應用 用於肝炎，脈管炎，外傷感染發燒，外傷出血。用量0.6～1.3 g。

文獻 《大辭典》上，2154。

1333 睡菜

來源 龍膽科植物睡菜 Menyanthes trifoliata L. 的葉。

形態 多年生沼生草本，通常叢生，全體光滑無毛。地下有長圓形具節的根莖。三出複葉，於根莖上部生出，有長柄；小葉無柄，稍呈肉質，長橢圓形。花葶由基生葉叢旁抽出；總狀花序，花白色；萼5深裂，裂片長圓形；花冠漏斗狀，裂片5；雄蕊5；雌蕊1，花柱挺出花冠外。蒴果球形，成熟時2裂，內含少數球形種子。

分佈 喜生於沼澤、淺水地區。分佈於東北、華北、西南，中南等省區。

採製 夏秋間採收，曬乾。

成分 含睡菜苦甙 (meliatin)、鞣質、脂肪油及生物鹼。

性能 微苦，寒。健脾消食，清熱利尿，降壓安神。

應用 用於胃炎，胃痛，消化不良，膽道炎，黃疸，小便赤澀，高血壓，精神不安，心悸失眠。用量5～15 g。

文獻 《大辭典》下，5155；《長白山植物藥誌》，909。

附註 本植物的根莖亦供藥用。

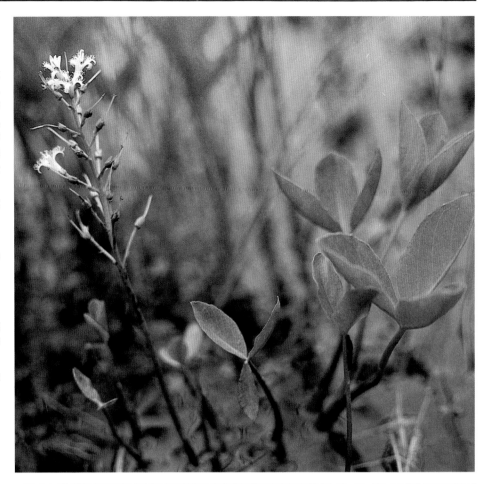

1334 長春花

來源 夾竹桃科植物長春花 Catharanthus roseus (L.) D. Don 的全草。

形態 常綠亞灌木，高達80 cm。莖上部分枝，幼枝紅褐色。葉交互對生，長橢圓形或倒卵形，先端渾圓具短尖。花紫紅色或粉紅色，單生或成對；花萼小；花冠高脚蝶狀，裂片5，旋卷；雄蕊5，內藏；心皮2，子房離生。骨葖果成對。

分佈 生於林邊、海灘及園地草叢，多係栽培。分佈於福建、廣東、海南、廣西、雲南。

採製 全年可採，切段，曬乾或鮮用。

成分 含多種生物鹼，其中長春鹼 (vincaleukoblastine)、長春新鹼 (vincristine) 等具有抗癌作用。

性能 微苦，涼。有毒。抗癌，降血壓。

應用 用於急性淋巴細胞性白血病，淋巴肉瘤，巨濾泡性淋巴瘤，高血壓病。用量9～15 g。

文獻 《滙編》上，170。

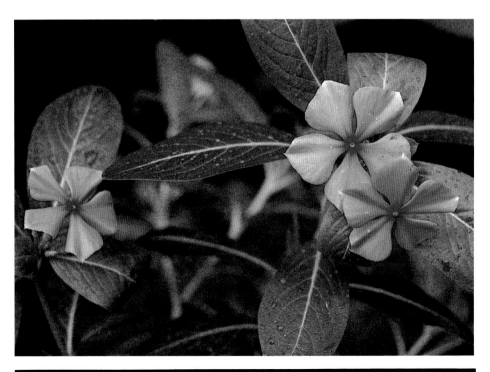

1335 夾竹桃

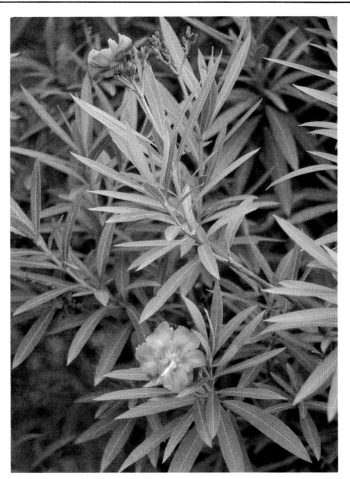

來源　夾竹桃科植物夾竹桃 Nerium indicum Mill. 的葉或樹皮。

形態　常綠灌木，高2～5 m。葉有短柄；3葉輪生，少有對生，革質，長披針形，平行羽狀脈。聚傘花序頂生；花紫紅色或白色，芳香；萼紫色，外面密生柔毛，上部具5枚三角形的裂片，內面基部有腺體；花冠漏斗狀，5裂片或重瓣，右旋，相互掩蓋；雄蕊5，貼生於管口，花藥先端有絲狀附屬物，密生白毛；子房2室，花柱圓柱狀，柱頭僧帽狀。長蓇葖果。

分佈　東北、華東、華南、西南均有栽培。

採製　全年可採，曬乾或鮮用。

成分　葉含歐夾竹桃甙丙、甲、乙等；樹皮含夾竹桃甙 A、B、D、F、G、H、K 等。

性能　苦，寒。有毒。強心利尿，祛痰定喘。

應用　用於心臟病心力衰竭，喘息咳嗽。用量0.3～0.9 g。

文獻　《大辭典》上，1746。

1336 蛇根木

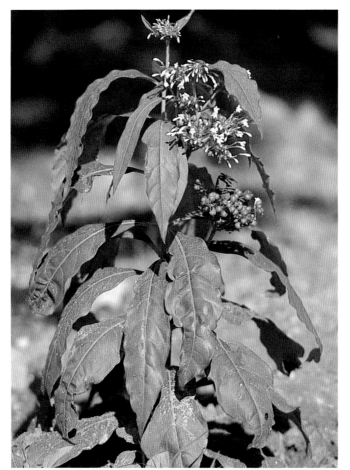

來源　夾竹桃科植物蛇根木 Rauvolfia serpentina (L.) Benth, ex Kurz. 的根。

形態　常綠小灌木，高20～50 cm，全株無毛。莖具皮孔。葉3～4片輪生，少有對生，披針形至長卵形，全緣。聚傘花序頂生或腋生；花冠高脚碟狀，粉紅色；雄蕊5；心皮與核果合生至中部或上部。核果圓球形，成熟時紫黑色。

分佈　喜生於肥沃疏鬆土壤。分佈於印度、斯里蘭卡；中國南部有栽培。

採製　全年可採，洗淨曬乾。

成分　含利血平 (reserpine) 等。

性能　苦，寒。降壓，鎮靜，活血，止痛，清熱解毒。

應用　用於高血壓，頭暈，失眠，癲癇，毒蛇咬傷等。

文獻　《中藥誌》一，535。

1337 羊角扭

來源 夾竹桃科植物羊角拗 Strophanthus divaricatus (Lour.) Hook. et Arn. 的種子或葉。

形態 攀援狀灌木，全株有乳汁。葉對生，橢圓形或長圓倒卵形，全緣。花黃白色，單生或3出聚傘花序，花冠漏斗狀，5深裂，裂片細長，錐狀綫形；雄蕊5，花藥細長呈箭形，先端絲狀。蓇葖果木質，2個平展，種子多數，頂端有絲狀白色長毛。

分佈 生於疏林、山坡或灌木叢中。分佈於福建、廣東、廣西、貴州、四川。

採製 葉全年可採。種子秋冬採。

成分 含羊角拗甙 (divaricoside) 等多種甙。

性能 苦，寒。有大毒。強心消腫，止痛，止癢，殺蟲。

應用 用於風濕腫痛，小兒麻痹後遺症，皮癬，多發性癤腫，腱鞘炎，骨折。本品有大毒，一般多作外用。

文獻 《滙編》上，314。

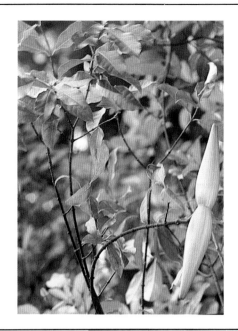

1338 白前

來源 蘿藦科植物芫花葉白前 Cynanchum glaucescens (Decne.) Hand. — Mazz. 的根狀莖和根。

形態 多年生草本，高25～60cm。根鬚狀。莖直立。葉對生；葉片橢圓形，長3～5cm，近無柄。秋季腋生聚傘花序；花萼5裂；花冠裂片5，黃綠色，橢圓形；副花冠5，肉質，與蕊柱近等長；雄蕊5，藥端具膜片，藥2室，各有一花粉塊。子房上位，心皮2，離生。蓇葖果長梭形，長4～6cm。種子扁卵形，黃棕色，頂端具絹絲狀絨毛。

分佈 生於河灘、江邊砂磧處。分佈於華東，華南及中南各省。

採製 秋季採挖，除去地上莖，洗淨曬乾。

成分 含三萜皂甙。

性能 苦、辛，涼。清肺化痰，止咳平喘。

應用 內服治感冒咳嗽，氣喘，水腫。外用治皮膚濕疹，毒蛇咬傷。用量1～12克；外用適量。

文獻 《滙編》上，294。

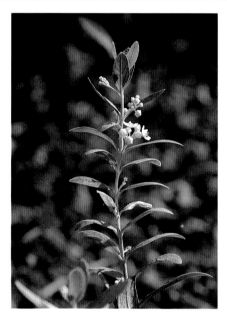

1339 老瓜頭

來源 蘿藦科植物老瓜頭 Cynanchum komarovii Al. Iljiuski 的全草。

形態 直立半灌木，高約50cm，全株無毛。根鬚狀。葉對生；葉片橢圓形，長3～7cm。傘形聚傘花序近頂部腋生，有花10餘朵；花萼5深裂；花冠紫紅色，裂片5，矩圓形；副花冠5深裂，裂片盾狀，與花藥等長；花藥二室，花粉塊下垂；子房罈狀，柱頭扁平。蓇果單生，匕首形，頂端喙狀，長6.5cm。種子具絹質毛。

分佈 生於河邊、荒山坡及沙漠。分佈於華北至西北各省。

採製 夏秋採收，曬乾或鮮用。

性能 苦、辛，涼。有毒。殺蟲。

應用 鮮草或乾草研末，投入污水中，殺蠅蛆、孑孓。

文獻 《寧夏中藥資源》，164；《中國高等植物圖鑒》，三，841。

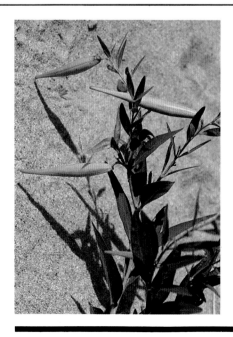

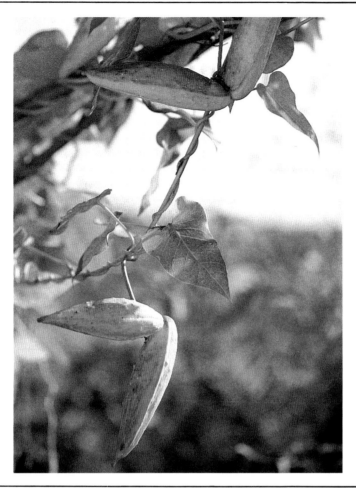

1340 蘿藦

來源 蘿藦科植物蘿藦 Metaplexis japonica (Thunb.) Makino 的全草和根。

形態 多年生蔓性草本，長達2m以上。莖纏繞，有乳汁，全體被柔毛。單葉，對生；葉片卵狀心形。總狀聚傘花序腋生；花多數，密生於頂端；萼片5裂，裂片狹披針形；花冠綠白色，有淡色紋，5裂；副花冠5深裂。蓇葖果紡錘形。種子卵圓形，扁平，有膜質邊緣，頂端有白色絹質種毛。

分佈 生於山坡與路旁。分佈於東北、華北、華東、中南等省區。

採製 7～8月採挖，鮮用或曬乾。

成分 含妊烯類甙、酯型甙。

性能 全草甘、微辛，溫。補腎強壯，行氣活血，消腫解毒。根甘，溫。益精補氣。

應用 全草用於腎虛陽痿，遺精，乳汁不足。外用於丹毒疔瘡，蟲、蛇咬傷。根用於腎虛陽痿，脫力勞傷，婦人白帶，乳汁不足，小兒疳疾。外用於瘡，毒蛇咬傷。全草和根用量均15～25g。

文獻 《大辭典》下，4116；《滙編》上，748；《長白山植物藥誌》，927。

附註 本品的果實、果殼亦供藥用。

1341 一匹綢

來源 旋花科植物白鶴藤 Argyreia acuta Lour. 的全草。

形態 多年生纏繞藤本。單葉互生，全緣，卵形至橢圓形，葉面無毛，葉背密被排列整齊的銀白色絲狀柔毛，羽狀脈整齊而明顯。傘狀花序，頂生或腋生。花苞大；萼片5，長圓狀卵形或卵形，密被銀白色柔毛；花冠漏斗狀，白色，被銀白色柔毛；雄蕊5；子房4室。果球形，為宿萼包圍。

分佈 生於山坡或灌木叢中。分佈於華南各地。

採製 夏秋採收，切段曬乾。

性能 酸、微苦，涼。化痰止咳，祛風利尿。

應用 用於腎炎水腫，肝硬化腹水，內傷吐血，跌打損傷，風濕痛等。外用於乳腺炎，濕疹。用量10～15g。

文獻 《滙編》下，1。

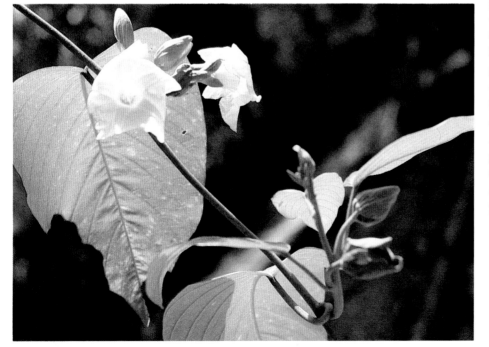

1342 打碗花

來源 旋花科植物打碗花 Calystegia hederacea Wall. 的根狀莖和花。

形態 多年生纏繞草本。根狀莖細圓柱形,深延土中,白色。莖由基部分枝,纏繞或匍匐,有棱。葉互生,有長柄;葉片戟形或3裂,側裂片常再2淺裂,中裂片三角狀披針形,長3.5～5 cm,紙質。夏季開花,花單生於葉腋;苞片2,緊貼萼外,宿存;花冠漏斗狀,粉紅色;雄蕊5;雌蕊1。蒴果卵圓形,光滑。

分佈 生於路旁、溪邊、田間潮濕處。分佈於全國各地。

採製 秋冬季挖掘根狀莖,洗淨曬乾或鮮用。夏秋採花鮮用。

成分 根狀莖含非洲防己素、掌葉防己鹼。

性能 甘、淡,平。健脾益氣,調經止帶,利尿。花止痛。

應用 根莖治脾虛消化不良,月經不調、白帶、乳少。花外用治牙痛。用量根狀莖30～60 g,花適量。

文獻 《滙編》上,234。

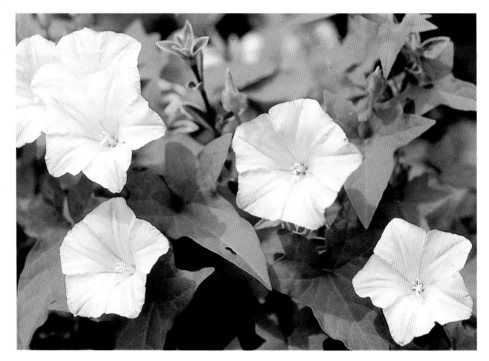

1343 大菟絲子

來源 旋花科植物日本菟絲子 Cuscuta japonica Choisy 的種子。

形態 一年生寄生草本。莖較粗壯,黃綠色常帶紫紅色,多分枝,無葉。花序穗狀,基部常多分枝;苞片鱗片狀,卵圓形;花萼碗狀,5裂,常有紫紅色瘤狀突起;花冠鐘狀,橘紅色,5淺裂,裂片卵狀三角形;雄蕊5,花絲無或幾無;鱗片5,矩圓形,邊緣流蘇狀;子房二室,花柱1,柱頭二裂。蒴果卵圓形。

分佈 生於河谷、河岸林內及灌木叢中,寄生於多種植物上。分佈於南北各省區。

採製 秋季果實成熟時,同寄主一齊採割,曬乾,打下種子,去雜質備用。

成分 含糖甙,維生素A類物質。

性能 辛、甘,平。補養肝腎,益精,明目。

應用 腰膝酸軟,陽痿,遺精,尿頻,頭暈目眩,視力減退,胎動不安。用量10～25 g。

文獻 《滙編》上,751;《大辭典》下,4125。

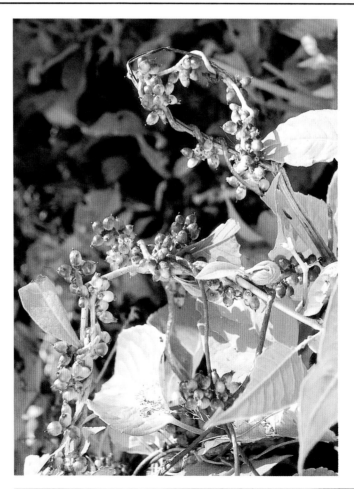

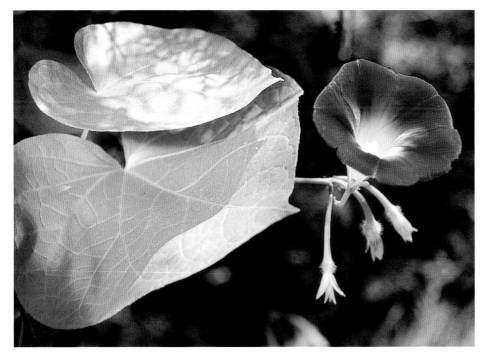

1344　圓葉牽牛 (牽牛子)

來源　旋花科植物圓葉牽牛 Pharbitis pur-
purea (L.) Voigt 的種子。

形態　一年生攀援草本，全體具白色長
毛。葉闊心臟形，先端短尖，基部心形，
全緣。花1～5朵成簇腋生；花梗多與葉柄
等長；花萼裂片卵狀披針形；花冠漏斗
狀，通常為藍紫色、粉紅或白色。蒴果球
形。種子黑色或黃白色。

分佈　多生於路旁、田間、牆腳下，或灌
叢中。分佈於全國大部分地區。

採製　7～10月間果實成熟時，將藤割下，
打出種子，除去果殼等雜質，曬乾。

成分　含牽牛子甙 (pharbitin)、牽牛子酸
甲 (nilic acid) 及沒食子酸 (galic acid) 等。

性能　苦、辛，寒。有毒。瀉水，下氣，
殺蟲。

應用　用於水腫，喘滿，痰飲，脚氣，蟲
積食滯，大便秘結。用量入丸、散為0.5～
1.5 g；煎湯為7.5～15 g。

文獻　《大辭典》下，3365。

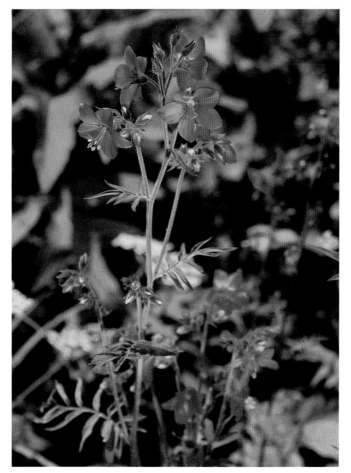

1345　柔毛花荵

來源　花荵科植物柔毛花荵 Polemonium
villosum Rud. ex Georgi 的全草。

形態　多年生草本，高40～100 cm。根狀
莖橫走。莖單一，不分枝，上部被短柔毛
或短腺毛。奇數羽狀複葉；小葉19～27，
無柄，卵形、卵狀披針形或披針形。聚傘
狀圓錐花序頂生或腋生；花萼鐘狀，明顯
長於花冠筒，5深裂，裂片披針形；花冠藍
色或淡藍色，5裂；雄蕊5；柱頭3裂。蒴果
廣卵球形。

分佈　生於濕草甸子。分佈於東北、華
北。

採製　花尚未開放時，割取洗淨，曬乾即
可。

成分　本品各部分均含皂甙，以根，根莖
及花序含量最高，莖含量最低，另外含黃
酮類化合物。

性能　苦，平。鎮靜，祛痰，止血。

應用　用於失眠，癲癇，痰多咳嗽，月經
過多，胃腸出血。用量5～15 g。

文獻　《大辭典》上，2151；《長白山植
物藥誌》，938。

1346 臭牡丹

來源 馬鞭草科植物臭牡丹 Clerodendrum bungei Steud. 的根、葉。

形態 落葉灌木，高達2 m。根肉質。葉對生；葉片廣卵形，長5～18 cm，上面貼生短毛，下面脈上生短毛和疏生腺點，有臭氣。初夏至秋季枝端開玫瑰色花，密集成頭狀聚傘花序；花萼小；花冠管細長，裂片5；雄蕊4，着生於花冠筒口；雌蕊1，子房上位，卵圓形，花柱通常不高於雄蕊。核果球形，黑紫色。

分佈 生於山野、路旁、溝谷、林緣較陰濕處，或栽培於庭園。分佈於黃河流域以南各省。

採製 夏季採葉，秋季採根，鮮用或曬乾。

成分 葉含生物鹼。

性能 苦、辛，平。祛風除濕，解毒散瘀。

應用 根治風濕痹痛，跌打損傷，高血壓，肺膿瘍。葉外用治癰腫瘡瘍，痔瘡，濕疹。用量根15～30 g；鮮葉適量搗敷患處。

文獻 《滙編》上，708。

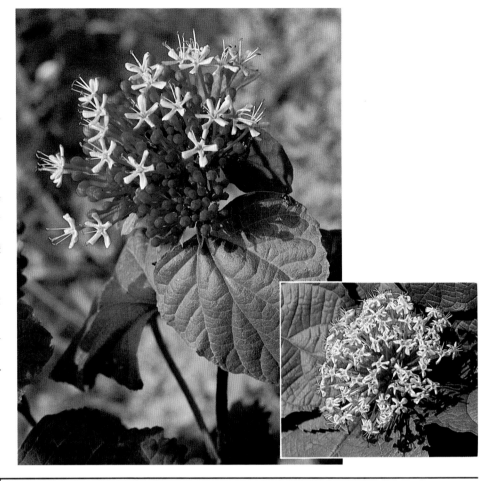

1347 三對節

來源 馬鞭草科植物三對節 Clerodendrum serratum (L.) Spr. 的全草。

形態 常綠灌木，高2～4 m，莖表皮具白色皮孔，節膨大。3葉輪生；葉片倒披針形或橢圓形，先端長尖，基部漸狹，邊緣具鋸齒。圓錐花序頂生；苞片大，紫紅色；花冠筒細長；雄蕊4；花柱伸出，頂端2裂。果實漿果狀核果。

分佈 生於山坡疏林或雜草叢中。分佈於中南及華南、西南。

採製 全年可採，洗淨切段曬乾。

成分 含皂甙，齊墩果酸 (oleanolic acid)，櫟焦油酸 (aueretaroic acid) 和三對節酸 (Serratagenic acid) 等。

性能 苦、辛，涼。接骨，止痛，截瘧。

應用 用於骨折，跌打損傷，風濕疼痛，瘧疾。用量10～15 g。

文獻 《大辭典》上，125。

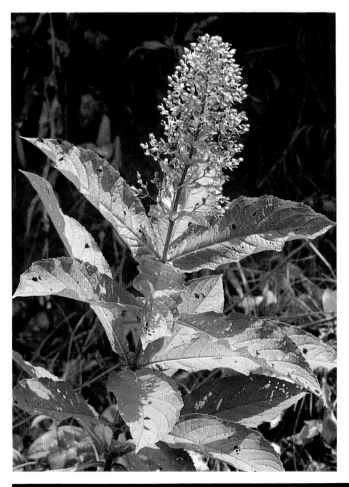

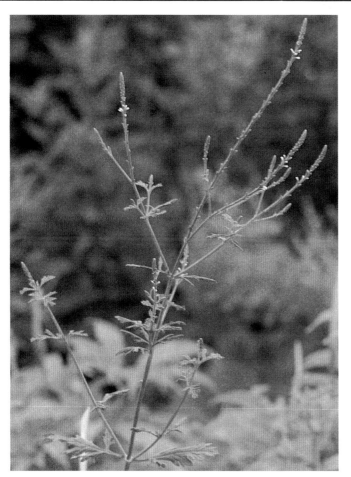

1348　馬鞭草

來源　馬鞭草科植物馬鞭草 Verbena offi-
cinalis L. 的全草。

形態　多年生草本，高達 1 m。莖四棱
形，有剛毛。基生葉有柄，莖生葉對生，
卵圓形，3裂，裂片不規則羽狀分裂，邊緣
有粗齒，兩面有粗毛。穗狀花序長 30
cm。花後伸長；苞片卵狀鑽形，萼筒狀，
頂端5齒；花冠漏斗狀，淡藍色，頂端5裂
二唇形，雄蕊二強。蒴果包於萼內，開裂
成4小堅果。

分佈　生於廣野草地。分佈於中國大部分
地區。

採製　夏、秋採收，切段曬乾。

成分　含馬鞭草甙 (verbenalin)、馬鞭草
酚(verbenalol)、腺甙 (adenosine) 等。

性能　苦，微寒。清熱解毒，截瘧殺蟲，
利尿消腫，通經散瘀。

應用　用於瘧疾，寄生蟲，腸炎，肝炎，
腎炎水腫，咽痛，跌打損傷。用量25～
50 g。

文獻　《滙編》，上，86。

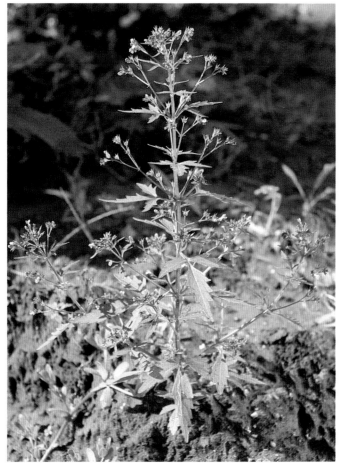

1349　水棘針

來源　唇形科植物水棘針 Amethystea
caerulea L. 的全草。

形態　一年生草本，高0.5～1 m。主根細
圓錐形，分歧，密生鬚根。莖紫色，直
立，多分枝。葉對生，葉柄長 0.7～2
cm，有狹翼；葉片三全裂或三深裂，裂片
披針形至卵狀披針形，通常中裂片明顯較
大。花序由鬆散的具長梗的聚傘花序組成
圓錐花序；苞與葉同形，向上漸小，小苞
片微小，綫形；花萼鐘形，具10脈，其中5
脈中肋顯著，萼齒5，近整齊；花冠藍色或
藍紫色，小，花冠筒內藏或略長於萼，冠
檐二唇形，上唇2裂，下唇3裂，中裂片較
大；雄蕊4；子房4室，花柱2裂。小堅果
4，倒卵形。

分佈　生於田間、路旁、荒地、雜草地和
林邊灌叢間。分佈於全國各地。

採製　秋季採收，陰乾切段。

功能　祛風解表，透疹。

應用　用於感冒，頭痛，咽痛，麻疹不
出，蕁麻疹，皮膚瘙癢。用量3～10 g。

文獻　《大辭典》下，3246；《滙編》上，
612。

1350 彩葉草

來源 唇形科植物彩葉草 Coleus scutellarioides (L.) Benth. 的葉。

形態 多年生草本或亞灌木，高約40 cm。莖四棱形，紫色。單葉對生，邊緣具粗鈍鋸齒，葉片有黃、暗紅及淡紫等色，通常紫色。穗形總狀花序頂生，萼5齒裂，二唇形；花冠二唇，下唇較上唇爲大，船形；雄蕊4。小堅果。

分佈 多生於溪邊、山谷、田野草叢或林下。中國各地均有栽培。

採製 藥用鮮品，隨用隨採摘。

性能 解毒，化瘀。

應用 用於毒蛇咬傷。外用適量。

文獻 《廣西藥用植物名錄》338。

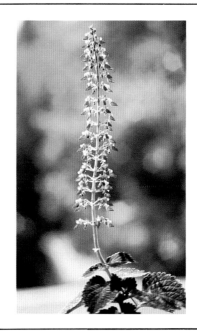

1351 益母草

來源 唇形科植物益母草 Leonurus artemisia (Lour.) S.Y. Hu 的地上部分。

形態 一年或二年生草本，高60～120 cm。莖有倒向糙伏毛。葉對生；莖下部葉輪廓爲卵形，掌狀3裂，上面有糙伏毛，下面被疏柔毛及腺點；莖中部葉常分裂成3個長圓狀綫形裂片；花序頂部苞葉近無柄，綫形或綫狀披針形。輪傘花序腋生，具8～15花，遠離成長穗狀花序；小苞片刺狀；萼鐘形；花冠二唇形，粉紅至淡紫紅色；2强雄蕊；花柱2淺裂。小堅果淡褐色。

分佈 生於山坡草地、田埂、路旁、溪邊。分佈於全國各地。

採製 夏季花未全開時採割，曬乾。

成分 全草含益母草碱 (leonurine)、水蘇碱 (stachydrine) 等。

性能 苦、辛，微寒。活血調經，祛瘀生新，利尿消腫。

應用 用於月經不調，痛經，產後瘀血腹痛，小便不利，瘡瘍腫毒等。用量10～30 g，外用鮮品適量。

文獻 《中藥誌》三，592。

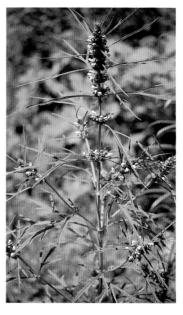

1352 紫蘇

來源 唇形科植物紫蘇 Perilla frutescens (L.) Britt. var. acuta (Thunb.) Kudo 等的葉、莖和種子。

形態 一年生草本，莖四棱，高30～100 cm，全株疏被柔毛。葉對生，長卵形，先端長漸尖，邊緣有粗圓齒，兩面紫色，平坦，被毛。總狀花序頂生或腋生；花冠管狀，紫紅色或淡紅色；雄蕊4；子房4裂，柱頭2裂。小堅果褐色至淡黃色。

分佈 生於路旁村邊或栽培。分佈於全中國各地。

採製 秋季採收莖葉、種子，分別陰乾。

成分 紫蘇醛 (perilladehyde)、左旋檸檬烯、α－蒎烯等。

性能 葉辛，溫。發表，散寒，理氣。

應用 用於感冒風寒，咳嗽，胸腹脹滿等。用量6～10 g。

文獻 《大辭典》下，4877。

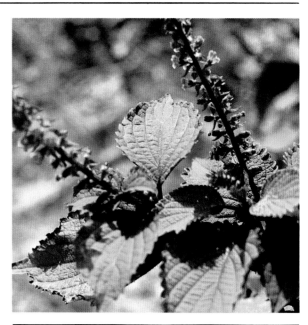

1353　水蘇草

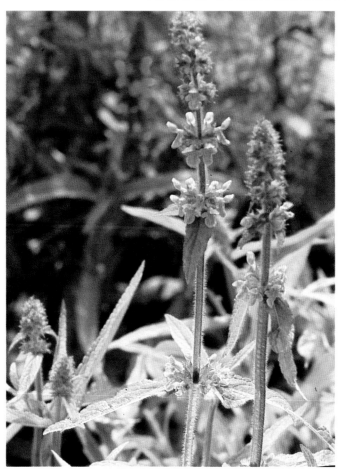

來源　唇形科植物毛水蘇 Stachys baicalensis Fisch. ex Benth. 的全草。

形態　多年生草本，高30～100 cm。根狀莖淡黃色，橫走。莖直立，四棱形，在棱及節上密生倒向的剛毛。單葉對生；幾無柄；葉片長橢圓狀披針至披針形，先端鈍尖，基部心形，邊緣具圓鋸齒，兩面生灰白色剛毛。輪傘花序排成假穗狀花序；苞片披針形，邊緣有剛毛；花萼鐘狀，齒5，披針形，外面沿肋及齒緣生柔毛狀具節剛毛，10脈；花冠二唇形，冠筒內具毛環，上唇直立，下唇3裂；雄蕊4，二強。小堅果倒卵圓狀三角形。

分佈　生於田邊、濕地及水溝旁。分佈於東北、西北等省區。

採製　夏秋季採收，曬乾。

性能　甘、辛，微溫。袪風解毒，止血。

應用　用於感冒，咽喉腫痛，吐血，衄血，崩漏等；外用治瘡癤腫毒。用量10～15 g。外用適量，搗敷患處。

文獻　《滙編》下，145。

1354　光葉水蘇

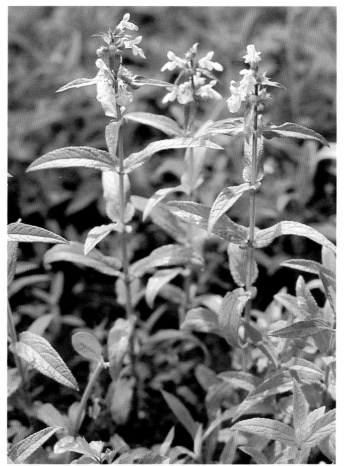

來源　唇形科植物水蘇 Stachys japonica Miq. 的全草。

形態　多年生草本。根狀莖橫走。莖高20～80 cm，節間無毛，節上有小剛毛。葉長圓狀披針形，長5～10 cm；小苞片刺狀，微小；花萼外面有柔毛或近無毛，脈10，齒5，三角狀披針形，有刺尖頭；花冠粉紅色或淡紅紫色，長約1.2 cm，花冠筒內有毛環，2唇形，上唇直立，下唇3裂，中裂片近圓形。小堅果卵圓形，無毛。

分佈　生於溝旁、濕地處。分佈於遼寧、內蒙、河北及華東各省區。

採製　夏秋季採葉或帶葉的小枝，陰乾稱"蘇葉"；秋季割取地上部分，取老莖，曬乾或切片後曬乾，稱"蘇梗"。

成分　含揮發油，效用同紫蘇。

性能　辛，溫。發表散寒，行氣寬中。

應用　風寒感冒，氣滯胸悶。

文獻　《滙編》下，145。

1355 野油麻

來源 唇形科植物長圓葉水蘇 Stachys oblongifolia Benth. 的全草。

形態 多年生草本，高0.5～1 m。根狀莖橫走。莖直立，棱上有倒生長毛。葉對生；近無柄；葉片橢圓狀披針形，兩面均有白柔毛，下面密生，先端鈍或急尖。輪傘花序常6朵花，排列成假穗狀花序；苞片小；花萼鐘狀，外面生長柔毛，10脈，沿脈疏生長柔毛，5齒，三角狀披針形，具刺尖頭；花冠唇形，粉紅色或粉紫紅色，筒內喉部有微毛，上唇直立，下唇3裂，中裂片腎形。小堅果卵球形。

分佈 生於河岸、草叢及山野路旁。分佈於陝西、江蘇、安徽、貴州、湖北、四川。

採製 夏秋季採收，曬乾。

性能 辛、微甘，溫。補中益氣，止血生肌。

應用 用於產後虛弱，久痢，外傷出血。用量20～30 g。

文獻 《大辭典》下，4389。《滙編》下，146。

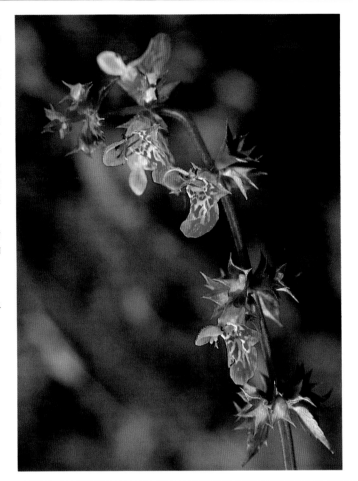

1356 顛茄葉

來源 茄科植物顛茄 Atropa belladonna L. 的根、葉及帶花與幼果枝梢。

形態 多年生草本，高1～1.5 m。根粗大。莖直立，上部多分枝，下部淡紫色，上部綠色，微有毛茸。葉互生；莖上部的葉大小連生。花單生於葉腋，花冠鐘形，暗紫色，5淺裂。漿果球，具宿萼，果實初綠色，成熟時紫黑色，有光澤，直徑1.2 mm，內含多數種子。

分佈 喜生長於溫暖、濕潤的砂壤土。浙江、上海及山東等地有栽培，原產歐洲。

採製 夏秋葉生長茂盛時，分次採摘葉及帶花、幼果枝梢，曬乾。生長三年秋後，挖取根，洗淨，切片。乾燥。

成分 含莨菪碱 (hyoscyamine)、阿托品 (atropine)、東莨菪碱 (scopolamine)。

應用 製劑用為鎮痙、鎮痛藥。有減少腺體分泌，弛緩平滑肌的痙攣及擴大瞳孔作用。

文獻 《生藥學》，302。

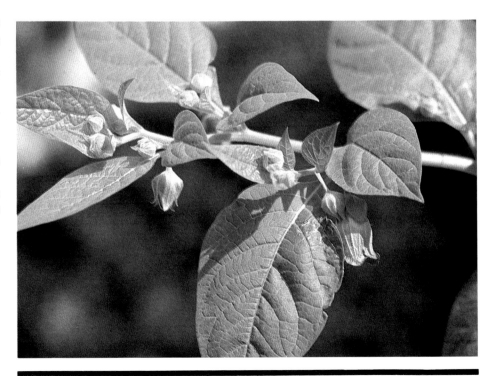

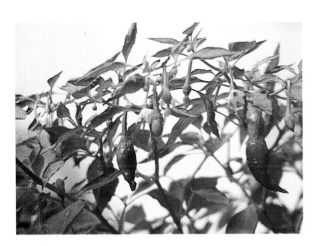

1357 辣椒

來源 茄科植物辣椒 Capsicum frutescens L. 的果實、根。

形態 灌木，高50～80 cm。單葉互生，有葉柄，葉片卵狀披針形，全緣，先端尖，基部漸窄下延至柄。花白色或淡黃綠色，1～3朵腋生，花萼杯狀，5～7淺裂，花冠輻狀，裂片5～7。漿果俯垂，長指狀，頂端尖而稍彎，少汁液，熟後紅色。

分佈 中國各地廣有栽培。

採製 6～7月果紅熟時採收，曬乾。

成分 含辣椒鹼 (capsaicin)，辣椒紅 (capsanthin) 和辣椒玉紅素 (capsorubin)、胡蘿蔔素 (carotene) 等。

性能 果辛，熱；溫中散寒，健胃消食。根活血消腫。

應用 果用於胃寒疼痛，胃腸脹氣，消化不良。外用於凍瘡，風濕痛等。根外用於凍瘡。用量3～9 g，外用適量。

文獻 《滙編》下，664。

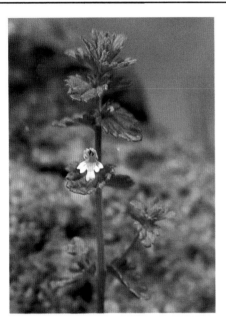

1358 小米草

來源 玄參科植物小米草 Euphrasia tatarica Fisch. 的全草。

形態 一年生直立草本，高10～45 cm，生白色柔毛。葉無柄；葉片卵形至寬卵形，長5～10 mm，邊緣有數鋸齒，兩面被硬毛。穗狀花序疏花；苞葉比葉略大；花萼筒狀，生硬毛，裂片三角形；花冠白或淡紫色，上唇直立，下唇開展，裂片叉狀淺裂；花藥裂口露出白色鬚毛，藥室延成芒。蒴果扁。

分佈 生於草地及灌叢中。分佈於東北、華北、西北、華東、山東、四川等地區。

採製 7～8月採收，晾乾。

性能 苦，寒。清熱解毒。

應用 用於咽喉腫痛，肺炎咳嗽，痢疾，口瘡。用量5～10 g。

文獻 《長白山植物藥誌》，1014。

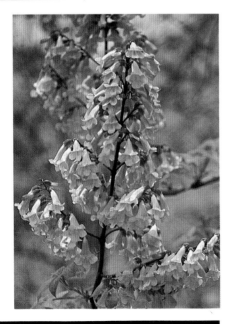

1359 毛泡桐

來源 玄參科植物毛泡桐 Paulownia tomentosa (Thunb.) Steud. 的根和果實。

形態 落葉喬木。幼枝、幼果密生黏質短腺毛，葉柄及葉片下面毛較少。葉對生；具長柄；葉片心形，全緣或波狀淺裂，上面疏生星狀毛，下面生灰黃色星狀絨毛。聚傘圓錐花序；小聚傘花序有花3～5朵；總花梗生星狀絨毛；花萼淺鐘狀，5裂至中部；花冠淡紫色，筒部擴大，駝曲；雄蕊2強。蒴果的外果皮硬革質。

分佈 中國東部、中部及西南部各地普遍栽培。

採製 根秋季採挖，果夏季採收，曬乾。

成分 木質部含泡桐甙，果實含桐酸、黃酮素和生物鹼。

性能 苦，寒。根：解毒，消腫，祛風止痛；果：化痰止咳。

應用 治筋骨疼痛，癰腫，慢性氣管炎。用量15～30 g。

文獻 《中草藥學》下，1005；《滙編》上，466。

1360　沼地馬先蒿

來源　玄參科植物沼地馬先蒿 Pedicularis palustris L. 的地上部分。

形態　一年生草本，高30～60 cm。主根粗短，側根聚生於根莖周圍。莖直立，多分枝，互生或有時對生。葉互生或對生，稀輪生；葉片三角狀披針形，羽狀全裂，裂片條形。花序總狀，生於莖頂；花萼鐘形，花後期膨大，有白色長柔毛，紫褐色縱脈紋明顯，萼齒2，具波狀齒；花冠紫紅色，盔直立，前端下方具1對小齒，下唇與盔近等長，中裂片倒卵圓形，突出於側裂片之前，具緣毛；雄蕊4，二強，內藏，花絲兩對均無毛；柱頭通常不自盔端伸出。蒴果卵形，先端具小凸尖。種子卵形，棕褐色，表面具網狀孔紋，被細毛。

分佈　生於濕草甸及沼澤草甸。分佈於東北地區。

採製　7～8月割取，晾乾即可。

成分　含桃葉珊瑚甙 (aucnbin)。

功能　利水通淋。

應用　用於石淋，膀胱結氣，排尿困難，並治瘧疾寒熱，中風濕痹，婦女帶下等症。

文獻　《滙編》下，832；《長白山植物藥誌》，1021。

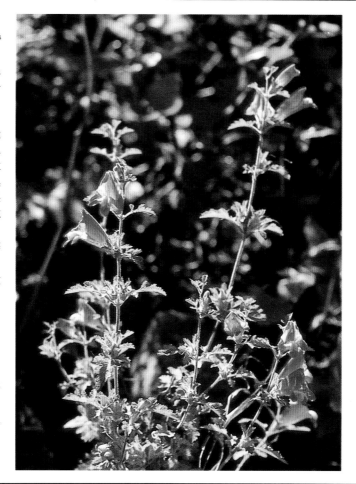

1361　輪葉馬先蒿

來源　玄參科植物輪葉馬先蒿 Pedicularis verticillata L. 的全草。

形態　多年生草本，高達15～35 cm。莖常叢生。基生者葉片矩圓形至條狀披針形，羽狀深裂至全裂；莖生葉一般4枚輪生，葉片較寬短。花序總狀；花萼球狀卵圓形，前方深開裂；花冠紫紅色，筒約在近基3 mm 處以直角向前膝屈，由萼裂口中伸出，下唇約與盔等長或稍長，盔略鐮狀弓曲，額圓形，下緣端微有凸尖；花絲前方1對有毛；花柱稍伸出。蒴果多少披針形。

分佈　生於林緣和濕草地。分佈於東北、華北、西南和西北等地。

採製　7～8月採挖，晾乾即可。

成分　含微量生物碱。

性能　甘、微苦，溫。大補元氣，生津安神，強心。

應用　用於氣血虛損，虛勞多汗，虛脫衰竭，血壓降低。用量10～15 g。

文獻　《大辭典》下，5615。

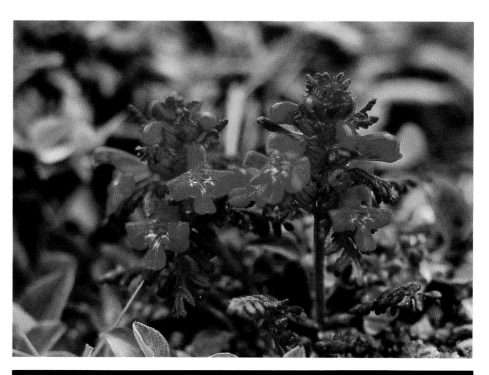

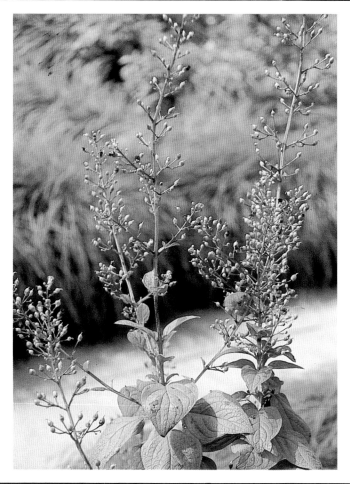

1362 浙玄參

來源 玄參科植物玄參 Scrophularia ning-poensis Hemsl. 的根。

形態 多年生草本。根多數，圓柱形，下部常分叉，外皮灰黃褐色。莖直立，具四棱，有腺毛。葉對生，近莖頂互生；葉片卵形或卵狀橢圓形，長7～20 cm，寬3.5～12 cm，邊緣具有細斜齒，下面有稀疏細毛；具葉柄。聚傘花序疏散開展，呈圓錐狀；花序和花梗有明顯的腺狀細毛；萼5裂，裂片卵圓形，外生腺毛；花冠暗紫色，管部斜壺狀，5裂，裂片圓形；雄蕊4，二強，退化雄蕊近圓形；花盤明顯；子房二室，花柱細長。**蒴果**卵圓形，長約9毫米，具宿存萼。

分佈 生於山坡、林下。分佈於安徽、浙江、江西、湖南、湖北、貴州、陝西。

成分 含生物鹼、糖類、甾醇、氨基酸、脂肪酸等。

採製 10～11月採挖，曬至半乾，堆放2～3天後曬至全乾。

性能 甘、苦，寒。清熱解毒，養陰生津。

應用 熱病傷陰舌紅，口乾煩躁，便秘；咽喉腫痛，瘰癧，癰腫。用量9～15 g。

文獻 《中草藥學》下，1013；《大辭典》上，1542。

1363 婆婆納

來源 玄參科植物婆婆納 Veronica didyma Tenore. 的全草。

形態 一年或越年生草本，生短柔毛。莖自基部分枝成叢，下部偃伏地面，斜上，高5～20 cm。單葉；在莖下部對生，上部互生；葉片長寬約6～10 cm。花單生於葉腋，直徑1 cm；花梗與苞片等長或稍短；苞片葉狀；花萼4裂，裂片卵形，長3～6 mm；花冠基部結合；雄蕊2；雌蕊由2心皮組成，子房上位，2室。**蒴果**圓球形，先端微凹，有細短柔毛。種子長圓形或卵形。花期3～4月。

分佈 生於路邊，荒地及庭園。全國大部分省區有分佈。

採製 3～4月採，曬乾或鮮用。

成分 含甘露醇 (mannitol) 等。

性能 甘，涼。涼血止血，理氣止痛。

應用 治吐血，疝氣，睪丸腫痛，白帶等。用量15～30 g，鮮品50～100 g。

文獻 《大辭典》下，4701。

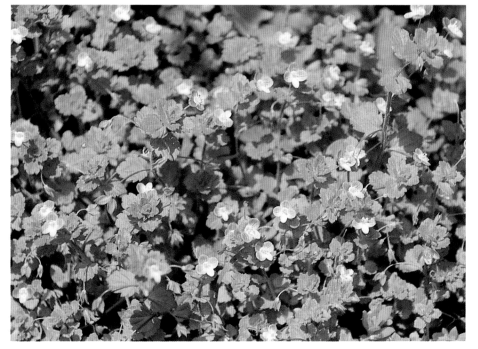

1364 楸樹

來源 紫葳科植物楸 Catalpa bungei C. A. Mey. 的果實、葉及樹皮。

形態 落葉喬木，高達15 m。葉對生，三角狀卵形，全緣或3～5裂，無毛。春夏開花，聚傘圓錐花序呈傘房狀，有花3～12朵；萼片頂端有兩尖裂；花冠唇形，白色，長約4 cm，內面有紫色斑；發育雄蕊2；子房2室。蒴果細長，綫形，長25～50 cm，寬約5 mm。種子狹長橢圓形，長約1 cm。

分佈 生於肥沃山地，或栽培。分佈於黃河及長江流域各省。

採製 秋季採果，切段，陰乾；夏季採葉曬乾或鮮用；樹皮春夏秋均可採剝，曬乾。

成分 果實含梓實甙。

性能 果實：苦，涼。清熱利尿。葉：苦，涼。解毒。樹皮：苦，涼。清熱解毒，散瘀消腫。

應用 果實治尿路結石、尿路感染。葉外用治瘡瘍膿腫。樹皮外用治跌打損傷、骨折，疔瘡腫毒。用量果實30～60 g，葉、樹皮適量。搗敷患處。

文獻 《滙編》下，651。

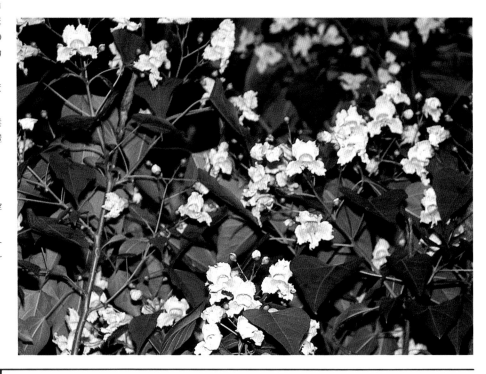

1365 草蓯蓉

來源 列當科植物草蓯蓉 Boschniakia rossica (Cham. et Schlech.)Fedtsch. et Flerov. 的全草。

形態 寄生草本，全株無毛。莖單一，直立，肥厚，高15～35 cm，紫褐色。鱗片葉多數，三角形或卵形，先端銳尖。穗狀花序；花萼平滑，杯狀，有不整齊的5齒裂；花冠暗紅紫色，筒部膨大成囊狀，上唇凹頭，下唇3裂；雄蕊4，2強，與柱頭均挺出冠筒外。蒴果。

分佈 多寄生於赤楊屬 (Alnus) 的根上。分佈於黑龍江、吉林。

採製 夏秋採挖，曬乾。

成分 地上部分含草蓯蓉醛 (boschiakine) 和草蓯蓉內酯 (boschnialactone)。根莖含甘露醇、生物鹼。

性能 甘、酸，溫。補腎壯陽，潤腸通便。

應用 用於腎虛陽萎，腰膝冷痛，老年習慣性便秘，膀胱炎。用量2.5～5 g。

文獻 《大辭典》下，3292。

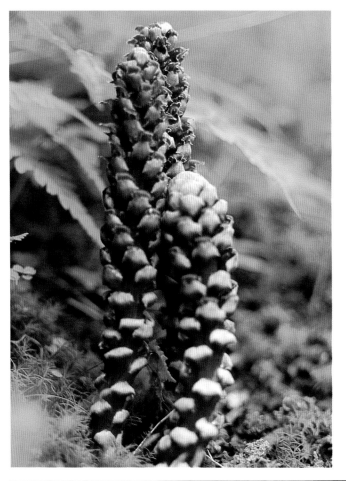

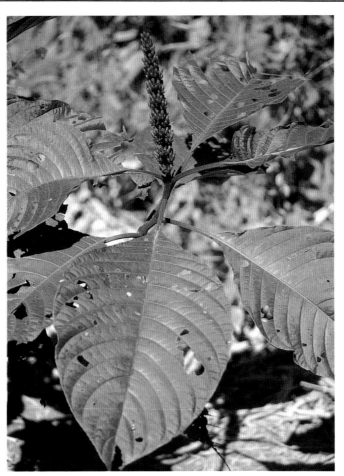

1366　火焰花

來源　爵床科植物火焰花 Phlogacanthus curviflorus (Wall.) Nees 的根或全株。

形態　灌木，高達3 m。葉橢圓形至長圓形，長12～30 cm，有12～17對側脈。聚傘圓錐花序穗狀；苞片和小苞片微小；花萼裂片5，三角狀披針形，長5～7 mm，密被毛；花冠紫紅色，長約5 cm，外被密毛和腺毛，花冠筒長約4.2 cm，稍彎，裂片二唇形；雄蕊2，着生於近花冠筒基部，稍外露，花絲基部附近有2退化雄蕊殘迹。蒴果長約3 cm。種子10粒。

分佈　生於林下。分佈於雲南南部。

採製　全年可採，曬乾。

性能　苦，寒。清熱解毒。

應用　用於頑瘧不解，發冷發熱，頭暈頭痛，胸腹痞滿。用量10～15 g。

文獻　《西雙版納傣藥誌》，一，23。

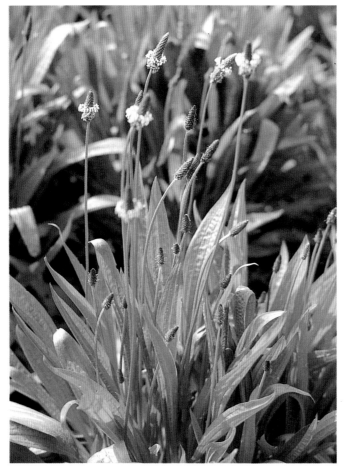

1367　長葉車前

來源　車前科植物長葉車前 Plantago lanceolata L. 的種子。

形態　多年生草本。鬚根細。葉基生；葉片長5～20 cm，寬0.5～3.5 cm，兩面有柔毛或無毛，有3～5條明顯縱脈。花葶長20～35 cm，四棱，密生柔毛；穗狀花序圓柱狀，長2～3.5 cm，花多，密生；苞片寬卵形，先端長尾狀；後萼裂片倒卵形，連合，頂端微缺，從萼裂片卵形，離生；花冠裂片有一棕色突起；雄蕊遠伸出花冠。蒴果橢圓形，周裂。種子棕黑色，一面內凹。

分佈　生於河邊、海邊或山坡草地。分佈中國東北、華東等地。

採製　8～9月割下果穗，曬乾，搓下種子。

成分　種子含車前甙 (Plantagin)、桃葉珊瑚甙 (Aucubin)。

性能　甘，寒。清熱利尿，明目。

應用　治尿路感染，腎炎水腫，痢疾，肝炎，眼結膜炎等。用量5～15 g。

文獻　《長白山植物藥誌》，1049。

1368 耳草

來源 茜草科植物耳草 Hedyotis auricularia L. 的全草。

形態 草本，高30～80 cm。莖直立或平臥，節上生根，小枝有短粗毛，葉對生，近革質，披針形或橢圓形；葉柄極短；托葉膜質，合生成一短鞘，頂端5～7裂，裂片綫形或呈剛毛狀。花白色，生於頂端葉腋；無柄或具極短柄；花4數，花萼有毛；花冠細小，漏斗狀。蒴果球形，不開裂，被粗毛。

分佈 生於山坡草地，路邊或樹邊雜草叢中。分佈於華南，西南。

採製 全年可採，洗淨曬乾。

成分 含生物碱，黃酮甙，氨基酸。

性能 苦，涼。清熱解毒，涼血消腫。

應用 用於感冒發熱，急性結膜炎，腸炎，痢疾，毒蛇咬傷。外用於瘡癤癰腫，皮膚濕疹。用量10～15 g，鮮葉外用適量。

文獻 《滙編》下，241。

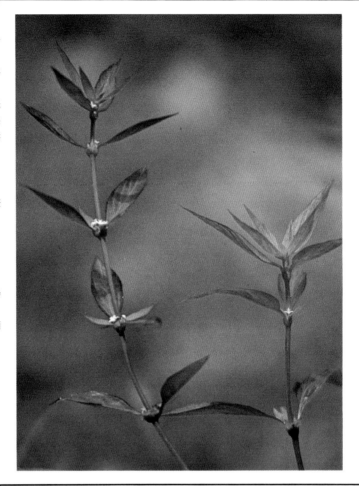

1369 野丁香

來源 茜草科植物滇丁香 Luculia intermedia Hutch. 的花、果。

形態 灌木。小枝有明顯的皮孔。葉紙質，對生；葉片長圓形或長圓狀倒披針形，背面沿葉脈被柔毛；托葉三角形，早落。聚傘花序傘房狀排列，頂生；有早落葉狀苞片；花5數，無毛；萼筒陀螺狀，裂片披針形，有脈3條；花冠高脚碟狀；雄蕊着生於喉部，內藏。蒴果陀螺形，具10條縱棱。

分佈 生於海拔1300 m 以上的山坡林下或灌叢中。分佈於廣西、雲南。

採製 秋季採花，冬季採果，曬乾。

性能 澀、微苦，涼。止咳化痰。

應用 用於百日咳，慢性支氣管炎，肺結核。用量50 g。

文獻 《大辭典》下，4363；《滙編》下，810。

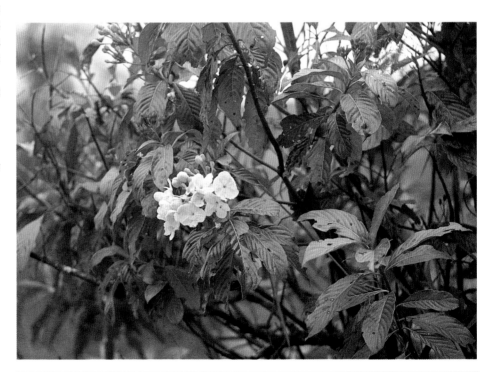

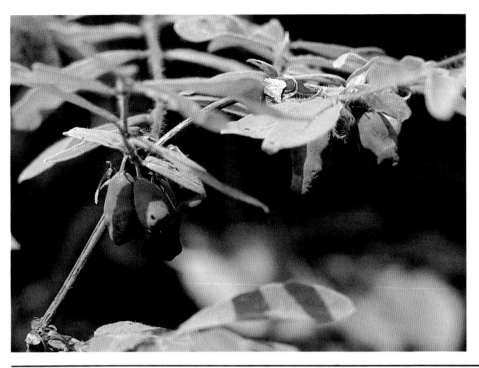

1370 藍錠果

來源 忍冬科植物藍錠果 Lonicera caerulea L. var. edulis Turcz. ex Herd. 的果實。

形態 灌木，高約1 m。幼枝被毛，老枝紅棕色，皮剝落；冬芽有2枚舟形外鱗片，有時具副芽，壯枝有葉柄間托葉。葉矩圓形或卵狀橢圓形，稀圓形，長2～5 cm，有毛。總花梗長2～10 mm；苞片條形，長於萼筒2～3倍；小苞片合生成罎狀殼斗，包圍子房，成熟時肉質；花冠黃白色，筒狀漏斗形，長1～1.3 cm，外有毛，裂片5；雄蕊5，稍伸出花冠外；花柱無毛，伸出花冠外。漿果藍黑色，橢圓形，長約1.5 cm。

分佈 生於林緣，林下，灌叢，草地，路旁，河岸等向陽而濕潤處。分佈於東北，華北。

採製 8～9月果實成熟時採收，曬乾。

成分 種子含花色甙 (anthocyanin)。

功能 清熱解毒。

應用 用於風寒感冒等。

文獻 《長白山植物藥誌》，1060。

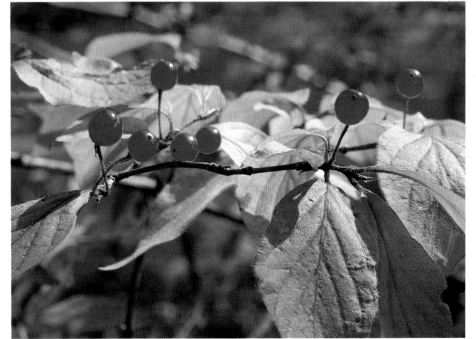

1371 單花忍冬

來源 忍冬科植物單花忍冬 Lonicera monantha Nakai 的花蕾。

形態 落葉灌木，高1～1.5 m，多分枝。莖直立，樹皮暗灰色，縱裂。枝無毛，色暗。單葉對生；葉柄長4～7 mm，葉闊卵形或長圓形，基部廣楔形、楔形或鈍形，先端尖。花單生於葉腋，先葉開放，每花梗有1花，花梗上有硬腺毛。漿果紅色，橢圓形或紡錘形。

分佈 生於林內。分佈於東北。

採製 5～6月在日出前採摘，當日曬乾。

成分 含黃酮類。

性能 甘，寒。清熱解毒。

應用 用於流行性感冒，扁桃體炎，急性乳腺炎，急性結膜炎，大葉性肺炎，細菌性痢疾等。用量15～100 g。

文獻 《滙編》上，540。

1372　莢蒾

來源　忍冬科植物莢蒾 Viburnum dilatatum Thunb. 的枝和葉。

形態　落葉灌木，高達3 m。多分枝，嫩枝有星狀毛。單葉互生；葉寬倒卵形至橢圓形，頂端漸尖至驟尖，邊緣有牙齒，下面有星狀毛及黃色鱗片狀腺點；側脈6～7對，伸達齒端。花序複傘形，徑4～8 cm；萼筒短，有毛至僅有腺點；花冠白色，輻狀；雄蕊5，比花冠長。核果紅色，橢圓形，扁，背具2、腹具3淺槽。

分佈　生於林下及灌叢中。分佈於陝西、河南、河北及長江流域各省區。

採製　夏秋採收，曬乾或鮮用。

性能　酸，微寒。清熱解毒，疏風解表。

應用　用於疔瘡發熱，風熱感冒；外用於過敏性皮炎。用量25～50 g，外用適量。

文獻　《滙編》下，438。

附註　本植物根亦可藥用，辛、澀，微寒。有祛瘀消腫作用。

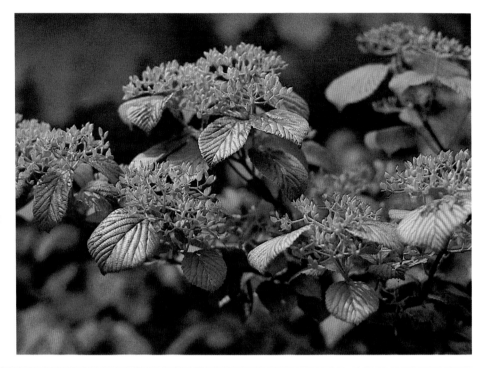

1373　蝴蝶樹

來源　忍冬科植物蝴蝶莢蒾 Viburnum plicatum Thunb. f. tomentosum (Thunb.) Rehd. 的根或莖。

形態　落葉灌木，高1～1.5 m。嫩枝、葉柄及花序柄均有黃色星狀柔毛。葉對生；葉片長4～6 cm，寬2.5～4 cm，下面脈上有黃色星狀毛。傘形花序生於枝頂；外圍有大型不育花數朵，白色，稍芳香；中間有多數淡黃色小花；萼筒長約1.5 mm，萼齒5；小花花冠長約3 mm；雄蕊5，長約4.5 mm。核果橢圓形。花期4～5月。

分佈　生於山谷或疏林中。分佈華東、華中、西南、華南等地。

採製　全年可採。

性能　苦、辛，溫。清熱解毒，健脾消積。

應用　治小兒疳積，淋巴結炎。用量10～15 g。

文獻　《大辭典》下，5467。

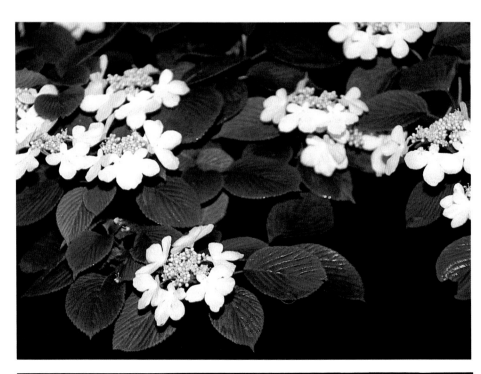

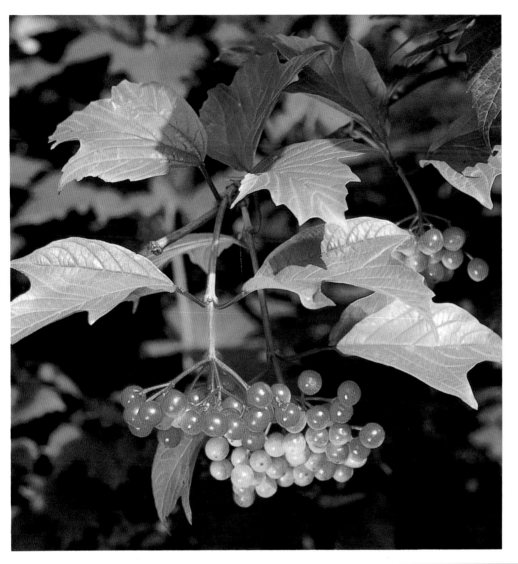

1374 雞樹條

來源 忍冬科植物雞樹條莢蒾 Viburnum sargentii Koehne 的枝和葉。

形態 落葉灌木，高達3 m。樹皮灰褐色。小枝褐色，有明顯條棱。單葉對生；葉片近圓形，常3裂，裂片卵形或寬圓形，先端漸尖，基部圓形。傘形聚傘花序頂生，由6～8小傘形花序組成；能孕花在中央，花冠杯狀，輻狀開展，5裂，花藥紫色；外圍不孕花白色，較大，深5裂。核果近球形，鮮紅色。種子圓形。

分佈 生於山坡，林緣。分佈於東北、華北、內蒙古、陝西、甘肅、四川、湖北、安徽。

採製 春夏採收嫩枝葉，陰乾或鮮用。

性能 甘、苦，平。通經活絡，解毒止癢。

應用 用於風濕性關節炎，腰酸腿痛，跌打損傷。葉鮮品外用於瘡癤，癬，皮膚瘙癢。用量15～20 g，外用適量。

文獻 《滙編》下，325。

附註 本植物果實亦可藥用，有止咳作用。

1375 白花敗醬

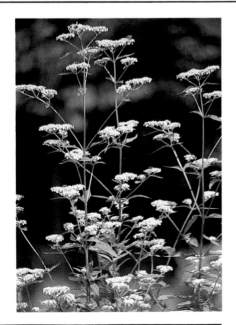

來源 敗醬科植物白花敗醬 Patrinia sinensis (Levl.) Koidz. 的帶根全草。

形態 多年生草本，高60～120 cm。根狀莖粗壯，橫臥或斜生，有特殊臭氣。莖直立，上部光滑，下部莖具倒生白色長毛。基生葉叢生，柄長；莖生葉對生，柄短或無柄，葉不裂或3裂，兩面均有粗毛。聚傘花序傘房狀，頂生或腋生；花萼小；花冠5裂，白色；雄蕊4，幾與花冠等長。瘦果橢圓形，有翅狀苞片。

分佈 生於山坡或半濕地。分佈於東北、華北、華東、華中、華南及貴州、四川等省區。

採製 夏秋採，曬乾。

成分 含皂甙，白花敗醬甙等。

性能 苦、辛，涼。清熱利濕，解毒排膿，活血散瘀。

應用 治闌尾炎，腸炎，肝炎，產後瘀血。用量20～50 g；外用適量，搗爛敷患處。

文獻 《滙編》上，525；《大辭典》上，2768。

1376　聚花風鈴草

來源　桔梗科植物聚花風鈴草 Campanula glomerata L. 的全草。

形態　多年生草本，高達1 m。全株有粗毛。根狀莖橫走，短。莖直立，單一；基生葉倒卵圓形，邊緣有鈍鋸齒；莖生葉無柄，葉片披針狀長圓形，先端漸尖或鈍尖，有粗毛，邊緣有鈍鋸齒。花簇生莖頂和上部葉腋，合成疏總狀花序；花藍紫色或粉紅色；萼片寬披針形；花冠鐘形，5齒裂；雄蕊5；子房下位，柱頭3淺裂。蒴果。

分佈　生於山坡、林緣及林間草地。分佈於東北。

採製　7～9月採挖，曬乾。

成分　地上部分含有槲皮素（quercetin）等多種黃酮類。

性能　苦，涼。清熱解毒，止痛。

應用　用於咽喉炎，頭痛。用量5～10 g。

文獻　《長白山植物藥誌》，1087。

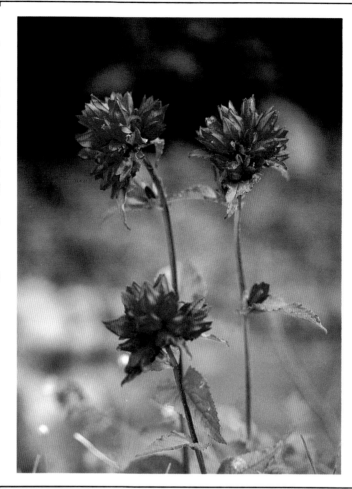

1377　紫斑風鈴草

來源　桔梗科植物紫斑風鈴草 Campanula punctata Lam. 的全草。

形態　多年生草本，高15～30 cm。莖單一或中部以上分枝。基生葉卵圓形，有短柔毛；中部莖生葉有短柄；上部葉近無柄，葉片卵形或狹卵形，基部下延。單花頂生或數花生上部葉腋；花大，鐘狀，下垂；花萼5裂，裂片披針狀狹三角形；花冠5淺裂，花筒長鐘狀，白色，有紫色斑點；雄蕊5；子房下位，柱頭3裂。蒴果。

分佈　生於山地、路旁、灌叢或林緣。分佈於全國大部分地區。

採製　7～8月割全草，去淨泥雜，曬乾。

成分　根含風鈴草素（companulin）及菊糖（inulin）。

性能　苦，涼。清熱解毒，止痛。

應用　用於咽喉炎，頭痛。用量5～10 g。

文獻　《長白山植物藥誌》，1089。

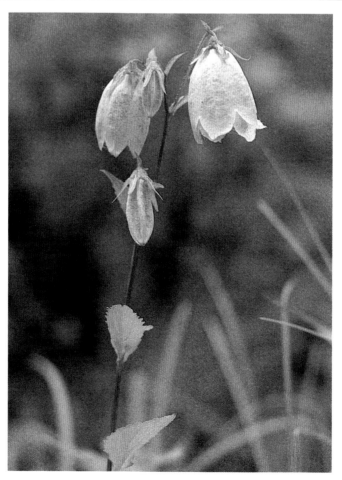

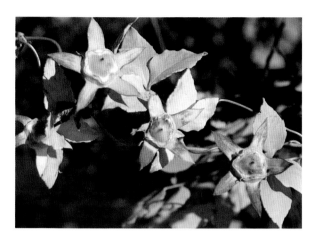

1378 四葉參

來源 桔梗科植物四葉參 Codonopsis lanceolata (Sieb. et Zucc.) Trautv. 的根。

形態 多年生纏繞草本，長2m以上。全株有乳白色液汁和特殊臭味。根圓錐形或紡錘形，有少數鬚根。莖無毛，多分枝。莖葉互生，菱狀狹卵形，無毛，分枝頂葉3～4個，近輪生。花多單生於分枝頂端；花萼裂片5，卵狀三角形；花冠寬鐘形，長2～3cm，5裂，黃綠色帶紫褐色斑點；雄蕊5；子房半下位，柱頭3裂。蒴果有宿萼。種子有翅。

分佈 生於山地溝邊或林中。分佈於東北、華北、華東及中南各省區。

採製 秋季採挖，除鬚根及根頭，洗淨，切段，曬乾。

成分 含皂甙。

性能 甘，平。補虛通乳，排膿解毒。

應用 用於病後體虛，乳汁不足，乳腺炎，肺膿瘍，癰癤瘡瘍。用量25～100g。

文獻 《滙編》上，266；《長白山植物藥誌》，1093。

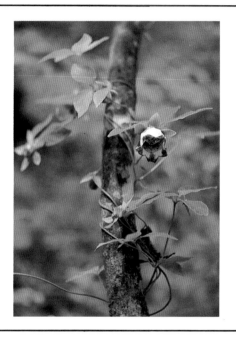

1379 雀斑黨參

來源 桔梗科植物雀斑黨參 Codonopsis ussuriensis (Rupr. et Maxim.) Hemsl. 的根。

形態 草質纏繞藤本，全株有白乳汁。根近球狀。莖無毛，有多數短分枝。主莖上葉互生，小，葉菱狀狹卵形，無毛，分枝頂端葉近輪生，有短柄。花常1朵生分枝頂端，無毛；花萼筒狀，裂片5，卵狀三角形；花冠黃綠色帶紫色或紫色，寬鐘狀；雄蕊5；子房半下位，柱頭3裂。蒴果有宿存花萼；種子無翅。

分佈 生於山地溝邊或林中。分佈於吉林、黑龍江。

採製 秋季採收，去雜質，曬乾。

功能 補中益氣，健脾潤肺。

應用 用於肺陰虛咳嗽，脾胃虛弱。

文獻 《吉林省中藥資源名錄》，137。

1380 半邊蓮

來源 桔梗科植物半邊蓮 Lobelia chinensis Lour. 的帶根全草。

形態 多年生蔓性草本，高約20cm。莖細長，有乳汁，節上互生葉或枝。葉無柄，光滑無毛，葉緣具疏齒。花單生於葉腋；花萼5裂，裂片綫形；花冠淺紫色，下部裂成半筒狀，上部5裂片偏向一方，喉部具綠色小突起物，冠筒內壁具密毛；雄蕊5，聚藥；子房下位，2室，柱頭2裂。蒴果倒圓錐形。種子多數，橢圓形。

分佈 生於溝邊、河畔、田埂或濕地。分佈於長江以南各省區。

採製 夏季採收，曬乾。

成分 含山梗菜碱 (lobeline)，山梗菜酮碱 (Lobelanine)，山梗菜醇碱 (Lobtlanidine)；另含黃酮甙、皂甙、氨基酸等。

性能 甘，平。清熱，利尿，消腫解毒。

應用 治黃疸，水腫，瀉痢；用量15～30g。外敷治疔毒，蛇傷，跌打損傷，濕疹。

文獻 《大辭典》上，1553。

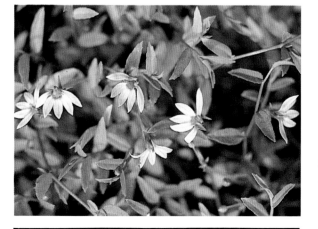

1381 桔梗

來源 桔梗科植物桔梗 Platycodon grandiflorum (Jacq.) A. DC. 的根。

形態 多年生草本，高 40 ～ 80 cm。根粗壯。長紡錘形或長圓柱形，肉質，下部漸細，淡黃褐色，內側白色。莖直立，單一或分枝。葉互生或3～4枚輪生；近無柄；葉片卵狀披針形。花單生於莖頂，或數朵成疏生的總狀花序；花萼鐘狀，先端5裂；花冠鐘狀，藍紫色，裂片三角形；雄蕊5；子房卵圓形，5室，柱頭5裂，反卷。蒴果卵圓狀球形，蓋裂。

分佈 喜生於山坡、林緣草地。分佈於中國大部分地區。

採製 8～9月採挖，去殘莖等雜質，洗淨，搓取外皮，曬乾即可。

性能 苦。辛，微溫。宣肺祛痰，清咽，排膿。

成分 含多種桔梗皂甙，桔梗糖及果膠。

應用 用於支氣管炎，咳嗽，咳痰不爽，咽喉腫痛，肺癰咳吐膿痰。用量5～15 g。

文獻 《大辭典》下，3642；《滙編》上，666；《長白山植物藥誌》，1098。

附註 本品的根亦可醃作美味食品用。

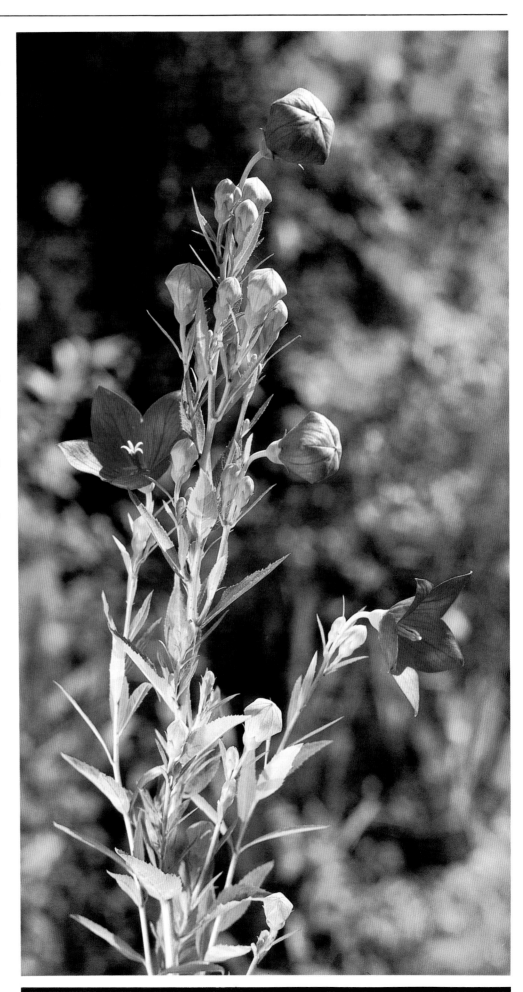

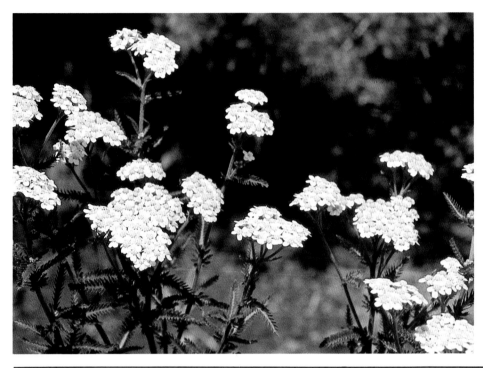

1382　一枝蒿

來源　菊科植物蓍 Achillea alpina L. 的全草。

形態　多年生草本，高50～100 cm。莖直立，有棱條，上部分枝。葉互生，長綫狀披針形，節齒狀羽狀深裂，裂片綫形，有不等長的缺刻狀齒牙，葉片半抱莖，兩面生長柔毛，背面毛較密。頭狀花序，密集成複傘房花序；總苞鐘狀；花白色，周邊為舌狀花，雌性，5～11朵，中央管狀花，兩性。瘦果扁平。

分佈　生於路旁、屋邊、林緣及山坡向陽地。分佈於中國北方各省區。

採製　夏秋間開花時採收，曬乾。

成分　含蓍素 (achillin)、蘭香油薁 (chammazulene)，D－樟腦等。

性能　辛、苦，微溫。有毒。活血，祛風，止痛，解毒。

應用　治跌打損傷，風濕疼痛，痞塊痛腫。用量1.5～3 g。外用適量，搗敷或泡酒塗擦。

文獻　《大辭典》上，0010。

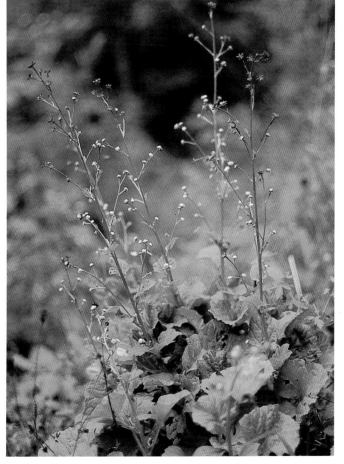

1383　腺梗菜

來源　菊科植物腺梗菜 Adenocaulon himalaicum Edgew. 的根。

形態　多年生草本，高30～100 cm。根多數，束狀，根狀莖匍匐。莖直立，多分枝，粗壯，有蛛絲狀白毛。葉互生；柄長5～17 cm，具翼；葉圓腎形或三角狀腎形，下面密生蛛絲狀毛。頭狀花序圓錐狀排列；總苞半球形，總苞片果期向後反卷；雌花白色，1列；兩性花淡白色，不結實。瘦果長1～8 mm，中部以上有多數頭狀帶柄的腺毛，無冠毛。

分佈　生於林下、溝邊、山谷。分佈於全國各地。

採製　7～8月採挖，去泥土雜質，晾乾即可。

性能　苦、辛，溫。止咳平喘，利水散瘀。

應用　用於咳嗽氣喘，水腫，產後瘀血腹痛，小便不利。用量15～25 g。外用治骨折，鮮根搗敷患處。

文獻　《滙編》下，606；《長白山植物藥誌》，1110。

1384 乳白香青

來源 菊科植物乳白香青 Anaphalis lactea Maxim. 的全草。

形態 多年生草本，高15～30 cm，全株密生灰白色絨毛。根莖木質化，分枝。莖叢生，直立。葉片綫狀長圓形，先端鈍或微尖，基部楔狀，全緣。基生葉及下部莖生葉有長柄，中部以上莖生葉無柄，基部下延成莖翅。頭狀花序多數，成複傘房狀；總苞球形，苞片上部白色，下部淡褐色，乾膜質；花雜性或雌雄異株；雌花細管狀，結實；兩性花管狀，不結實。瘦果黃褐色，長圓柱形。

分佈 生長於山坡、草地、灌木叢中。分佈中國西北地區。

採製 夏季花未開放時，拔取，曬乾。

性能 辛、苦，寒。活血散瘀，平肝潛陽，祛痰。

應用 治血瘀包塊，肝陽上亢，肺熱咳嗽，創傷出血。用量15 g。

文獻 《大辭典》上，2847。

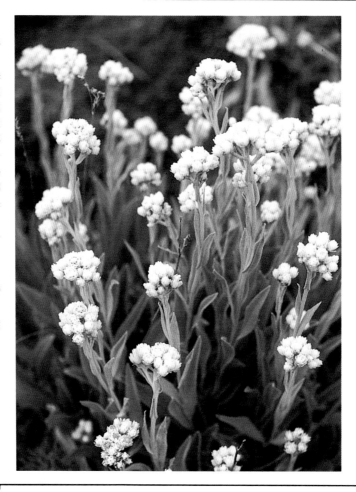

1385 牡蒿

來源 菊科植物牡蒿 Artemisia japonica Thunb. 的全草。

形態 多年生草本，高50～150 cm。根狀莖粗壯。莖常叢生。下部葉匙形，中部葉楔形，頂端有齒或近掌狀分裂，上部葉近條形，3裂或不裂。頭狀花序極多數，排列成複總狀，有短梗及條形苞葉；總苞球形或長圓形，無毛；總苞片約4層，背面多少葉質，邊緣寬膜質；花外層雌性，內層兩性不育。瘦果無毛。

分佈 生於路旁及荒野曠地。廣佈於南北各省區。

採製 夏秋採收，曬乾。

成分 含揮發油。

性能 苦、微甘，寒。清熱解表，殺蟲。

應用 用於感冒身熱，勞傷咳嗽等。用量5～10 g。外用適量。

文獻 《大辭典》上，2291。

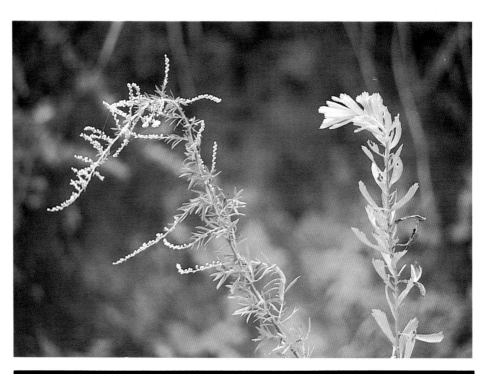

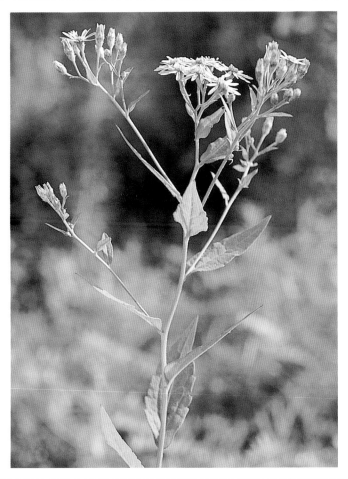

1386　山白菊

來源　菊科植物山白菊 Aster ageratoides Turcz. 的帶根全草。

形態　多年生草本，高30～90 cm。莖直立，基部光滑或被毛。葉互生；葉片卵形至卵狀橢圓形，先端鈍，基部狹；邊緣有疏鋸齒，兩面均有毛。頭狀花序頂生，排成傘房狀；總苞半圓形，苞片2～3列；舌狀花白色；管狀花黃色。瘦果扁平，冠毛豐富，鏽色或暗白色。

分佈　生於路邊、水溝邊、曠野草叢中。全國大部分地區均有分佈。

採製　夏秋季採挖，鮮用或曬乾。

成分　根部主要含有皂甙類，莖、葉主要含有酮甙類。

性能　苦、辛，涼。清熱解毒，祛痰鎮咳。

應用　用於風熱感冒，扁桃體炎，支氣管炎，疔瘡腫毒。用量2.5～10 g。

文獻　《大辭典》上，0336。《滙編》下，147。

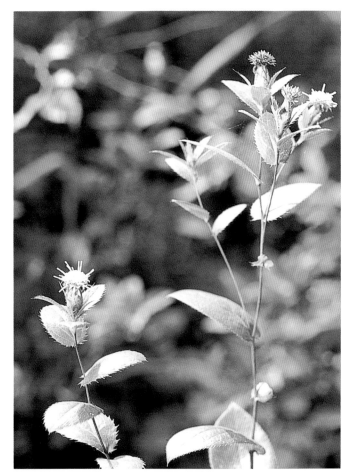

1387　朝鮮蒼朮

來源　菊科植物朝鮮蒼朮 Atractylodes koreana (Nakai) Kitam. 的根莖。

形態　多年生草本，高30～70 cm。根莖肥大，結節狀。葉有長柄；3出或3～5羽裂，長圓形或橢圓形，先端急尖，邊緣有平伏或內彎的刺齒；莖先端的葉超出頂端的花。頭狀花序下的苞葉有櫛齒狀的刺齒。花冠管狀，白色。瘦果長形，密生向上的銀白色柔毛。

分佈　生於山坡、灌叢中、林下及林緣。分佈於東北。

採製　秋季採挖為佳，除去殘莖、泥土，曬乾，火燎及撞去鬚根。切片。

成分　根莖含蒼朮醇 (atractylol) 等揮發油。

性能　辛、苦，溫。健脾，燥濕，發汗解表，明目，祛風，辟穢。

應用　用於消化不良，夜盲症，外感風寒。

文獻　《大辭典》上，2174。

1388　羽葉鬼針草

來源　菊科植物羽葉鬼針草 Bidens maximovicziana Oett. 的全草。

形態　一年生草本。莖直立，高15～70 cm。葉為三出複葉狀分裂或羽狀分裂，側生葉1～3對，頂生葉較大。頭狀花序單生莖頂或枝端；外層總苞片葉狀，內層苞片膜質，披針形。舌狀花缺；盤花兩性，花冠管細窄；花藥基部2裂，頂端有橢圓形附器。瘦果扁，具瘤狀小突起或有時呈囓齒狀，具倒刺毛。

分佈　生於村旁、路旁濕地。分佈於黑龍江、吉林、遼寧、內蒙古。

採製　夏秋季採收全草，曬乾。

功能　清熱解毒，止血，止汗。

應用　用於一般性感冒，盜汗等症。用量15～25 g。

文獻　《吉林省中藥資源名錄》，141。

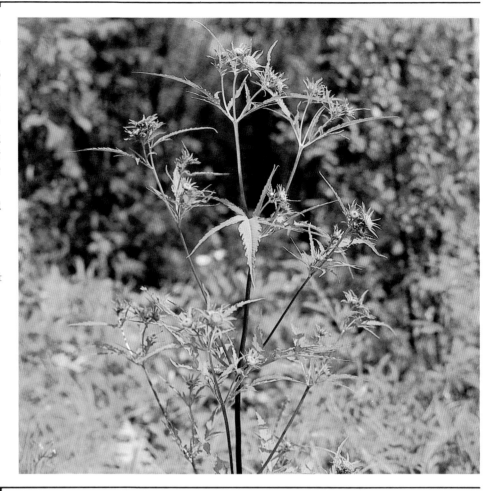

1389　紅花

來源　菊科植物紅花 Carthamus tinctrius L. 的管狀花冠。

形態　一至二年生草本，高60～120 cm。莖直立。葉互生，基部抱莖，卵形或披針形，邊緣不整齊淺裂，裂端有小尖刺。頭狀花序頂生，總苞的苞片邊緣具尖銳的刺，由多數管狀花組成，花初開時黃色，後變暗紅色。瘦果卵形，白色。

分佈　喜溫暖的氣候，適應性强，耐寒、耐旱。全國各地有栽培。

成分　花含紅花甙 (carthamin)、紅花醌甙 (carthamane)、新紅花甙 (neo-carthamin) 及木質素等。

性能　辛，溫。活血通經，祛瘀止痛。

應用　治痛經，閉經，冠心病心絞痛，瘀血作痛。用量3～9 g。孕婦忌用。

文獻　《滙編》上，386。

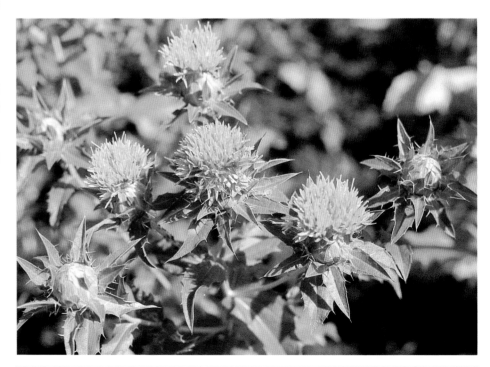

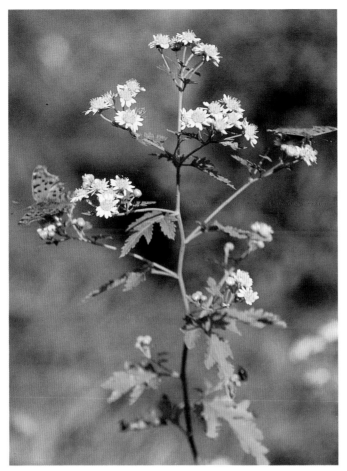

1390 野菊花

來源 菊科植物野菊 Chrysanthemum in-
dcum L. [Dendranthema indcum (L.) Des
Moul.] 的花序或全草。

形態 多年生草本，高約1 m，具香氣。
莖基部常匍匐，上部多分枝，幼時生柔
毛。葉互生；葉片卵狀橢圓形，長2～3
cm，羽狀淺裂，邊緣具尖銳鋸齒，兩面生
細柔毛。秋末開花，頭狀花序，2～3個組
成聚傘狀；總苞半球形，外層苞片橢圓
形，背面中部有毛或無；花冠黃色，徑約2
cm；周邊舌狀花一層，先端3淺裂，雌
性；中部為管狀花，兩性。瘦果具5縱條
紋。

分佈 生於路旁、山坡或林下雜草叢中。
分佈於全國各地。

採製 秋末花初開時採收，陰乾。夏秋採
全草，鮮用或曬乾。

成分 含揮發油（α-蒎烯、檸檬烯、桉油
精、樟腦等），檬花甙，野菊內酯，木犀
草甙等。

性能 苦、辛，涼。清熱解毒，涼血，降
壓。

應用 用治感冒，高血壓，肝炎；外用治
癰腫疔毒等。用量10～30 g；外用全草適
量搗敷。

文獻 《滙編》上，789。

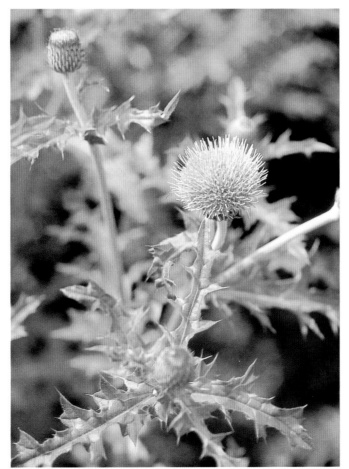

1391 大薊

來源 菊科植物大薊 Cirsium japonicum
DC. 的地上部分或根。

形態 多年生草本。根簇生，圓錐形。莖
直立，有細縱紋。基生葉叢生，倒披針
形，羽狀深裂，先端尖，邊緣齒狀，齒端
有針刺，兩面有毛，基部漸狹形成兩側有
翼的扁葉柄；莖生葉互生，基部心形抱
莖。頭狀花序頂生，有蛛絲狀毛，總苞片
披針形，全為管狀花，紫紅色，兩性。瘦
果扁橢圓形，冠毛多層，羽毛狀。

分佈 生於山野路旁與荒地。全國大部分
地區均有分佈。

採製 春冬季挖根洗淨，曬乾或鮮用；6～
8月花期割取地上部分，曬乾或鮮用。

成分 含生物鹼、揮發油；鮮葉含穿魚
甙。

性能 甘、苦，涼。涼血，止血，祛瘀，
消腫。

應用 衄血，吐血，便血，尿血，崩血，
癰腫。用量4.5～9 g(鮮者50～100 g)。外
用搗敷或搗汁塗。

文獻 《大辭典》上，0191。

1392 小白酒草

來源 菊科植物小白酒草 Conyza canadensis (L.) Cronq. 的全草。

形態 一年生草本，高50～100 cm。直根錐形。莖直立，有細條紋及粗糙毛，上部多分枝。葉互生；葉片條狀披針形或矩圓狀條形，幾無柄，邊緣有長睫毛。頭狀花序多數，有短梗，密集呈圓錐狀或傘房圓錐狀；總苞半球形；總苞片2～3層，條狀披針形，邊緣膜質，幾無毛；舌狀花直立，白色微紫，條形至披針形；兩性花筒狀，5齒裂。瘦果矩圓形；冠毛污白色，剛毛狀。

分佈 生於田野、路旁。分佈於東北、華北、華中各省區。

採製 開花時採收，曬乾。

成分 含揮發油。

性能 苦，涼。清熱解毒，祛風止癢。

應用 用於口腔炎，中耳炎，眼結膜炎，風火牙痛，風濕骨痛。用量15～50 g，外用適量。

文獻 《大辭典》上，1968。

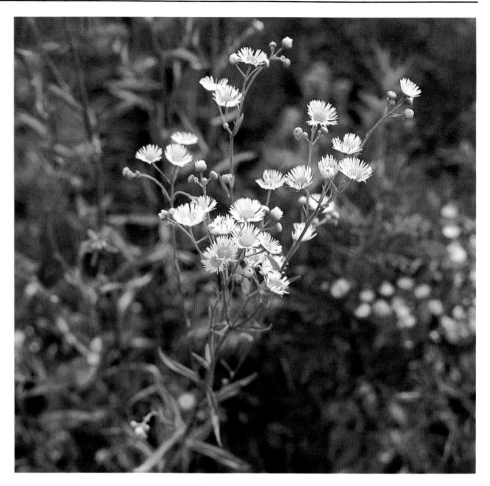

1393 蛇目菊

來源 菊科植物蛇目菊 Coreopsis tinctoria Nutt. 的全草。

形態 一年生草本，高1 m。莖上部有分枝，光滑。葉對生；二回羽狀全裂，裂片綫形或綫狀披針形，全緣，上部的葉柄漸短或下延成翅狀柄。頭狀花序多數，花梗細長，排裂傘房狀；總苞半球形，苞片二層，外層短，內層長，膜質。舌狀花冠黃色，基部紅褐色，舌片倒卵形；管狀花狹鐘形，紅褐色。瘦果長圓形或錘形，光滑或有瘤突，頂端有2細芒。

分佈 原產美洲。各地庭園多有栽培或逸為野生。

採製 夏秋季開花期採收，曬乾。

功能 清熱解毒。

應用 內服治菌痢。用量20～30 g。

文獻 《廣西藥用植物名錄》，420。

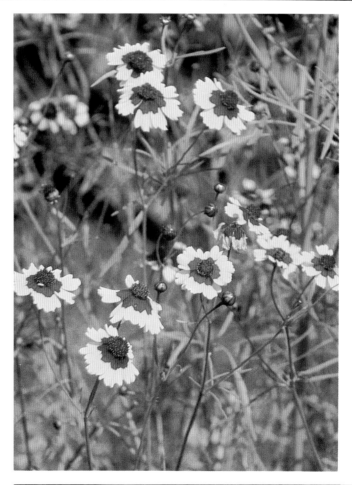

1394 砂藍刺頭

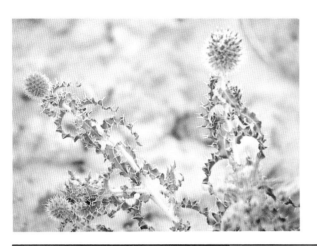

來源 菊科植物砂藍刺頭 Echinops gmelini Turcz. 的根及全草。

形態 一年生草本，高30～60 cm，有腺毛。葉互生，綫狀披針形，基部半抱莖，邊緣有白色硬刺狀齒，上部葉有腺毛，下部葉被綿毛。複頭狀花序，單生枝端，白色或淡藍色；花冠筒白色，裂片5，淡藍色。瘦果密生絨毛。

分佈 生於丘陵、砂地。分佈於內蒙古、甘肅、青海。

採製 春秋採挖根，洗淨曬乾；全草採後曬乾或鮮用。

性能 鹹、苦，寒。根清熱解毒，排膿消腫，通乳；全草安胎，止血，鎮靜。

應用 根用於乳腺炎，乳汁不通，腮腺炎，淋巴結結核，癰腫等。用量9～15 g。全草用於產後出血，先兆流產等。用量15～30 g (鮮品120～150 g)。

文獻 《滙編》上，893。

1395 藍刺頭 (漏蘆)

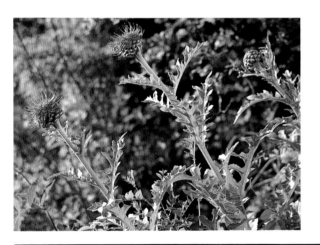

來源 菊科植物禹州漏蘆 Echinops latifolius Tausch. 的根。

形態 多年生草本，高約1 m，上部密生白綿毛，下部疏生蛛絲狀毛。根圓柱形，外皮黃棕色。葉2回羽狀分裂，上面疏生蛛絲狀毛或無毛，下面密生白綿毛，邊緣有短刺；基生葉矩圓狀倒卵形，較大，有柄；上部葉漸小，橢圓形，基部抱莖。複頭狀花序球形，直徑約4 cm；小頭狀花長達2 cm；外總苞剛毛狀；內總苞片外層的匙形，邊緣有篦狀睫毛，內層的狹菱形至矩圓形，中部以上有睫毛；花冠筒狀，裂片5，條形，淡藍色，筒部白色。瘦果圓柱形，密生柔毛；冠毛長約1 mm。

分佈 生於林緣、乾燥山坡。分佈於東北、華北、甘肅、陝西、河南、山東。

採製 春秋季採挖，除鬚根，洗淨曬乾。

成分 含藍刺頭鹼 (echinopsine) 等。

性能 鹹、苦，寒。清熱解毒，排膿消腫，通乳。

應用 用於乳腺炎，乳汁不通，腮腺炎，癰腫，淋巴結結核，風濕性關節炎，痔瘡。用量15～25 g。

文獻 《滙編》上，893。《大辭典》下，5397。

1396 地膽草

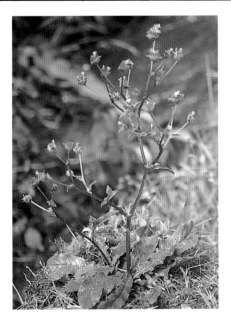

來源 菊科植物地膽草 Elephantopus scaber L. 的全草。

形態 多年生直立草本，高30～60 cm。莖二歧分枝，莖枝被白色粗硬毛。根狀莖短。葉多莖生，匙形或矩圓狀倒披針形，兩面均被灰白色粗毛。夏秋開花，頭狀花序；小花全為管狀花，淡紫色。瘦果有棱，頂端通常具6枚長硬刺毛。

分佈 生於路旁、山谷疏林或平壩荒草地。分佈於江西、福建、廣東、廣西、雲南、貴州。

採製 夏季採收，曬乾或鮮用。

成分 含生物鹼、黃酮甙、酚類及氨基酸。

性能 苦、辛，寒。清熱解毒，利尿消腫。

應用 用於感冒，流行性乙型腦炎，甲型肝炎，急、慢性腎炎等。用量25～50 g。孕婦慎用。

文獻 《滙編》上，340；《大辭典》上，2639。

1397 銅錘草

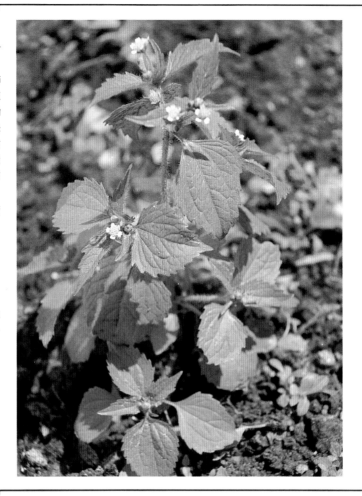

來源 菊科植物辣子草 Galinsoga parvi-flora Cav. 的全草和花。

形態 一年生草本，高30～50 cm。莖節膨大，略有毛。單葉對生；葉片卵圓形至披針形，長3～6 cm，邊緣有淺圓齒，稍有毛。頭狀花序小，頂生或腋生，有長梗；總苞半球形，苞片2層，膜質；周緣有舌狀花4～5朵，雌性，白色；中部為管狀花，黃色；花托凸起，有披針形托片。瘦果具棱角，頂端有鱗片。

分佈 生於田邊、路旁、山坡。分佈於浙江、江西至西南各省。

採製 夏秋採收，晾乾或曬乾。

性能 全草：淡，平。消炎，止血。花：微苦、澀，平。清肝明目。

應用 全草治咽喉炎，急性黃疸性肝炎，扁桃體炎。外用止血。花治夜盲症及其他眼疾。用量全草30～60 g，花9～15 g。外用適量研末調敷。

文獻 《滙編》下，819。

1398 鼠麴草

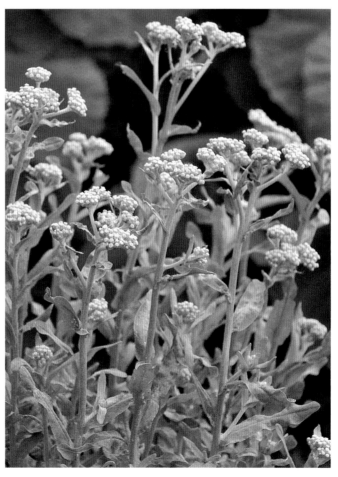

來源 菊科植物鼠麴草 Gnaphalium affine D. Don 的全草。

形態 越年生草本，高10～50 cm。全株密生白色絨毛。莖自基部分枝成叢。葉條狀匙形，基部葉花後倜落，上部葉互生，長2～6 cm，寬3～10 mm。頭狀花序頂生，排成傘房狀；總苞片多列，乾膜質，金黃色；花全部為管狀花，黃色，外層為雌花，花柱短於花冠；中央為兩性花，花冠細長，先端5齒裂，聚藥雄蕊5，柱頭2裂。瘦果橢圓形，冠毛黃白色。

分佈 生於田間、路旁、山坡草地。分佈於黃河流域以南地區，主產華東。

採製 花期採收，曬乾。

成分 含黃酮甙、揮發油、維生素 B、甾醇、生物鹼等。

性能 甘，平。平喘止咳，降血壓，祛風濕。

應用 治哮喘，感冒，氣管炎咳嗽，蠶豆病，肝炎，筋骨痛等。用量15～30 g。

文獻 《大辭典》下，5218；《滙編》上，889。

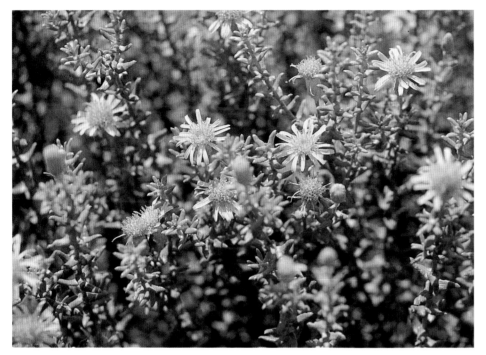

1399　蓼子樸

來源　菊科旋覆花屬植物沙地旋覆花 Inula salsoloides (Turcz.) Ostenf. 的花及全草。

形態　多年生草本，高20～30 cm。莖直立或傾斜，多分枝。葉互生，微肉質；葉片狹披針形，先端尖，基部抱莖，全緣，黃綠色。頭狀花序單生於小枝頂端；總苞狹細，長短不等，數層；邊緣爲雌花，1層，舌狀；中央爲兩性花，筒狀。瘦果圓柱形，冠毛白色，不分枝；花托平，無被覆物。

分佈　生於潮濕沙地。分佈於內蒙古、寧夏、陝西、甘肅和新疆等地。

採製　夏秋採花，開花前採收全草，曬乾。

性能　苦、辛，涼。清熱，解毒，利尿。

應用　治外感發熱，小便不利，癰瘡腫毒，黃水瘡，濕疹等。用量5～15 g，外用適量。

文獻　《大辭典》上，2381。

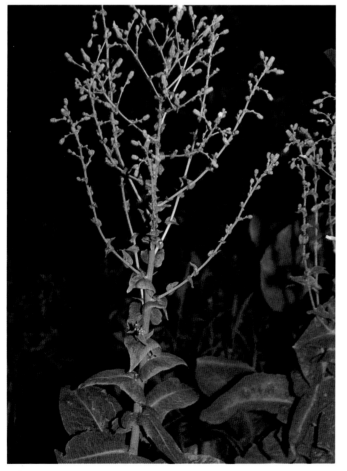

1400　萵苣子

來源　菊科植物萵苣 Lactuca sativa L. 的種子、莖和葉。

形態　一年或二年生草本。莖粗，肉質，直立，高30～100 cm。基生葉叢生，圓狀倒卵形，全緣或卷曲皺波狀；莖生葉橢圓形或三角狀卵形，基部心形，抱莖。頭狀花序有長梗；總苞圓筒狀，苞片多層；花兩性，全爲舌狀花，黃色。瘦果狹倒卵形，微扁，每面有縱棱數條，先端具喙。種子黑褐色。

分佈　全國各地有栽培，亦有野生。

採製　春季採收莖、葉，秋季採收種子。

成分　種子含酚酶 (phenolase)。

性能　種子苦、辛，微溫。活血，祛瘀，通乳。莖、葉苦、甘，涼。瀉心，去熱，利小便。

應用　種子主治乳汁不通，用量30 g，煎服。莖、葉治小便不利，尿血，乳汁不通。用量不拘。

文獻　《大辭典》下，3703，《滙編》下，618。

附註　本品種子入藥，爲中藥巨勝子的習用品種之一。

1401 老頭草

來源 菊科植物火絨草 Leontopodium leontopodioides (Willd.) Beauv. 的全草。

形態 多年生草本，高10～25 cm。全株密生灰白色綿毛。根纖細，褐色；根莖粗壯，分枝。莖叢生，直立或斜生。單葉互生，長圓形或綫狀披針形，先端急尖，具小尖頭，基部楔形，全緣，兩面密生綿毛；無柄或基生葉具短柄。頭狀花序盤狀，黃色，具短總梗，3～5個簇生莖頂，其下圍生2～4個苞葉，苞葉披針形，兩面密生白色綿毛；總苞半球形，2～3列；花單性異株或爲異性花序，邊緣有少數雌花，中央爲兩性花；雌花細管狀，結實；兩性花管狀，不結實；冠毛白色，1列，基部結合成環。瘦果長圓形，被短柔毛。

分佈 生於乾燥山坡、田野。分佈於東北、華北、西南、西北等地區。

採製 6～7月採挖，洗淨，去殘枝葉和根的外皮，曬乾。

性能 微苦，寒。清熱涼血，消炎利尿。

應用 用於急、慢性腎炎，尿血。用量5～20 g。

文獻 《大辭典》上，1688。

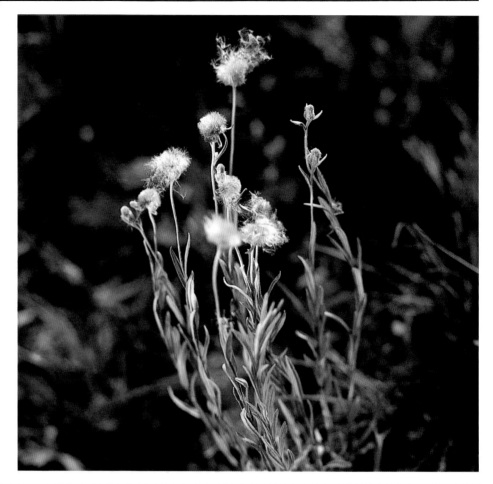

1402 猴巴掌

來源 菊科植物大頭橐吾 Ligularia japonica (Thunb.) Less 的全草。

形態 多年生草本，高約50～100 cm。葉柄基部稍擴大抱莖；葉片長寬達30 cm，二回掌狀深裂；莖上部葉小，柄短。傘房狀花序頂生，頭狀花序2～8個，直徑達10 cm；總苞廣鐘形，密披短毛；總苞片10枚左右；舌狀花黃色，長約4～5 cm；筒狀花多數，長約2 cm。瘦果圓柱形，長約9 mm；冠毛紅褐色。花期6～7月。

分佈 生於林緣草叢，山溝陰濕處。分佈於台灣、福建、浙江、江蘇、江西、湖北、廣東等省。

採製 夏季採，曬乾或鮮用。

性能 辛、微溫。舒筋活血，解毒消腫。

應用 治跌打損傷，無名腫毒，蟲蛇咬傷。根15～30 g，酒、水各半，煎服。外用取鮮草適量加白酒搗爛敷患處。

文獻 《滙編》下，820；《浙藥誌》下，1380。

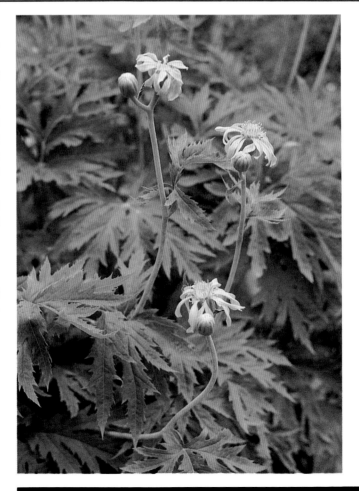

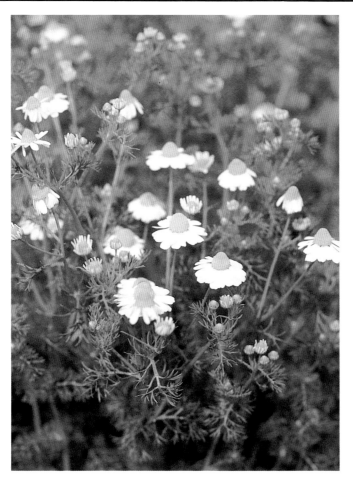

1403　母菊

來源　菊科植物母菊 Matricaria chamo-milla L. 的花或全草。

形態　一年生草本，有香氣。莖直立，無毛，上部多分枝。葉2～3回羽狀細裂，裂片細綫形。頭狀花序直徑1.5～2 cm ；總苞片長圓形，綠色，有膜質邊緣；舌狀花白色，通常10～20朵，花後反曲；花托突出。瘦果長圓形，有3～5棱；無冠毛。

分佈　栽培或逸爲野生，上海、江蘇等地有分佈。

採製　4～8月，採取花朵或全草，陰乾。

成分　含揮發油，油中含蘭香油薁等。尚含愈創内酯類、母菊素及黃酮類。

性能　甘、平。無毒。驅風解表，消炎解痙。

應用　治感冒，風濕疼痛，支氣管哮喘，過敏性腸胃炎，濕疹等。用量5—10 g 。

文獻　《大辭典》上，1601。

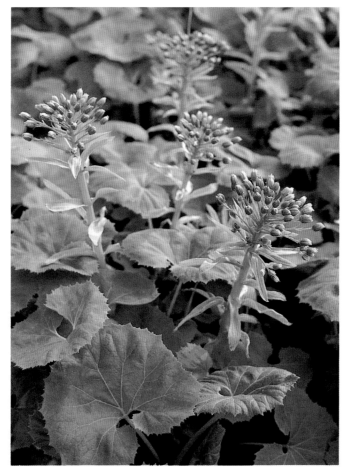

1404　蜂斗菜

來源　菊科植物蜂斗菜 Petasites japonicus (Sieb. et Zucc.) F.Schmidt 的根狀莖。

形態　多年生草本，生白色茸毛，有根狀莖。早春先長出花莖，雌雄異株；雌株花莖在花後增長，高達70 cm ，苞葉披針形，頭狀花序密集成總狀聚傘花序，雌花花冠細絲狀，白色，總苞片2層，長橢圓形；雄株花冠筒狀，5齒裂，黃白色。瘦果條形，冠毛白色。基葉後生，圓腎形，直徑8—12（—30）cm ，頂端圓形，基部耳狀心形，齒緣，下面常生絲狀白綿毛。

分佈　生於林下、溪谷兩邊潮濕草叢中。分佈於中國華北、華中、西北及東北等地。

採製　夏秋季採挖，鮮用或曬乾。

成分　含蜂斗菜素 (Petasin) 等。

性能　苦、辛，涼。解毒祛瘀，消腫止痛。

應用　治扁桃體炎，癰腫疔毒，毒蛇咬傷。

文獻　《大辭典》下，5172。

1405 苦葵鴉葱

來源 菊科植物叉枝鴉葱 Scorzonera divaricata Turcz. 的全草和根。

形態 多年生草本，高 30～50 cm。根狀莖上部發出鋪散或直立的莖。莖叉狀分枝或不分枝。葉綫形，全緣，頂端反曲。頭狀花序單生頂端，花兩性，舌狀花黃色，總苞圓柱形，有毛。瘦果，冠毛黃褐色。

分佈 生於山坡向陽地、沙質地及河邊。分佈於甘肅、寧夏、青海、新疆。

採製 夏秋採收，鮮用或曬乾。

性能 苦、辛，寒。清熱解毒，消腫散結。

應用 用於疔瘡癰腫，瘰子。用量9～15 g。鮮品折枝流出乳白漿汁可外用。

文獻 《大辭典》上，2668。

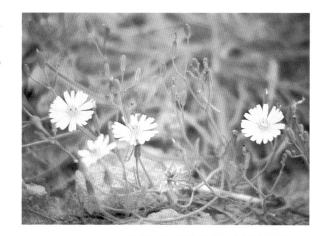

1406 單葉返魂草

來源 菊科植物單葉返魂草 Senecio cannabifolium Less. var. integrifolius (Koidz.) Kitam. 的全草。

形態 多年生草本，高 50～80 cm。根莖歪斜。莖直立，上部常不分枝。單葉互生；葉柄短；葉片長圓狀披針形，不分裂，邊緣有鋸齒。頭狀花序多數，生莖頂呈傘房狀；總苞筒狀，外有條形苞葉；總苞片一層；舌狀花黃色；筒狀花多數。瘦果圓柱形，冠毛灰黃白色。

分佈 生於山溝林緣及濕草地。分佈於東北及河北省。

採製 夏秋採挖，曬乾。

功能 鎮痛，抗炎。

應用 用於腫瘤和分娩前疼痛。用量20～30 g。

文獻 《吉林省藥用植物名錄》55。

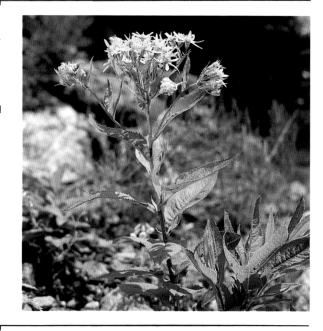

1407 毛梗豨薟

來源 菊科植物毛梗豨薟 Siegesbeckia glabrescens Makino 的全草。

形態 一年生草本，高 30～100 cm。莖直立，有白色柔毛。葉對生，下部有葉柄；葉片三角狀卵形和卵狀披針形，兩面有糙毛，下面有腺點，邊緣有較規則的淺粗齒，基部寬楔形，下延成翅柄。頭狀花序多數排成圓錐狀；花序梗有白色柔毛；總苞二層；雌花舌狀，黃色，兩性花管狀。瘦果無冠毛。

分佈 生於林緣、路旁、荒野雜草地。分佈於全國各省區。

採製 夏秋採挖，曬乾。

性能 苦，寒。祛風濕，利筋骨，降血壓。

應用 用於風濕性關節炎，四肢麻木，腰膝無力，半身不遂，肝炎等。外用治疔瘡腫毒。用量15～30 g。外用適量。

文獻 《長白山植物藥誌》，1247。

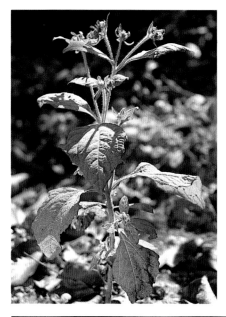

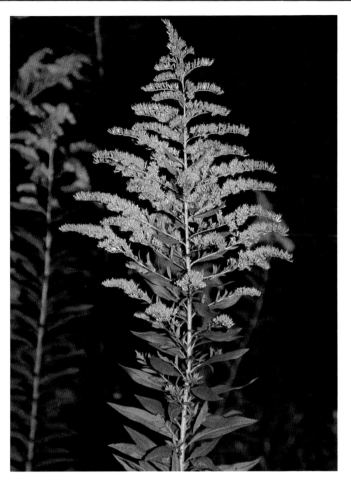

1408 美洲一枝黃花

來源 菊科植物美洲一枝黃花 Solidago canadensis L. 的全草。

形態 多年生草本。莖基部木質化。葉互生；葉片長圓形或披針形，脈於中部呈三出平行脈，頂端尖，邊緣有鋸齒。頭狀花序再排成蠍尾狀聚傘花序；總苞片3層，外層較內層短；花序托平，常有小凹點；緣花1層，雌性，黃色；盤花管狀，兩性。瘦果圓筒形，被細毛。

分佈 原產北美，現上海、南京一帶有栽培或逸爲野生狀。

採製 秋冬季採收，洗淨，鮮用或陰乾。

成分 含黃酮類物質。

性能 辛、苦，平。散熱去濕，解毒消腫。

應用 治上呼吸道感染，腎炎，膀胱炎。用量9～31 g。

文獻 《江蘇植物誌》下，830；《滙編》上，3。

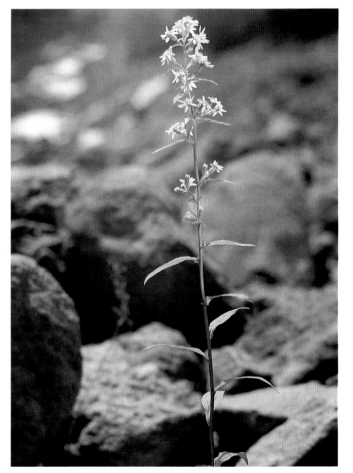

1409 興安一枝黃花

來源 菊科植物興安一枝黃花 Solidago virgaurea L. ssp. dahurica Kitag. 的全草

形態 多年生草本，高30～70 cm。根狀莖粗短，稍彎曲。莖直立，單一。單葉互生；葉長圓狀卵形或橢圓狀披針形，先端稍尖，基部楔形，邊緣具淺鋸齒。頭狀花成長圓錐狀，頂生或腋生，有分枝；總苞鐘狀，苞片3列，外列者卵形，長2～3 mm，先端鈍；花黃色，舌狀花雌性，管狀花兩性。瘦果頂端疏生毛。

分佈 生林下，林緣及路旁。分佈於黑龍江、吉林。

採製 夏秋採挖，曬乾。

性能 辛、苦，涼。清熱解毒，化痰平喘，止血消腫。

應用 用於感冒發燒，咽喉腫痛，支氣管炎，肺炎，子宮出血。外用於癰癤疔毒，乳腺炎，毒蟲咬傷。用量10～30 g，外用適量。

文獻 《長白山植物藥誌》，1258。

1410　山牛蒡

來源　菊科植物山牛蒡 Synurus deltoides (Ait.) Nakai 的種子。

形態　多年生草本，高50～100 cm。莖直立，單生，略生蛛絲狀毛。葉互生；基生葉花期枯萎，下部葉有長柄，葉片卵形或卵狀長圓形，先端尖，基部稍呈戟形，邊緣具缺刻狀齒，下面密生灰白色氈毛；上部葉披針形。頭狀花序單生莖頂，徑達4 cm，下垂；總苞鐘狀；總苞片多層，紫色，有蛛絲狀毛，外層短，內層條狀披針形；花冠筒狀，深紫色，長2.5 cm，筒部比檐部短。瘦果長條形，無毛，冠毛褐色，一層，不等長。

分佈　生於山坡、林緣及草地處。分佈於東北、華北、華中等省區。

採製　秋後果熟時採摘頭狀花序，打下種子曬乾。

成分　含皂甙等。

功能　清熱解毒，消腫。

應用　用於治療瘰癧。用量10～30 g。

文獻　《長白山植物藥志》，1258。

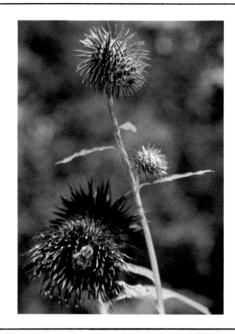

1411　蒼耳

來源　菊科植物蒼耳 Xanthium sibiricum Patrin. ex Widd. 的帶苞片果實及全草。

形態　一年生草本，高30～80 cm，全株生白色短毛。莖直立，粗壯。葉互生；有長柄；葉片三角狀卵形及心形，兩面有糙毛，基出三脈，邊緣有不整齊的牙齒，常成不明顯三淺裂。頭狀花序生枝端或葉腋；花單性，同株；雄花序球形，密生柔毛；雌花序橢圓形，內層總苞片結成囊狀。瘦果包於囊狀總苞內，熟時綠色或淡黃色，總苞片質硬，倒卵形，疏生鉤狀苞刺，頂端有2枚直立或彎曲的喙。

分佈　生於荒草坡，草地，路旁。分佈於全國各省區。

採製　秋季果實成熟時採收，去雜質。夏秋採收全草，曬乾。

成分　果實含有蒼耳甙 (xantho-strumarin)，蒼耳醇 (xanthanol)，蒼耳明 (xanthumin) 等，尚含脂肪油，蛋白質，生物鹼，維生素 C 等。

性能　苦、辛、甘，溫。有小毒。發汗通竅，散風祛濕，消炎鎮痛。

應用　果實用於感冒頭痛，慢性鼻竇炎，風濕性關節炎等。全草用於子宮出血，深部膿腫，痳瘋，皮膚濕疹。用量果實7.5～15 g；全草50～100 g。

文獻　《滙編》上，442；《大辭典》上，2175。

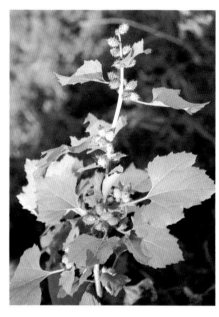

1412　穀芽

來源　禾本科植物稻 Oryza sativa L. 的成熟果實加工品。

形態　一年生水生草本。稈直立，光滑。葉具葉鞘，葉鞘與節間等長或下部稍長，葉舌膜質，基部下延與葉鞘邊緣相連，葉耳明顯，葉片呈扁平披針形，葉脈明顯。圓錐花序，通常下垂，粗糙。果實即食用稻穀。

分佈　中國南北方都有栽培。

採製　秋季稻成熟時採收，稻穀脫粒，曬乾。將稻穀用水浸泡六、七成透，置能排水容器內，每日淋水一次，蓋好，保持濕潤，待發芽，取出曬乾，即為"穀芽"。

成分　含單軟脂酸卵磷脂 (lysolecithin)、蛋白質、脂肪、澱粉分解酶、生育酚、腺嘌呤 (adenin) 等。

性能　甘，溫。健脾開胃，和中消食。

應用　用於食慾缺乏，飲食不消化。用量5～9 g。

文獻　《滙編》下，338。

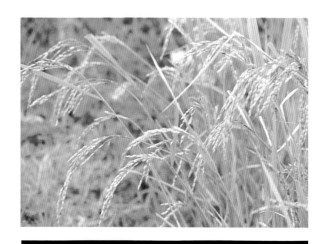

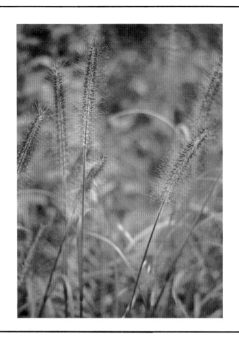

1413　狼尾草

來源　禾本科植物狼尾草 Pennisetum alopecuroides (L.) Spr. 的全草或根。

形態　多年生草本。稈直立，高30～100 cm，花序以下被柔毛。葉鞘光滑而扁；葉舌短小；葉片綫形。穗狀圓錐花序，主軸密生柔毛，具小糙刺，成熟後呈黑紫色。穎果扁平圓形。

分佈　生於田邊、路旁或山坡。分佈於南北各地。

採製　夏秋季採收。

性能　甘，平。明目，散血。

應用　用於眼目赤痛，根清肺止咳，解毒。用量9～15 g。

文獻　《大辭典》下，3910。

1414　蘆根

來源　禾本科植物蘆葦 Phragmites communis (L.) Trin. 的根狀莖。

形態　多年生草本，高達5 m。地下莖粗壯，橫走，節間中空，節上生芽及鬚根。地上莖直立，質堅韌，節具1腋芽。葉2列，廣披針形，全緣，兩面粗糙，葉鞘筒狀包稈，葉舌有毛。圓錐花序頂生，分枝纖細，呈毛帚狀，棕紫色，基部有白色絲毛。穎果橢圓形。

分佈　生於河邊、塘灘、池沼和鹽漬地。分佈於大部省區。

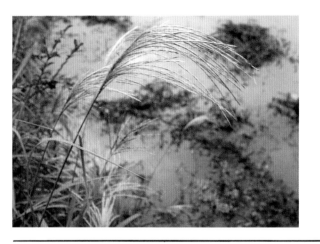

採製　夏秋季採挖，去地上莖及泥土，切段曬乾。鮮品可用砂蓋保存。

成分　含天冬醯胺 (asparagin)、薏苡素等。

性能　甘，寒。清肺胃熱，生津止渴，止嘔除煩，利小便。

應用　用於熱病高熱煩渴，牙齦出血，鼻出血，氣管炎，小便短赤等。用量9～30 g。

文獻　《滙編》上，446。

1415　錢蒲

來源　天南星科植物細葉菖蒲 Acorus gramineus Soland. var. pusillus Engl. 的根莖。

形態　多年生叢生草本，有香氣。根狀莖匍匐，橫走，細長而彎曲，分枝，密生環節，其上生多數鬚根。葉基生，長15 cm 以下，寬不足6 mm，先端漸尖，無中肋，平行脈多數。花序柄長2.5～9 cm。葉狀佛焰苞短，長3～9 (14)cm，為肉穗花序長的1～2倍。肉穗花序黃綠色，長3～9.5 cm。果黃綠色。

分佈　生於水旁濕地或石上。各地有栽培。分佈於長江流域以南地方。

採製　夏季採收，洗淨，鮮用。

成分　含揮發油。

性能　辛，微溫。有開竅，豁痰，理氣，活血，散風，祛濕等。

應用　治癲癇，痰厥，熱病神昏，健忘，氣閉耳聾，心胸煩悶，胃痛，腹痛，風寒濕痹。

文獻　《大辭典》上，1254。

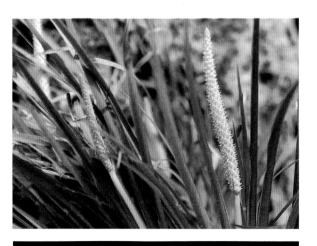

1416 蒟蒻

來源 天南星科植物魔芋 Amorphophallus rivieri Durieu 的塊莖。

形態 多年生草本，高0.5～2 m。地下塊莖扁球形，巨大。葉柄粗壯，圓柱形，淡綠色，有暗紫色斑紋；掌狀複葉，小葉又作羽狀全裂，軸部有不規則的翅；小裂片披針形，先端尖，基部楔狀，網狀脈。佛焰苞大，廣卵形，下部筒狀，暗紫色，具綠紋。肉穗花序圓柱形，先葉抽出，淡黃白色，伸出佛焰苞外，下部爲多數的紫紅色雌花，上部爲多數褐色雄花。漿果球形。

分佈 生於疏林、林緣、溪邊或栽培於園圃。分佈於中國東南至西南一帶。

採製 秋末採挖塊莖，洗淨，切片，曬乾。

成分 含魔芋甘露聚糖 (konjacmannan)，蛋白質、澱粉。

性能 辛，溫。有毒。化痰散積，行瘀消腫。

應用 治痰飲，積滯，癰腫，疔瘡，丹毒，燙火傷。用量9～15 g。外用時醋磨汁或煮熱搗敷。

文獻 《大辭典》下，5121。

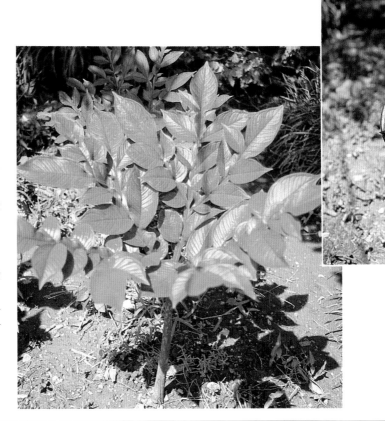

1417 天南星

來源 天南星科植物天南星 Arisaema erubescens (Wall.) Schott 的塊莖。

形態 多年生草本。塊莖扁球形。葉單一，葉片放射狀分裂，裂片7～20，葉柄長於葉片，披針形，長7～24 cm，寬2～5 cm。花單性，無花被；佛焰苞背面有白色條紋，基部管狀，先端綫狀尾尖；肉穗花序軸先端有棒狀附屬器；雄花序花密，雄蕊2～4；雌花無花柱。漿果熟時紅色。

分佈 生於林下，陰濕地。分佈於華北、華東、中南、西北、西南。

採製 秋季採挖，曬半乾後用硫磺熏，色白易乾。

成分 含β－穀甾醇及其葡萄糖甙等。

性能 苦、辛，溫。有毒。祛風定驚，化痰散結。

應用 用於頑痰咳嗽，癲癇，中風痰壅，口眼歪斜，半身不遂，破傷風等。常炮製後用。用量3～9 g。孕婦慎用。鮮品外用於癰腫。

文獻 《中藥誌》二，25。

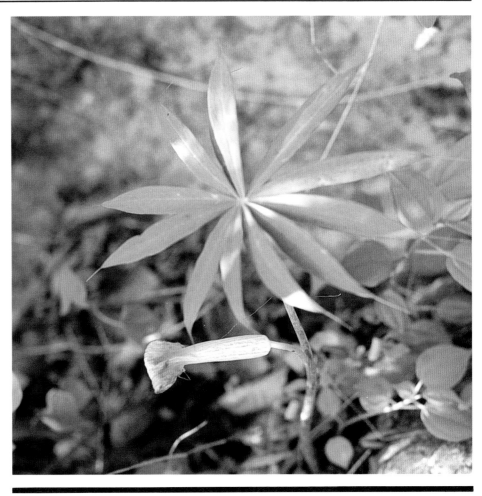

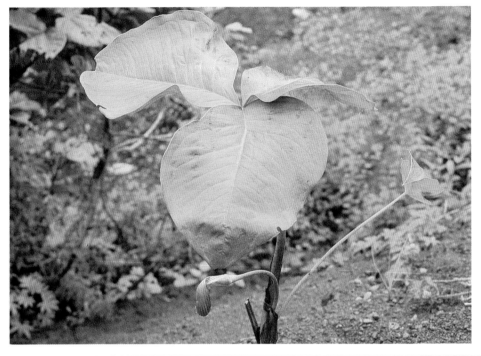

1418 老母豬半夏

來源 天南星科植物紫灰南星 Arisaema franchetianum Engl. 的塊莖。

形態 多年生草本。塊莖常數個簇生，扁球形，假莖很短。葉1枚，小葉片3，無小葉柄。雌雄異株；總花梗短於葉柄，佛焰苞深紫色，具白色條紋，上部彎曲似盔狀。肉穗狀花序，尾狀附屬體彎曲，上部稍膨大；雄蕊的花絲合生短柄狀；子房具乳頭狀柱頭。

分佈 生於林下或山谷間，分佈於四川、雲南、貴州。

採製 秋冬採挖，去殘莖，鬚根及外皮，曬乾。或曬至半乾時用硫黃熏一次，則色白，易乾。

成分 含皂甙，安息香酸，澱粉，氨基酸等。

性能 苦、辛，溫。有毒。燥濕化痰，祛風定驚，消腫散結。

應用 外用於乳腺炎，無名腫毒，毒蛇咬傷等。內服用於跌打損傷。用量0.6～1.5 g。外用適量。

文獻 《大辭典》上，656。

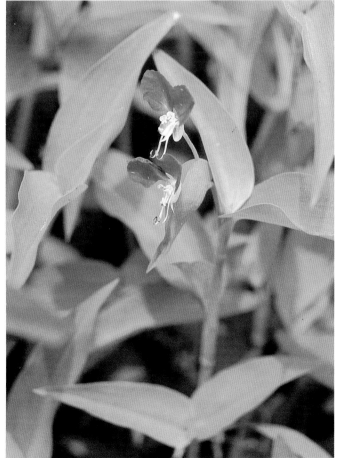

1419 鴨跖草

來源 鴨跖草科植物鴨跖草 Commelina communis L. 的全草。

形態 一年生草本，高30～60 cm。莖肉質，多分枝，節明顯，下部匍匐狀。葉互生；葉片披針形，長4～9 cm，邊緣有纖毛，葉基部下延成膜質鞘。夏秋季開藍色花，2～4朵生於佛焰苞內，佛焰苞心狀卵形，褶疊狀，綠色；花被6，二列，外列三片綠白色萼狀，內列三片基部具爪，其後片深藍色；雄蕊6，後3枚退化；雌蕊1，柱頭頭狀。蒴果橢圓形，稍扁平。

分佈 生於山溝、山坡、田間陰濕處。全國各地均有分佈。

採製 夏秋採收全草，鮮用或曬乾。

成分 含飛燕草甙 (delphin)，鴨跖藍素 (commelinin)。

性能 甘、淡，微寒。清熱解毒，利水消腫。

應用 流行性感冒，咽炎，水腫，腸炎，尿路感染，菌痢。外用於瘡癤腫毒。用量30～60 g。外用適量，鮮草搗敷患處。

文獻 《滙編》上，694。

1420　野燈心草

來源　燈心草科植物野燈心草 Juncus setchuensis Buchen. 的莖。

形態　多年生草本。根狀莖橫走。莖叢生，高30～50 cm，直徑0.8～1.5 mm，灰綠色，有縱條紋。葉對生；葉鞘紅褐色至棕褐色，邊緣膜質；子房內隔膜發育不完全，1室。蒴果球形，棕褐色，種子偏斜倒卵形。

分佈　生於山溝，道旁的淺水處。分佈於長江流域。

採製　秋季採割，洗淨，切碎，曬乾。

性能　甘、淡，涼。利尿通淋，清心安神。

應用　尿路感染，腎炎水腫，糖尿病，失眠。用量15～30 g。

文獻　《浙藥誌》，1498。

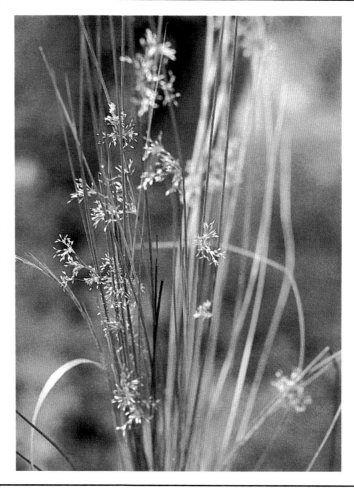

1421　蔓生百部（百部）

來源　百部科植物蔓生百部 Stemona japonica (Bl.) Miq. 的塊根。

形態　多年生蔓生草本。塊根成束，肉質，長紡錘形。莖長達1 m 許。葉2～4（5）枚輪生，葉片長4～9（11）cm，寬1.5～4.5 cm。5月開花，花梗貼生於葉片中脈上，每梗通常生1花；花被片4，淡綠色，卵狀披針形；雄蕊4，紫紅色，花絲短，花藥頂端具箭頭狀附屬物，藥隔延伸為鑽狀附屬物；子房1室，無花柱。蒴果卵形，熟時裂為2瓣。

分佈　生山坡草叢，荒地和林下，亦有栽培。分佈於華東、華中地區。

採製　春季新芽出土前及秋季苗將枯萎時挖取，去除鬚根，置沸水中浸燙後，曬乾。

成分　含百部鹼 (stemonine)、百部次鹼 (stemonidine) 等多種生物鹼。

性能　甘、苦，微溫。有小毒。潤肺止咳，殺虫，止癢。

應用　治風寒咳嗽，百日咳，肺結核，老年咳喘，蛔虫、蟯虫病等。用量3～10 g。並可用作滅虱、滅蛆。

文獻　《大辭典》上，1729；《滙編》上，326。

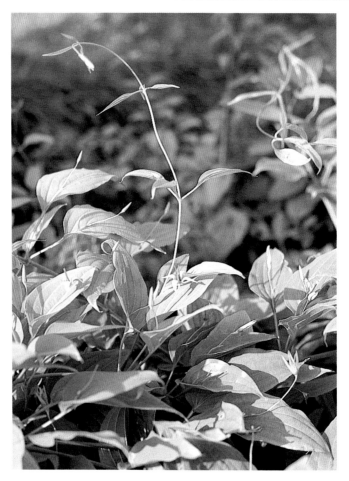

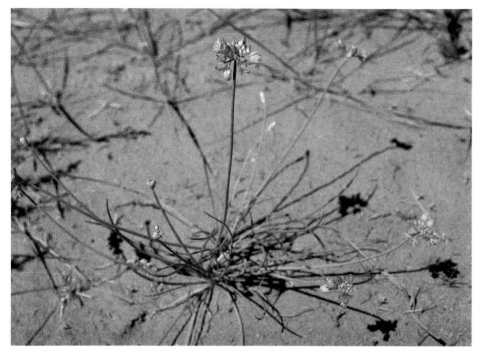

1422 蒙古葱

來源　百合科植物蒙古韭 Allium mongolicum Regel 的葉及花。

形態　多年生草本，有葱蒜氣味。鱗莖數枚緊密叢生，圓柱形，外皮灰褐色。葉半圓柱狀至圓柱形，粗0.5～1.5 mm，短於花葶。花葶長10～35 cm，圓柱狀，近基部有葉鞘；總苞開裂，膜質，宿存；傘形花序，小花梗近等長，基部無小苞片；花較大，淡紅色至紫紅色，花被片卵狀矩圓形；花絲近等長；子房卵狀球形，花柱長於子房。蒴果。種子黑色。

分佈　生於荒漠草原及沙地和乾旱山坡。分佈中國內蒙、西北各地。

採製　夏秋季採收，鮮用或曬乾。

性能　辛，溫。健胃，理氣。

應用　治消化不良，不思飲食，禿瘡，青腿病等。

文獻　《內蒙古植物志》五卷，193。

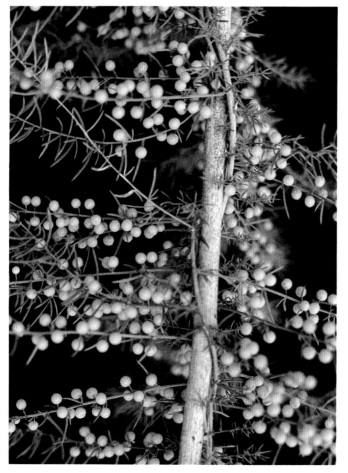

1423 天門冬

來源　百合科植物天門冬 Asparagus cochinchinensis (Lour.) Merr. 的塊根。

形態　攀緣狀多年生草本。塊根肉質，簇生，長橢圓形或紡錘形，長4～10 cm，灰黃色。莖細長可達2 m，有縱槽紋。葉狀枝2～3枚束生葉腋，綫形，扁平，長1～2.5 cm，寬1 mm，稍彎曲，先端銳尖。葉退化為鱗片。花1～3朵簇生葉腋，黃白色或白色，下垂；花被6，兩輪排列，長卵形；雄蕊6，花藥呈丁字形；雌蕊1，柱頭3歧。漿果球形，熟時紅色。

分佈　生於山野，也栽培於庭園。分佈長江流域以南各省區。

採製　冬季採挖塊根，洗淨，除去鬚根，按大小分開，入沸水中煮或蒸至外皮易剝落，撈入清水中去皮，洗淨，微火烘乾。

成分　含天門冬素 (Asparagine)、黏液質等。

性能　甘、微苦，寒。滋陰，潤燥，清肺，降火。

應用　治陰虛發熱，咳嗽吐血，支氣管炎，肺結核。

文獻　《大辭典》上，0645。

1424 文竹

來源 百合科植物文竹 Asparagus setaceus (Kunth) Jessop. 的全草和肉質根。

形態 攀援植物，高可達幾米。根肉質，細長，莖多分枝。葉狀枝10～13枚簇生，剛毛狀，長0.4～0.5 cm，鱗葉小，基部具刺狀距或不顯。花1～3朵腋生，白色，梗短。漿果紫黑色，有1～3顆種子。

分佈 原產非洲南部，中國各地均栽培。

採製 秋季採挖，切段曬乾。

成分 含海珂皂甙元 (hecogenin)、薯蕷皂甙元 (diosgenin) 等。

性能 苦，寒。涼血解毒，利尿通淋。

應用 治鬱熱咳血，小便淋瀝。用量15～24 g。

文獻 《大辭典》上，1010；《中國植物誌》15，104。

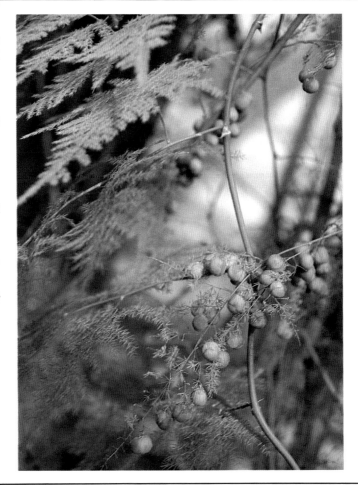

1425 雷公七

來源 百合科植物七筋菇 Clintonia udensis Trautv. et Mey. 的全草。

形態 多年生草本，根狀莖短，鬚根多數。葉基生，較大，稍肉質，橢圓形至倒卵狀寬卵形，先端短突尖，基部楔形。總狀花序；花莖單一，直立，密生長柔毛，花後花莖伸長；花梗密生柔毛；苞片披針形，早落；花被6，白色，離生，狹卵圓形至披針形；雄蕊短；子房卵狀長圓形，柱頭微3裂。漿果球形，藍色或藍黑色。

分佈 生於混交林及針葉林下，分佈於東北、華北、西北及西南。

採製 秋季採挖，曬乾。

成分 含薯蕷皂甙元 (diosgenin) 等。

性能 苦、微辛，涼。散瘀止痛，祛風敗毒。

應用 用於跌打損傷，勞傷。用量0.3～1 g。

文獻 《長白山植物藥誌》，1334，《大辭典》下，5149。

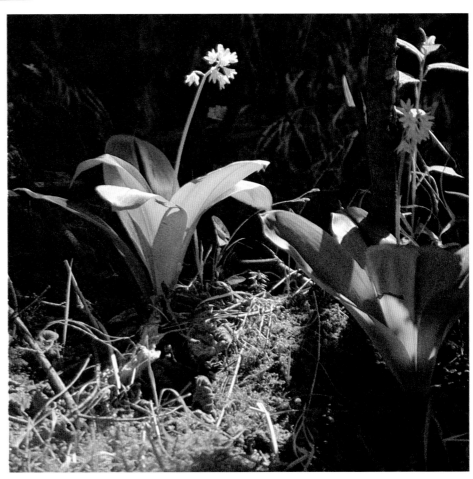

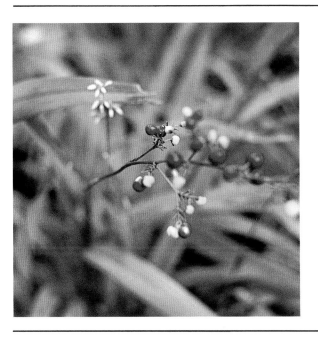

1426　山菅蘭

來源　百合科植物山菅蘭 Dianella ensifolia (L.) DC. 的根。

形態　多年生草本，高30～70 cm。根狀莖橫走，結節狀，節上生纖細而硬的鬚根。莖挺直，堅韌，近圓柱形。葉2列互生，綫狀披針形，邊緣具稀疏小鋸齒，基部鞘狀，向內對折而合生。花青紫色或綠白色。漿果紫藍色。

分佈　生於山坡草地或疏林中。分佈於福建、台灣、廣東、廣西。

採製　全年可採挖，洗淨，切片曬乾。

性能　甘、辛，涼。有大毒。解毒消腫。

應用　外用於癰瘡膿腫，癬，淋巴腺炎，淋巴結核。用量乾粉適量，嚴禁內服。

文獻　《滙編》下，67。

1427　平貝母

來源　百合科植物平貝母 Fritillaria ussuriensis Maxim. 的鱗莖。

形態　多年生草本，高30～60 cm。地下鱗莖圓而扁平，直徑10～14 mm，由2～3瓣鱗片組成。莖直立，光滑。中部葉輪生，上部的常對生或互生；葉條形，長達15 cm，寬2～6 mm，上部葉成卷鬚狀。花單生於葉腋，全株1～3朵，下垂；花窄鐘形，紫色；花被片6，長圓狀倒卵形，外花被較內花被稍長且先端鈍；雄蕊6，稍有毛。蒴果廣倒卵形，具6圓棱。

分佈　生於林中濕潤肥沃地上，且常有栽培。分佈於東北地區。

採製　初夏採挖，去殘莖及鬚根，曬乾或烘乾。

成分　含多種生物鹼。

性能　甘、苦，平。清熱潤肺，止咳化痰。

應用　用於肺燥咳嗽，久咳痰喘，咳嗽咯血，肺炎，急性支氣管炎。用量7.5～15 g。

文獻　《滙編》上，230；《大辭典》上，0454。

附注　脾胃虛寒及有濕痰者不宜用。

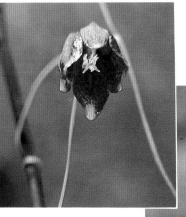

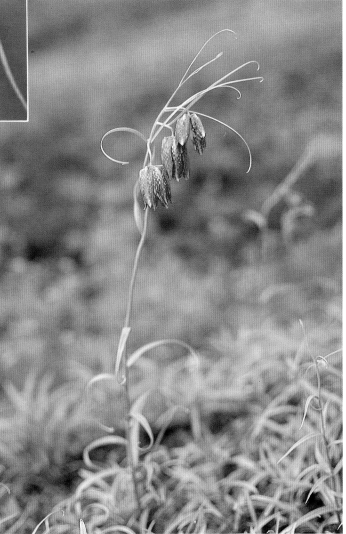

1428 頂冰花

來源 百合科植物頂冰花 Gagea lutea (L.) Ker. - Gawl. 的鱗莖。

形態 多年生草本，高 10 ～ 25 cm。鱗莖卵形，外皮灰黃色。基生葉條形，常超過植株。花葶上無葉，花2～5朵，傘形排列；苞片2，一大一小；花被片6，黃綠色，長矩圓形，長12 mm；雄蕊6，花絲長約5 mm，花藥長約1 mm；子房橢圓狀，長約3 mm，花柱與子房等長，柱頭小頭狀。蒴果近球形，直徑約5 mm。種子近矩圓形，長約3 mm。

分佈 生於山坡和河岸草地。分佈於吉林、遼寧。

採製 早春採挖，洗淨曬乾。

功能 強心。

應用 長白山區民間用鱗莖煎水服治療心臟病。

文獻 《長白山植物藥誌》，1347。

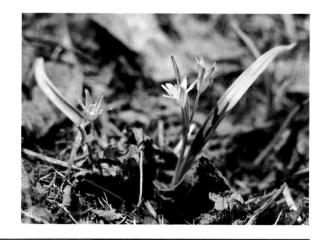

1429 闊葉麥冬

來源 百合科植物闊葉麥冬 Liriope platyphylla Wang et Tang 的塊根。

形態 多年生草本。根細長，有時局部膨大呈紡綞形小塊根。葉基生，密集成叢，禾葉狀，具9～11片。花葶長於葉。總狀花序軸長，具許多花，花（3～）4～8朵簇生於苞片腋內；苞片具近剛毛狀；小苞片卵形，乾膜質；花被片6，長圓狀披針形，紫色或紅紫色；雄蕊6；子房上位，近球形。種子球形。

分佈 生於山地林下或潮濕處。分佈於華東，華中。

採製 秋季採挖塊根，曬根。

性能 甘、微苦，寒。養陰潤肺，清心除煩，益胃生津，利尿解熱。

應用 用於肺燥乾咳，虛勞煩熱，熱病津傷，咽乾口燥，吐血，咯血，肺痿，肺癰。用量6～15 g。

文獻 《大辭典》上，2082。

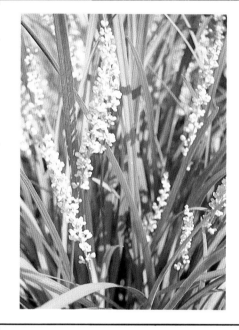

1430 舞鶴草

來源 百合科植物舞鶴草 Maianthemum bifolium (L.) Fr. Schmidt 的全草。

形態 多年生草本，高 10 ～ 25 cm。根狀莖細長，匍匐，具節。莖直立，不分枝，無毛。莖生葉2枚，互生於莖的上部；葉片厚紙質，三角狀卵形。總狀花序頂生，通常有20朵花；花被片4，白色，寬卵圓形。漿果球形，由綠色變為紫紅色。

分佈 生於高山林下。分佈於東北、華北、西北、內蒙古。

採製 夏秋季採收，晾乾。

成分 含皂甙，吖啶-2-羧酸 (azetidine-2-carboxylic acid)、高絲氨酸內酯 (homoserine lactone)、葉中含維生素 c。

性能 酸、澀，微寒。涼血，止血，清熱解毒。

應用 用於吐血，尿血，月經過多。用量15～30 g。外用治外傷出血，癰疽膿腫，癬疥，結膜炎。研末調敷或水浸液洗。

文獻 《大辭典》上，0020；《長白山植物藥誌》，1356。

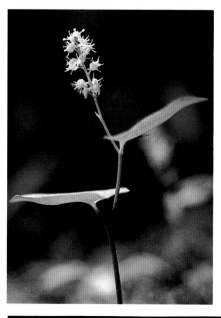

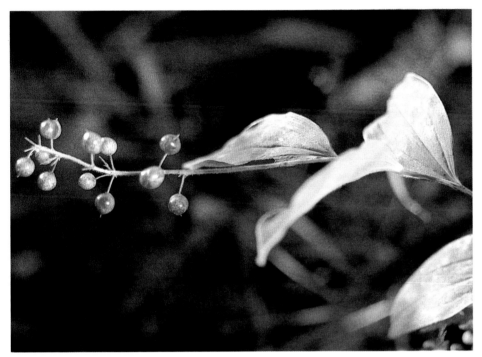

1431 興安鹿藥

來源 百合科植物興安鹿藥 Smilacina dahurica Turcz. 的根莖。

形態 多年生草本，高30～60 cm。根狀莖細長，橫臥。莖直立，幾無毛。葉互生，長圓狀卵形或寬卵形，先端急尖或短尖，下面密生短毛，無柄。總狀花序頂生，有短毛；花2～4朵簇生，稀單生，白色；花被片6，倒卵狀圓形；雄蕊6，花絲基部貼生於花被片，離生部分長1～1.5 mm，花藥小，近球形；花柱長約1 mm，柱頭稍3裂。漿果近球形，紅色或紫紅色。

分佈 生於林下。分佈於黑龍江，吉林。

採製 夏秋季採挖，去泥土雜質，曬乾。

性能 苦、微甘，溫。祛風止痛，活血調經。

應用 用於風濕骨痛，月經不調。外用治乳腺炎，癰癤腫痛。用量10～15 g。外用適量。

文獻 《長白山植物藥誌》，1369。

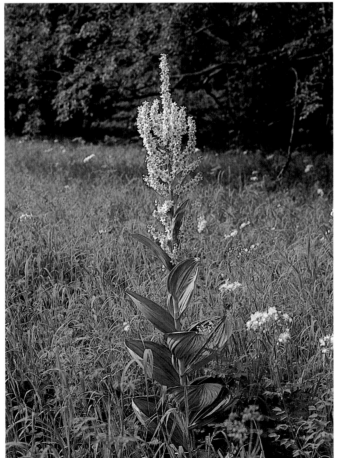

1432 興安藜蘆

來源 百合科植物興安藜蘆 Veratrum dahuricum (Turcz.) Loes. f. 的根及根莖。

形態 多年生草本，高50～120 cm，全株密生白棉毛，基部有殘存葉鞘。鱗莖不明顯膨大。葉無柄，基寬楔形，抱莖；莖生葉廣卵形，背面密生白毛。圓錐花序擴展呈塔形；花被片6，長7～10 mm，黃綠色，上部邊緣有細鋸齒；雄蕊6，花藥腎形，背着；子房寬為長之半，花柱3。蒴果長1.5～2 cm。種子具翅。

分佈 生於山坡，草地及林緣。分佈於東北地區。

採製 夏秋採挖，去泥土，曬乾。

成分 含多種生物碱。

性能 辛、苦，寒。有毒。祛痰，催吐，殺蟲。

應用 用於中風痰壅，癲癇，瘧疾。外用於疥癬。用量0.5～5 g，外用適量。

文獻 《滙編》上，931。

1433 尖被藜蘆

來源 百合科植物尖被藜蘆 Veratrum oxysepalum Turcz. 的根。

形態 多年生草本,高達1 m。基部密生無網眼的纖維束。葉橢圓形或矩圓形,先端漸尖或短急尖,有時稍縊縮而扭轉,基部無柄,抱莖。圓錐花序長30～50 cm,花多數,有分枝,頂生花序幾乎等於側生花序,密生短柔毛;花被6,外面綠色,內面白色,寬卵圓形,先端鈍圓,基部明顯收縮,邊緣有細牙齒;花梗比小苞片短;雄蕊6;子房疏生短柔毛或乳突狀毛。蒴果橢圓形或卵圓形。

分佈 生於山坡林下和濕草甸。分佈於黑龍江、吉林、遼寧。

採製 秋季採挖,洗淨,曬乾。

成分 含生物鹼等。

性能 辛、苦,寒。催吐,殺蟲,祛痰。

應用 用於中風痰壅,喉痺。外用於疥癬等。用量0.3～1 g,外用適量。

文獻 《長白山植物藥誌》,1375。

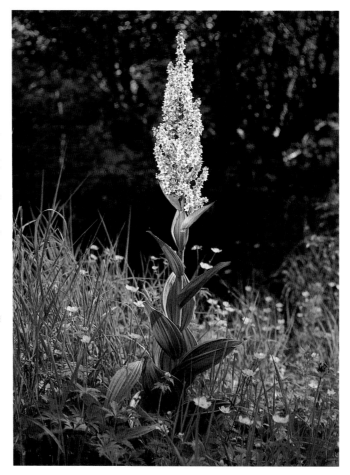

1434 絲蘭

來源 百合科植物絲蘭 Yucca filamentosa L. 的葉和莖。

形態 常綠植物。葉近叢生,革質,長40～80 cm,寬2.5～4 cm,表面綠白色,邊緣具分離的白色絲狀纖維。圓錐花序,高1 m多;花序軸有柔毛;花被片6,二輪排列,黃白色,頂端不具紫色,長橢圓狀卵形,長5～6 cm,內輪較寬;雄蕊6,花絲肉質,稍扁平,有乳頭狀突起;柱頭3裂。果為開裂的蒴果。花期6～7月。

分佈 原產北美。中國長江以南地區常見栽培。

採製 秋季採收。

成分 葉含甾族皂甙。

應用 提取甾體皂甙的原料,用於合成多種甾體藥物(如皮質激素、性激素)。

文獻 《江蘇植物誌》下,364;《中藥研究文獻摘要》(1962～1974),270。

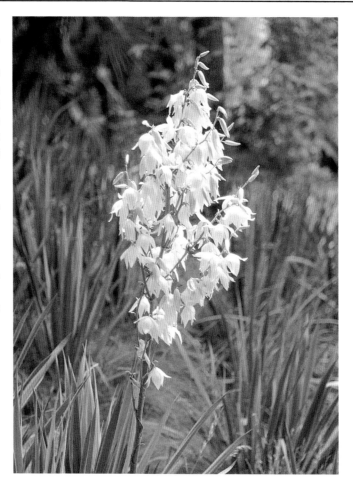

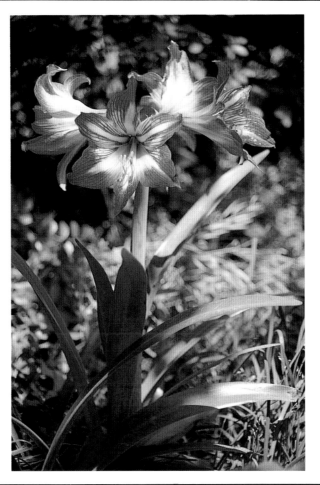

1435 朱頂蘭

來源 石蒜科植物朱頂蘭 Amaryllis vitta-ta Ait. 的鱗莖。

形態 多年生草本。鱗莖大，球形。葉6～8片，通常花後出，寬帶狀。花序傘形；具中空的花葶；花3～6朵，大形，長12～18 cm；花被漏斗狀，紅色，心及緣上有白條紋，筒部長2.5 cm，喉部不明顯的副冠，裂片6，倒卵形；雄蕊6，着生於花被喉部，稍彎曲，內藏；子房下位，花柱長，柱頭3裂。蒴果球形。種子扁平。

分佈 生於溫暖、濕潤的沙壤土。中國南北各地庭園有栽培。

採製 採取鱗莖，洗淨，曬乾或鮮用。

應用 治跌打損傷，乳腺炎，無名腫毒等。

文獻 《中國高等植物圖鑒》五，550。《杭州藥用植物名錄》，444。

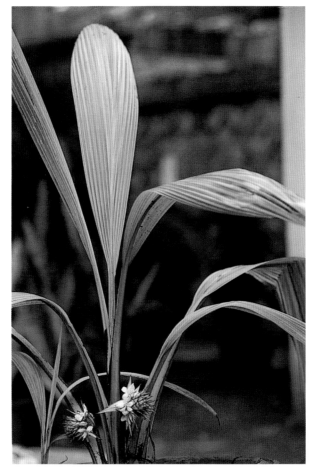

1436 大葉仙茅

來源 石蒜科植物大葉仙茅 Curculigo capitulata (Lour.) O. Kuntze 的根及根狀莖。

形態 多年生草本。根狀莖塊狀，肉質，頂端生多數白色鬚根。葉基生，柄長，下部變寬有槽；葉片長方披針形，長30～90 cm，寬7～15 cm，主脈下凸，側脈明顯，全緣。頭狀花序或穗狀花序曲垂，卵形或球形；總花梗短於葉；花被6片，被毛；雄蕊6，花絲短，花藥貼合；子房棒狀，柱頭微3裂。果棒狀，內有多數種子。

分佈 生於山坡濕潤處或栽培於屋旁。分佈於中國南部地區。

採製 四季可採，洗淨，曬乾或鮮用。

性能 苦、澀，平。潤肺化痰，止咳平喘，鎮靜健脾，補腎固精。

應用 用於腎虛喘咳，腰膝酸痛，白帶，遺精。用量15～30 g。

文獻 《滙編》下，36。

1437 夏雪片蓮

來源 石蒜科植物夏雪片蓮 Leucojum aestivum L. 的鱗莖。

形態 多年生草本。鱗莖卵圓形，直徑約3 cm。葉數片，寬綫形，長30～50 cm，鈍頭。花莖中空；傘形花序有花2至數朵，從佛焰苞狀總苞抽出，下垂；花被片長約1.5 cm，白色，頂端有綠點；雄蕊長約爲花被片長的½，花藥基生。蒴果。種籽近球形。

分佈 江蘇、浙江、上海等地有栽培。

採製 秋季採挖，洗淨，陰乾。

性能 辛，溫。有小毒。祛痰，解毒。

應用 治癰腫疔毒，咳嗽痰喘等。用量2～5 g。

文獻 《江蘇植物誌》上，385。

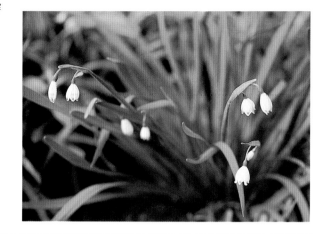

1438 黃花石蒜

來源 石蒜科植物忽地笑 Lycoris aurea (L. Hérit) Herb. 的鱗莖。

形態 多年生草本。鱗莖肥大，近球形，直徑約5 cm，外包黑褐色鱗莖皮。葉基生，質厚，寬條形，長達60 cm，寬約1.5 cm，有光澤，葉脈及葉片基部帶紫紅色。先花後葉，花葶高30～60 cm；傘形花序具5～10朵花，黃色或橙色，花有裂片6，邊緣稍皺曲；雄蕊6，與花柱同伸出花被外。蒴果3室。種子多數。

分佈 生於陰濕肥沃地方。長江流域以南各省都有。

採製 春、秋採挖2～3年生的鱗莖，洗淨，切片，曬乾。

成分 鱗莖含石蒜碱 (lycorine)，加蘭他敏 (galanthamin)，石蒜胺碱 (lycoramine) 等。

性能 辛，微苦。有毒。解瘡毒，潤肺止咳。

應用 外用治無名腫毒。爲提取加蘭他命原料。

文獻 《中草藥學》下，1336。

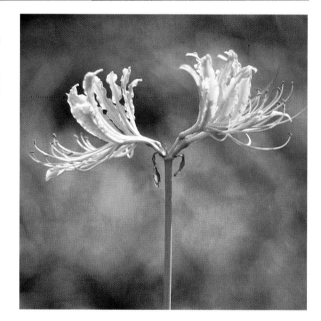

1439 換錦花

來源 石蒜科植物換錦花 Lycoris sprengeri Comes 的鱗莖。

形態 多年生草本，鱗莖橢圓形。早春抽葉，葉片寬綫形，頂端鈍。花莖實心，高30～45 cm；傘形花序頂生，花5～8朵；花被裂片淡紅紫色，頂端帶藍色，長圓狀倒披針形。

分佈 野生於山坡地。分佈於江蘇、安徽、上海、浙江等省。

採製 秋季採挖，洗淨，陰乾。

性能 辛，溫。有毒。祛痰，利尿，解毒。

應用 治喉風，水腫，癰疽腫毒，咳嗽痰喘，食物中毒催吐等。用量2～5 g。外用適量，搗敷或煎水熏洗。

文獻 《江蘇植物誌》上，382。

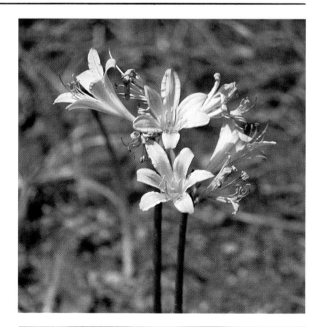

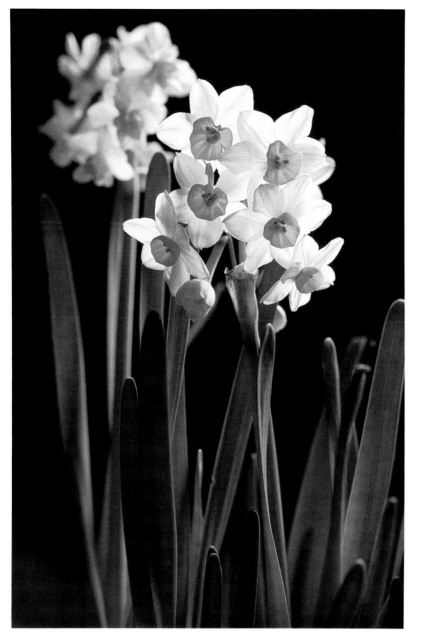

1440 水仙花

來源 石蒜科植物水仙 Narcissus tazetta L. var. chinensis Roem 的鱗莖。

形態 多年生草本。鱗莖卵狀球形，外皮棕黑色，鬚根多數，白色。葉基生，長30～45 cm，寬1～1.8 cm。花莖扁平，約與葉等長，總苞片膜質，管狀披針形。花4～8朵，排列成傘形花序，芳香，直徑2.5～3 cm；花被高腳碟狀，6裂，下部合生成管狀，管口處具黃色的杯狀副花冠；雄蕊6，生於副花冠內，花絲極短；子房下位，柱頭3裂。蒴果，室背開裂。種子扁平。

分佈 多爲栽培。主產福建、浙江、廣東、上海崇明島等地。

採製 6～11月休眠期及營養期採挖。切片鮮用。

成分 含生物鹼。花含芳香油。

性能 苦、辛，寒。有小毒。祛風除熱，活血調經。

應用 治腮腺炎，癰癤紅腫。鮮品搗爛敷患處。

文獻 《滙編》下，127；《大辭典》上，1068。

附注 花亦可藥用。

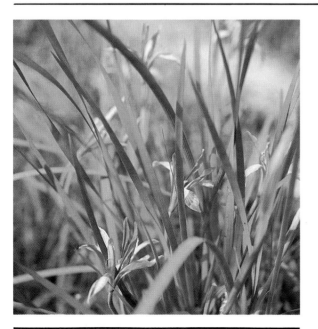

1441 馬藺子

來源 鳶尾科植物馬藺 Iris ensata Thunb. 的種子。

形態 多年生草本。葉基生，成叢，有殘存纖維狀葉鞘；葉片綫形，長達40 cm。花莖着花1～3朵，藍紫色，外輪花被3片，大，中部有黃色條紋；花柱分枝3，花瓣狀。蒴果長橢圓形，具縱肋6條，有尖喙。種子近球形，棕褐色。

分佈 生於溝邊草地。分佈於中國東北、華北及江蘇、安徽等省區。

採製 秋季採摘成熟果實，曬乾，打取種子，除去雜質，曬乾。

成分 含馬藺子甲素 (Irisquinone) 等。

性能 甘，平。涼血，止血，清熱利濕。

應用 治功能性子宮出血，急性黃疸型肝炎，小便不利，疝痛。用量3～9 g。

文獻 《滙編》上，84。

附注 近報導對急性白血病和實體瘤有一定療效。

1442 縮砂密

來源 薑科植物縮砂密 Amomum villo-sum Lour. var xanthioides(Wall. ex Bak.) D.L. Wu et Senjen 的乾燥果實。

形態 多年生草本，高2.5～3 m。根狀莖肥厚橫走。葉2列，綫狀披針形，全緣，兩面無毛；葉舌長4 mm，革質。花莖被絹毛，具鱗片葉；穗狀花序自根莖基部抽出；花萼管狀，3淺裂；花冠管狀，唇瓣匙形，先端2裂。果實具棘刺，綠色。

分佈 生於溝谷林下溪邊或陰濕地。分佈於雲南、廣東、廣西。

採製 秋季採收成熟果，烤乾或曬乾。

成分 含揮發油。

性能 辛，溫。行氣調中，芳香健胃，安胎。

應用 用於腹脹胃痛，消化不良，氣逆反胃，嘔吐，胎動不安等。用量3～6 g。

文獻 《滙編》上，592；《西雙版納傣藥誌》2，292。

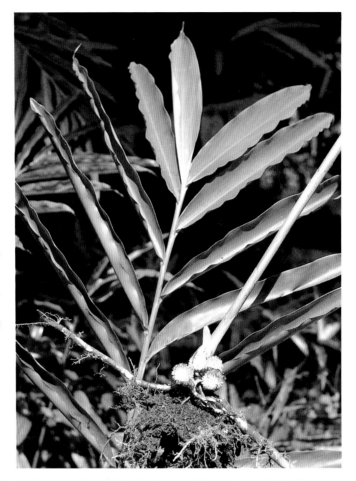

1443 閉鞘薑

來源 薑科植物閉鞘薑 Costus speciosus (Koenig) Smith 的根狀莖。

形態 多年生草本，高1～2 m。葉長圓形或披針形，下面密被絹毛，葉鞘不開裂。穗狀花序頂生，橢圓形或卵形；苞片紅色；花萼3裂；花冠管長1 cm；裂片長圓狀橢圓形；唇瓣寬倒卵形，白色，頂端具裂齒，呈皺波狀；雄蕊花瓣狀，白色，基部橙黃。蒴果稍木質，紅色。

分佈 生於疏林下，山谷濕地。分佈於台灣、廣東、海南、廣西、雲南。

採製 全年可採挖，切片，蒸熟曬乾。

成分 含皂甙及揮發油等，油中含去氫閉鞘薑內脂 (dehydrocostus lactone)。

性能 辛、酸，微寒。有小毒。利水消腫，解毒止癢。

應用 用於百日咳，腎炎水腫，肝硬化腹水等。外用於蕁麻疹，中耳炎等。用量6～15 g。

文獻 《滙編》下，220。

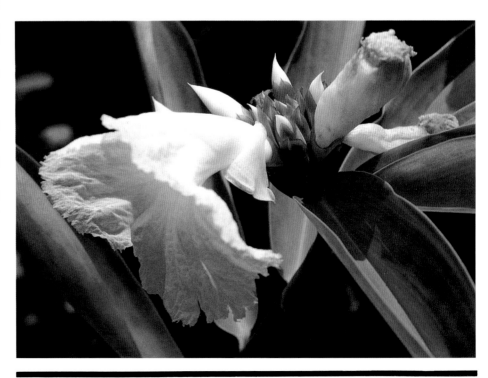

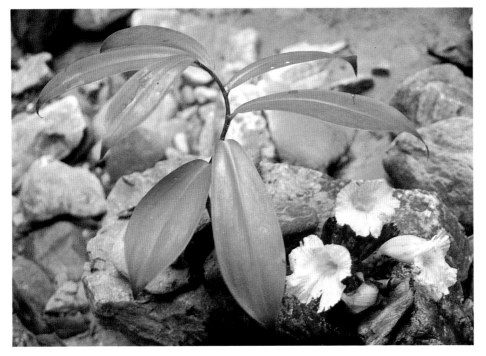

1444 光葉閉鞘薑

來源 薑科植物光葉閉鞘薑 Costus tonkinensis Gagnep. 的根莖。

形態 多年生草本。莖分枝。葉片倒卵狀長圓形,兩面均無毛,葉鞘包莖,套接。穗狀花序球形或卵形,直接自根莖抽出,外被套接的鞘狀苞片,苞片及小苞片頂端具銳利的硬尖頭;花黃色,花萼管狀,具3齒,齒端銳尖;花冠管較萼管為長,裂片條狀披針形。蒴果球形。

分佈 生於林蔭下。分佈於廣東、廣西、雲南。

採製 全年可採,去雜質曬乾或切片曬乾。

成分 含薯蕷皂甙元。

性能 辛,寒。有毒。行水消腫。

應用 用於水腫膨脹,白濁。癰腫惡瘡。用量3～6g,外用適量。

文獻 《大辭典》下,5441。

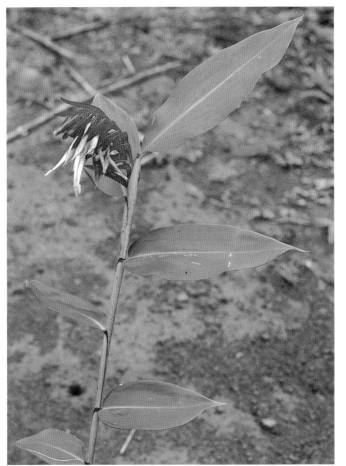

1445 岩薑

來源 薑科植物喙花薑 Rhynchanthus beesianus W. W. Smith 的根莖。

形態 多年生草本,高約50 cm。根狀莖圓球狀成串排列,肉質。葉片橢圓狀長圓形,長15～20 cm,寬4.5～7 cm,葉舌長約2 mm,鞘部張開,頂生,直立;苞片條狀披針形,紫紅色;花黃色,花冠管狀長約2 cm,裂片卵狀披針形;無唇瓣及側生退化雄蕊,花絲突出於花冠之外,舟狀,長約4.5 cm;子房3室,無毛。蒴果肉質,具多數種子。

分佈 生於灌叢、草地或密林中。分佈於雲南。

採製 秋季採挖,切片、曬乾。

性能 辛,熱。溫中散寒,祛風解毒,止痛。

應用 用於腸胃寒痛。用量10～15 g。

文獻 《雲南中草藥選》續集,308。

1446 春蘭

來源 蘭科植物山蘭 Cymbidium goeringii (Rchb. f.) Rchb. 的根或全草。

形態 多年生草本。假鱗莖密生成叢。根多數，綫形，稍肉質。葉叢生，狹條形，長20～40 cm，邊緣有微齒。早春開花，花單生，少為兩朵，有香氣，黃綠色；萼片狹長圓形，稍肉質；花瓣比萼片略短；唇瓣反卷，3裂，淺黃色帶紫褐色斑點，中央有2褶片。蒴果紡錘形，長約7 cm。

分佈 野生林下或溪邊，亦有栽培。分佈於華東、中南至西南各省。

採製 四季可採、洗淨鮮用或曬乾。

性能 辛，平。滋陰清肺，化痰止咳。

應用 內服治百日咳，肺癆咳嗽，咯血，神經衰弱，尿路感染，白帶。用量3～9 g；外用鮮根適量和酒糟搗敷患處；可治跌打損傷。

文獻 《滙編》下，1275；《浙藥誌》下，1599。

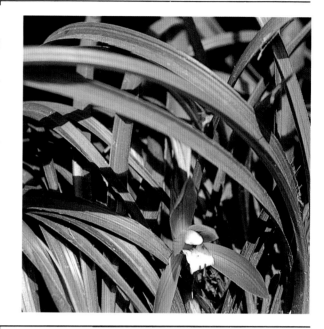

1447 墨蘭

來源 蘭科植物墨蘭 Cymbidium sinense (Andr.) Willd. 的根。

形態 多年生陸生草本。莖極短。假鱗莖粗壯。葉劍形，寬2～3.5 cm，4～5片叢生。花葶直立，長於或多少等於葉，花淡褐色而有紫色條紋，花被片6，內面3片花瓣狀，中間1片為唇瓣，不明顯3裂，無乳突狀毛，雄蕊1。蒴果。

分佈 生於山地林下或栽培。分佈於華東、華南、西南。

採製 秋冬季採，曬乾。

成分 花含正庚烷 (n-heptane)、甲苯、1，3-二甲氧基丙烷 (1，3-dimethoxylpropane)、月桂烯 (myrcene) 等。

性能 清心潤肺，止咳定喘。

應用 用於肺燥咳嗽。用量30 g。

文獻 《廣西藥園名錄》，391；《中國植物學會50周年年會論文滙編》，816。

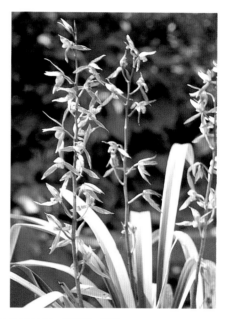

1448 斑花杓蘭

來源 蘭科植物紫點杓蘭 Cypripedium guttatum Sw. 的帶花全草。

形態 多年生草本，高15～25 cm。根莖短，橫生。莖直立，生短柔毛，在靠近中部具2枚葉。葉互生或近對生，橢圓形或卵狀橢圓形，下面脈上疏生短柔毛。花單生，白色而具紫色斑點；中萼片寬卵形，合萼片近條形或狹橢圓形，背面有毛，邊緣具細緣毛；花瓣幾與合萼片等長，近提琴形、花瓶形或斜卵狀披針形，內面基部具毛，唇瓣幾與中萼片等大；退化雄蕊近橢圓形；柱頭近菱形；子房生短柔毛。

分佈 生於林下、草坡或路旁。分佈於東北、內蒙古、河北、山東、山西、四川和雲南。

採製 春夏季採收，晾乾。

成分 含銅、錳、鈦、鋁、鐵、硅等多種微量元素。

功能 鎮靜，解痙，止痛，解熱。

應用 用於各種神經、精神障礙，並治頭痛，上腹痛和癌症。

文獻 《長白山植物藥誌》，1389；《吉林省中藥資源名錄》，173。

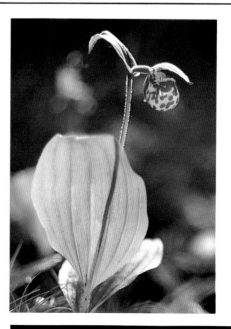

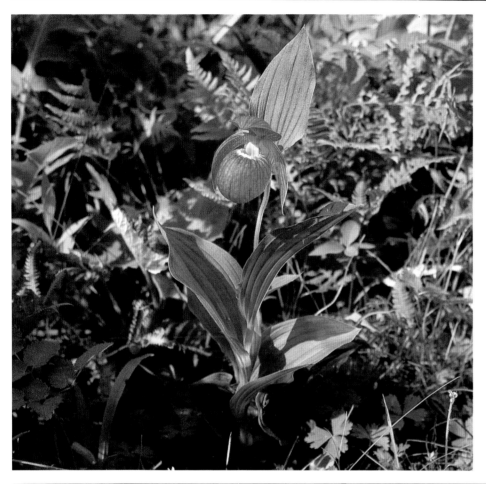

1449 蜈蚣七

來源 蘭科植物大花杓蘭 Cypripedium macranthum Sw. 的全草。

形態 多年生草本，高20～50 cm。根狀莖短，橫走。莖直立，生短柔毛或無毛。葉互生，橢圓形或卵狀橢圓形，長8～16 cm，寬可達8 cm，邊緣有細緣毛。花苞片葉狀，橢圓形；花單生，稀有2朵，紫紅色，極少白色；中萼片寬卵形，合萼片卵形；花瓣披針形，較中萼片長；唇瓣囊狀，幾與花瓣等長，囊內底部與基部有長柔毛；子房條形。蒴果橢圓形。

分佈 生於林下陰濕處或山地草坡上。分佈於東北、內蒙古、河北、山西及陝西等省區。

採製 秋季採挖，洗淨，曬乾。

成分 含酚性物質、甾醇三萜、糖類等。

性能 苦、辛，溫。有小毒。利尿消腫，活血祛瘀，祛風鎮痛。

應用 用於全身浮腫，下肢水腫，小便不利，白帶，風濕腰腿痛，跌打損傷。用量10～15 g，水煎或泡酒服。

文獻 《滙編》下，656；《長白山植物藥誌》，1391。

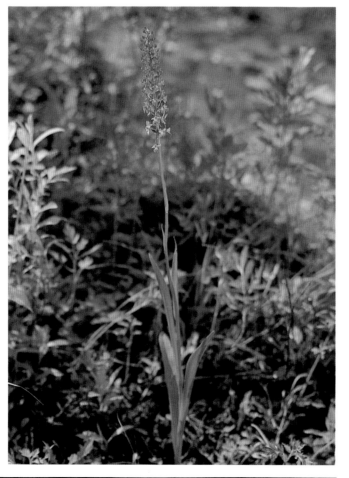

1450 手掌參

來源 蘭科植物手掌參 Gymnadenia conopsea (L.) R. Br. 的塊莖。

形態 多年生草本，高15～60 cm。塊莖4～6裂，通常2個，形如手掌，初生時白色，後變黃白色。莖單一，直立，基部有淡褐色葉鞘。莖生葉4～7片，互生，集生於莖的下部，長圓狀披針形，先端漸尖，基部抱莖。穗狀花序頂生，花粉白色，密集成圓柱狀；苞片卵狀披針形，幾與花等長；花瓣短於萼片，唇瓣菱形，先端3淺裂，基部有一細長的距，距長於子房和唇瓣，形似鐮狀彎曲，先端常漸尖；子房扭曲，長約8 mm。蒴果長圓形。

分佈 生於林間草地、山坡和林緣等處。分佈於東北、華北、西北、西南等地區。

採製 秋季採挖，去莖葉及鬚根，洗淨，放入開水鍋中煮至無白心為度，撈出曬乾。

成分 含甙類，尚含黏液質、澱粉、蛋白質、糖類、草酸鈣及無機鹽等。

性能 甘，平。補氣養血，生津止渴。

應用 用於神經衰弱，肺虛咳嗽，虛癆消瘦，久瀉，失血，慢性肝炎，帶下，乳少，陽痿。用量10～30 g。也可作散劑或泡酒內服。

文獻 《大辭典》上，0880；《滙編》上，199；《長白山植物藥誌》，1397。

1451 日本醫蛭 (水蛭)

來源 醫蛭科動物日本醫蛭 Hirudo nipponica (Whitman) 的乾燥全體。

形態 體長30～50 mm，體寬4～6 mm。背面呈黃綠或黃褐色，有5條黃白色的縱紋，背中綫上的一條縱紋延伸至後吸盤上。腹面暗灰色，無斑紋。雄性和雌性的生殖孔分別位於31 / 32、36 / 37環溝。陰莖呈細綫狀。前吸盤較大，口內有3個顎，後吸盤呈碗狀，朝向腹面。

分佈 棲息於水田溝渠中，全國均有分佈。

採製 夏秋季捕捉，洗淨，用柴草灰拌之，曬乾。

成分 鮮水蛭唾腺含有水蛭素 (Hirudin)，藥材含蛋白質。

性能 鹹、苦，平。有毒。破血通經，解毒。

應用 經閉腹痛，癥瘕積聚，跌打損傷，無名腫毒，肝硬化。用量1～2 g。

文獻 《中國藥用動物誌》一，7。

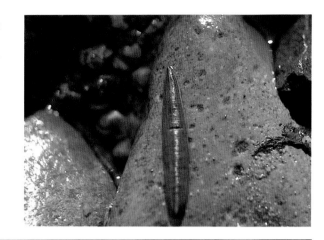

1452 寬體金綫蛭 (水蛭)

來源 醫蛭科動物寬體金綫蛭 Whitmania pigra (Whitman) 的乾燥全體。

形態 體大型，成體長60～120 mm，寬13～40 mm。背暗綠色，有5條縱紋，縱紋由黑色和淡黃色兩種斑紋間雜排列組成。腹面兩側各有一條淡黃色縱紋，其餘灰白色，雜有茶褐色斑點。前吸盤小，顎齒不發達。不吸血。雄、雌生殖孔各位於33/34、38/39環溝間。

分佈 生活在水田中。分佈於河北、山東、安徽、江西、江蘇、湖北、湖南及東北。

採製 夏秋捕捉，用柴草灰拌之，曬乾。

性能 鹹、苦平，有毒。活血破瘀，解毒。

應用 用於經閉腹痛，癥瘕積聚，跌打損傷，無名腫毒，肝硬化。用量1～2 g。

文獻 《中國藥用動物誌》一，10。

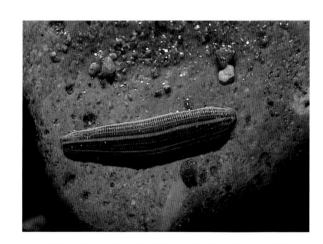

1453 雜色鮑 (石決明)

來源 鮑科動物雜色鮑 Haliotis diversicolor Reeve 的乾燥貝殼。

形態 貝殼卵圓形，質堅厚。殼寬約為殼長的⅔。貝殼高約為殼長的¼。體螺層極大，幾乎佔貝殼的全部。貝殼邊緣有一行逐漸增大的突起，其中靠體螺層末端有7～9個貫通成孔。殼面有不規則的螺旋肋紋和生長綫。殼表面紫綠色，殼內面有銀綠色的珍珠光澤。

分佈 生活在潮間帶下部。分佈於東海和南海。

採製 夏秋季捕捉，去肉取殼，洗淨曬乾。

成分 殼含精氨酸、甘氨酸等二十幾種氨基酸，還含有碳酸鈣、膽殼素及殼角質等。

性能 鹹，平。平肝潛陽，清熱熄風，明目。

應用 用於高血壓，頭暈，青盲內障，骨蒸癆熱等。用量15～50 g。

文獻 《中國藥用動物誌》二，14。

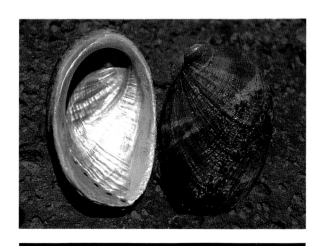

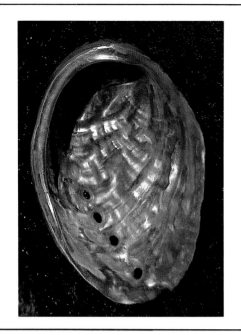

1454　皺紋盤鮑 (石決明)

來源　鮑科動物皺紋盤鮑 Haliotis discus Hannai Ino 的乾燥貝殼。

形態　具殼橢圓形，螺旋3層，縫合綫淺。殼頂位於殼的後端。左側有一條螺旋肋，肋上有一列突起，其中最前端邊緣4～5個成貫通孔。殼面爲深綠褐色，生長紋明顯；殼內面有珍珠光彩。

分佈　生活在潮下帶數米至十數米海藻繁茂的巖礁海底。分佈於中國北部沿海。

採製　春秋捕捉，剝去肉，將貝殼洗淨曬乾，生用或煅用。

成分　貝殼含多種氨基酸、碳酸鈣、殼角質 (concholin) 及膽素等。

性能　鹹，平。平肝潛陽，鎮靜熄風，明目。

應用　用於高血壓，頭痛眩暈，骨蒸癆熱，靑盲內障等。用量15～50 g。

文獻　《中國藥用動物誌》一，12。

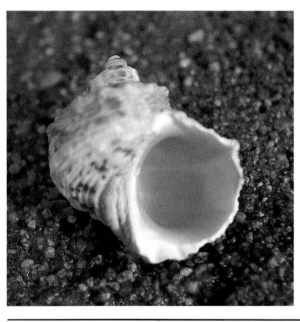

1455　金口蠑螺 (甲香)

來源　蠑螺科動物金口蠑螺 Turbo chrysostomus (Linnaeús) 的厴。

形態　貝殼陀螺形，中等大小。殼質重厚結實，一般殼高約70 mm，殼寬爲殼高的6/7。螺層約6層。自上而下增長迅速。縫合綫深。殼塔低圓錐形，殼頂稍高。殼面螺肋密生，螺層中部有一擴展的肋，把螺殼面分成上下兩部，上部成傾斜的肩部，下部爲一垂直面。殼表面橙褐色，染有紫色放射條紋，殼口圓內面金黃色。

分佈　棲息於低潮綫的珊瑚礁、巖石間。分佈於中國南海。

採製　捕後將厴取下，洗淨，曬乾。

功能　清熱解毒，止瀉。

應用　脘腹疼痛，腸風痔疾，疥癬頭瘡，小便淋漓澀痛等。用量5～15 g；外用適量。

文獻　《中國藥用動物誌》二，23。

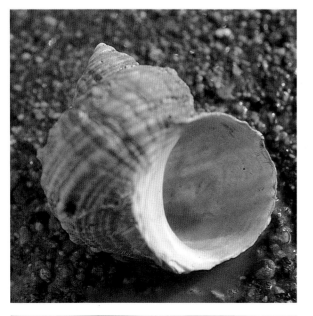

1456　蠑螺 (甲香)

來源　蠑螺科動物蠑螺 Turbo cornutus Solander 的厴。

形態　殼高約90毫米，殼寬約80毫米。殼質堅實而厚，螺層約5～6層。殼面具有發達的螺肋，生長紋粗糙而密，呈鱗片狀。殼口大，圓形，內具珍珠光澤。厴石灰質，厚重，外面灰綠色或灰黃色，有密集的小粒狀突起。

分佈　生活在低潮綫附近至水深10米左右的巖石質海底。分佈於中國東海和南海。

採製　捕獲後將螺口的厴取下，洗淨曬乾。

性能　鹹，平。清濕熱，解瘡毒，止瀉痢。

應用　用於脘腹疼痛，腸風痔疾，疥癬，頭瘡，小便淋漓澀痛等。用量5～15 g；外用適量。

文獻　《中國藥用動物誌》二，21。

1457　短褶矛蚌

來源　蚌科動物短褶矛蚌 Lanceolaria grayana (Lea) 的乾燥貝殼。

形態　殼長可達170 mm，殼高44 mm，殼寬39 mm。呈長矛形，質堅固。珍珠層呈乳白色或鮭肉色，有珍珠光澤，後部略呈淡藍色。外套痕明顯。朝帶長，從殼頂到貝殼中部。前閉殼肌痕圓而深，後閉殼肌痕淺而大，呈長橢圓形。鉸合部發達。

分佈　是淡水水域中常見的種類，棲息於泥底的河流、湖泊及池塘內。分佈在黑龍江、河北、山東、安徽、江蘇、浙江、江西等省。

採製　夏秋季捕捉，去淨軟體，將貝殼洗淨，曬乾。

性能　甘、鹹，寒。益陰，平肝潛陽，定驚止血。

應用　癲狂驚癇，眩暈，吐血，衄血，崩漏等症。用量15～40 g。

文獻　《浙江中醫學院學報》增刊，1981。

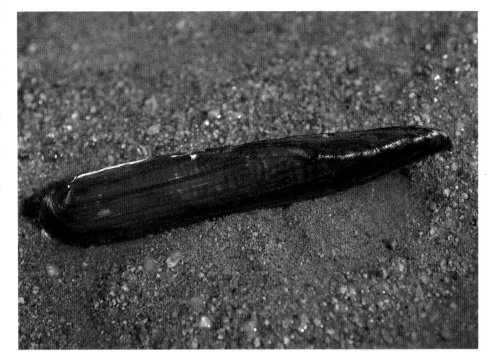

1458　背瘤麗蚌

來源　蚌科動物背瘤麗蚌 Lamprotula leai (Gray) 的乾燥貝殼。

形態　貝殼甚厚，殼質堅硬。外形呈長橢圓形。殼面佈滿瘤狀結節，結節聯成條狀，並與後背部的粗肋接呈"人"字形。幼殼殼面呈綠褐色，老殼則變成暗褐色或暗灰色。

分佈　喜生活於水深、流急的河流及其相通的湖泊內。分佈於中國河北、安徽、江蘇、浙江、江西、湖北、湖南、廣東及廣西。

採製　夏秋季捕捉，去淨軟體部分，將殼洗淨曬乾。生用或煅用。

成分　含碳酸鈣等。

性能　甘、鹹，寒。平肝熄風，益陰潛陽，定驚止血。

應用　癲狂驚癇，頭目眩暈，心悸耳鳴，吐血，衄血，崩漏等。用量15～40 g。

文獻　《中國藥用動物誌》一，34。

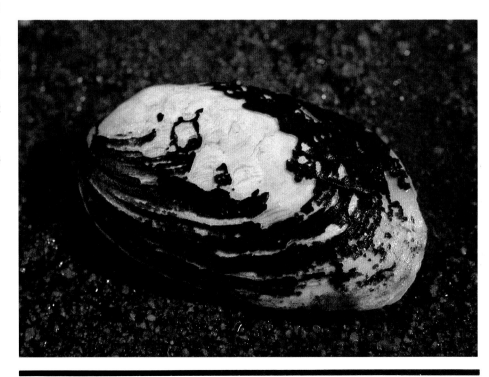

1459 對蝦

來源 對蝦科動物對蝦 Penaeus orientalis Kishnouye 的鮮體。

形態 體形長大而側扁,甲殼甚薄,表面光滑,額角細長。額角後脊至頭胸甲中部即行消失。頭胸甲具觸角刺、肝刺及胃上刺。體甚透明,微呈青藍色。胸部及腹部肢體略帶紅色,雄者體色較黃,雌者生殖腺成熟前呈綠色,成熟後呈棕黃色。

分佈 喜生活於泥沙底的淺海。分佈在勃海、黃海,江蘇、浙江以北沿海。

採製 春季捕捉,洗淨去殼,取肉鮮用。

成分 肉中含蛋白質,碳水化合物,灰分,鈣、磷、鐵、維生素 A 、維生素 B ,尼克酸等。

性能 甘,溫。補氣健胃,暖腎壯陽。

應用 腎虛陽痿,遺精,脾胃虛弱,神經衰弱、手足搐搦等。用量25～50 g 。

文獻 《中國藥用動物誌》一,50。

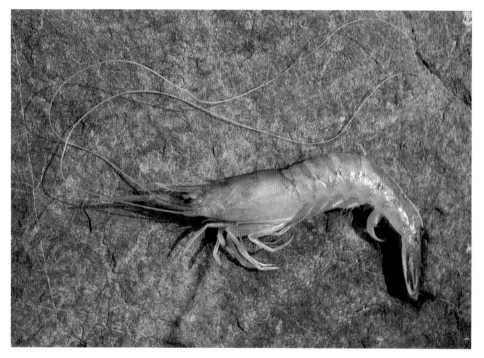

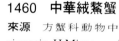

1460 中華絨螯蟹

來源 方蟹科動物中華絨螯蟹 Eriocheir sinensis H.Mirne ― Edwards 的乾燥全體。

形態 頭胸甲長55 mm ,寬61 mm 。呈圓方形,背面隆起,額及肝區凹陷,胃區與心區分界顯著。雄性的螯足比雌性的為大,掌節與指節基部的內、外面密生絨毛。雌性腹部呈圓形,雄性腹部呈三角形。

分佈 常穴居於江、河、湖蕩泥岸,晝匿夜出。常洄游到近海河口處繁殖。分佈於遼寧、河北、山東、江蘇、浙江、福建、廣東等地。

採製 秋季捕捉,燙死,曬乾。

成分 含蛋白質、脂肪、碳水化合物、維生素 A 等。

性能 鹹,寒。清熱,散血,續絕傷。

應用 治筋骨損傷,疥癬漆瘡,燙傷等。用量5～15 g 。

文獻 《大辭典》下,5701。

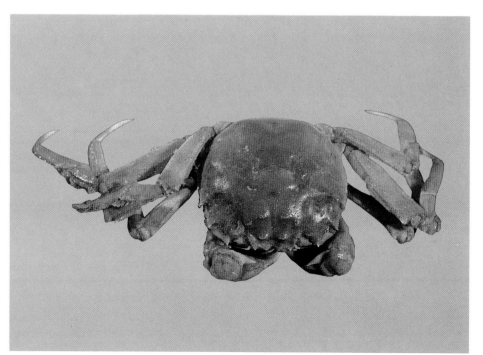

1461　非洲螻蛄 (螻蛄)

來源　螻蛄科動物非洲螻蛄 Gryllotalpa afuricana Palisot et Beauvois 的乾燥全體。

形態　體淡黃褐色或暗褐色全身密被短小軟毛。體長3～3.3 cm，雄蟲略小。頭圓錐形，觸角絲狀。複眼卵形，黃褐色。口器發達，前翅革質，後翅膜質透明。靜止時捲縮折疊如尾狀，前足發達，後足也較發達。

分佈　喜歡在潮濕溫暖的沙質土壤中，白天隱伏，夜間活動。分佈於黑龍江、遼寧、吉林、河北、河南、浙江、福建、台灣等省。

採製　夏秋季捕捉，處死，曬乾。

性能　鹹，寒。利小便，消水腫。

應用　用於水腫，小便不利等。用量3～5隻。

文獻　《中藥誌》四，212 (1961版)。

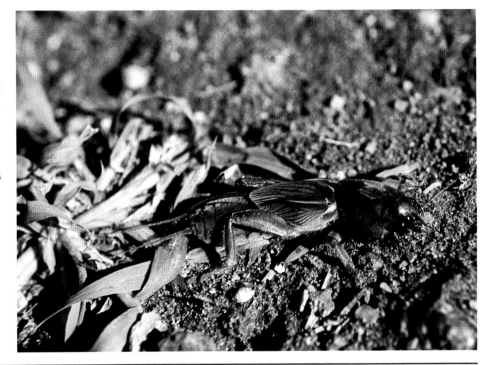

1462　蚱蟬 (蟬蛻)

來源　蟬科動物蚱蟬 Cryptotympana pustulata Fabricius 若蟲羽化後所脫的乾燥皮殼。

形態　體粗壯，長45～48 mm，黑色，有光澤，被金黃色短毛。前胸背板前寬後窄。中胸背板中央具"W"形的淺色斑。中胸背板後端的"X"形隆起淡褐色。翅透明，基部烟黑色。前足褐色，中足黑褐，後足淺褐色。

分佈　雨後若蟲出土，爬到樹幹高1 m 左右處脫殼。分佈於遼寧、河北、河南、浙江、江西、福建、台灣、廣東等省。

採製　夏秋季在樹幹上或地面拾取，去淨泥雜，曬乾。

成分　含大量甲殼質。

性能　鹹、甘，寒。散風熱，鎮痙，透疹。

應用　用於風熱頭疼，小兒驚癇，抽搐，痲疹未透，風疹瘙癢等。用量5～10 g。

文獻　《中藥誌》四，206 (1961版)。

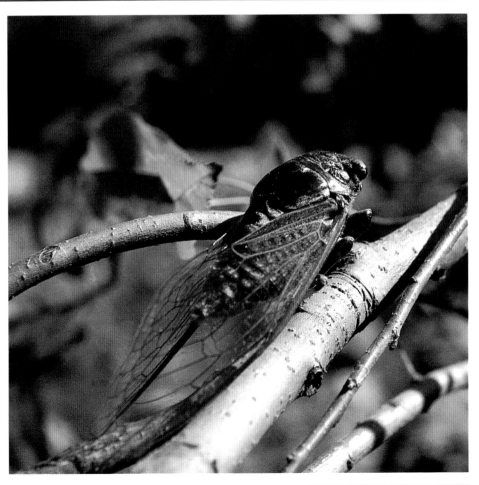

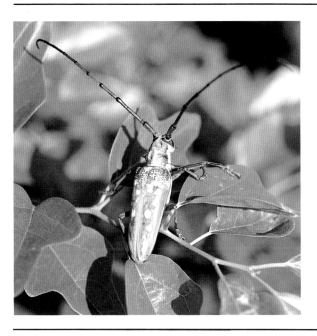

1463 雲斑天牛

來源 天牛科動物雲斑天牛 Batocera horsfieldi (Hope) 的乾燥成蟲。

形態 體長3.2～6.5 cm。體黑色或黑褐色，密被灰色絨毛。前胸背板中央有一對腎形白色毛斑，小盾片被白毛。鞘翅白斑形狀不規則，變異很大。體腹面兩側各有1條白色縱紋。後胸外端角有一長圓形白斑。觸角柄端疤開放式。鞘翅肩刺上翹，基部密生瘤狀顆粒。

分佈 華北、華東、華南、中南及西南各地。

採製 夏季捕捉，用沸水燙死，曬乾備用。

性能 甘，溫，有小毒。活血化瘀，鎮靜熄風。

應用 主治經閉，崩漏帶下，乳汁不下，跌打瘀血，癰疽，疔腫惡毒及小兒驚風等。內服用量5～10 g；外用適量。

文獻 《中國藥用動物誌》一，102。

1464 雞爪海星

來源 棘海星科雞爪海星 Henricia liviuscula (Stimpson) 的乾燥全體。

形態 全體呈五輻射對稱的星形。體盤直徑為8～15 mm。腕五條，長為33～60 mm，其橫切面呈圓形，基部粗，末端較細。反口面的棘板聯結成網狀，排列不整，每個棘板上有許多小棘。肛門位於反口面中央。篩板圓形。步帶溝兩側的棘板較大。

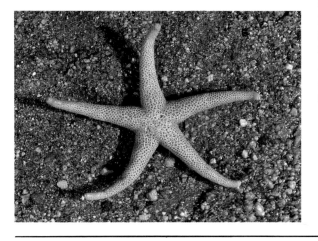

分佈 生活於4～45 m 的海水中。見於黃海和渤海各地。

採製 四季均可捕捉，曬乾。

性能 鹹，微寒。軟堅散結。

應用 治甲狀腺腫大，腫瘤。用量15～25 g。

文獻 《中國藥用動物名錄》，33。

1465 鬍子鯰

來源 鬍子鯰科動物鬍子鯰 Clarias fuscus (Lacepede) 除去內臟的鮮體。

形態 體延長，前部平扁，後部側扁。頭扁而寬。口闊，下位。眼小，有活動的眼瞼。鼻孔每側2個，近吻端。唇厚，唇溝明顯。牙細小，密列。觸鬚4對，鰓耙細長。背鰭60左右，胸鰭1，7～8，腹鰭6，臀鰭40左右，尾鰭圓扇形，體棕黑色。

分佈 生活在河川、池塘。中國南方均有。

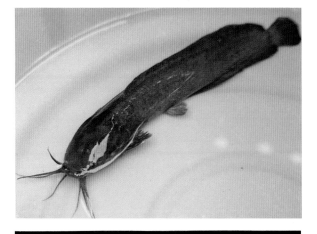

採製 常年可捕，取肉，鮮用。

成分 含維生素 B 1、B 2、C、鈣、蛋白質、胡蘿蔔素等。

性能 甘，溫。補血，滋腎，調中，助陽。

應用 腰膝酸痛，久瘡體虛，小兒疳積，衄血，黃疸。內服適量。

文獻 《中國藥用動物誌》二，222。

1466 刁海龍（海龍）

來源 海龍科動物刁海龍 Solenognathus hardwickei Gray 的除去內臟的乾燥全體。

形態 體長而側扁，體高遠大於體寬。長37～50 cm。頭長與體軸在同一水平綫上，或與體軸形成大鈍角。吻長，約爲眶後頭長的2倍，口小無牙。眼大而圓，眼眶突出，全體具環狀鱗板。軀幹部五棱形，尾部六棱形，尾端四棱形，骨環25～26＋56～57。體淡黃色，軀幹部上側棱骨環相接處有一列黑褐色斑點。

分佈 棲息沿海藻類繁茂之處。分佈於廣東、福建、台灣。

採製 捕捉後去外黑色皮膜及內臟，洗淨曬乾。

性能 甘，溫。補腎壯陽，散瘀消腫。

應用 用於腎虛陽痿，難產，跌打腫痛，疔瘡腫毒。用量3～9 g。

文獻 《滙編》下，48。

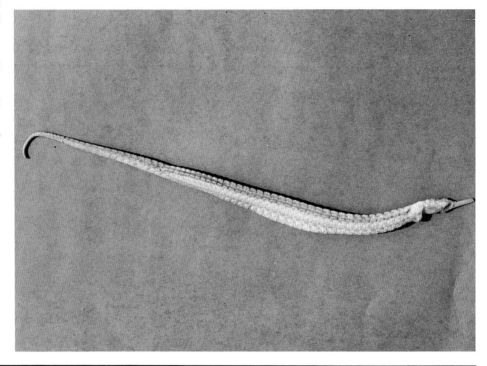

1467 尖海龍（海龍）

來源 海龍科動物尖海龍 Syngnathus acus Linnaeus 的乾燥全體。

形態 體細長，呈鞭狀，一般在130～150 mm。軀幹部七棱形，尾部四棱形，腹部中央棱微凹，體高和體寬近相等。眼大而圓，眼眶微突。鰓蓋上綫狀脊很短小，存在於基部⅓處，體無鱗，全爲骨環所包。體黃綠色，具多數不規則暗色橫帶。

分佈 暖水性近海小型魚類。中國沿海均有分佈。

採製 夏秋季捕採，洗淨，曬乾。

性能 甘、鹹，溫。補腎壯陽，消癥散結，止痛。

應用 用於陽痿不育，難產，癥瘕，腰膝酸軟，風寒痹痛。用量5～15 g。

文獻 《中國藥用動物誌》一，147。

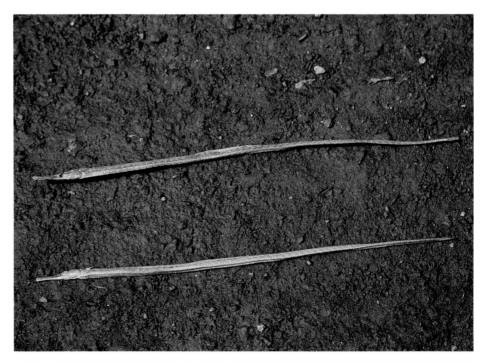

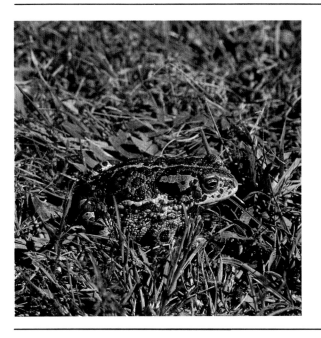

1468 花背蟾蜍 (乾蟾)

來源 蟾蜍科動物花背蟾蜍 Bufo raddei Strsuch 除去內臟的乾燥全體。

形態 體長60 mm 左右,雌性最大者可達80 mm,頭寬大,吻鈍圓,吻棱顯著。鼻間距略小於眼間距,上眼瞼寬。鼓膜顯著,橢圓形。前肢粗短,指細短,後肢短,趾短,左右跟部不相遇。雄性皮膚粗糙,背部密佈不等大的疣粒,雌性疣粒較少。腹面均為乳白色,無斑點。

分佈 白天匿於草石下或土洞內,黃昏時外出覓食。分佈於東北、西北各省。

採製 夏秋季捕捉,去掉內臟,曬乾。

性能 辛,涼。微毒。清熱解毒,利水消腫。

應用 用於癰疽,腫毒,瘰癧,腫瘤,腹脹,疳積,慢性氣管炎。用量0.5～1 g;外用適量。

文獻 《中國藥用動物誌》 一,170。

1469 烏龜 (龜板)

來源 龜科動物烏龜 Chinemys reevesii (Gray) 的腹甲。

形態 體呈扁圓形,背腹均有硬甲。吻端尖圓,頜無齒而形成角質喙,頸能伸縮。背面鱗甲棕褐色,中央為5枚脊鱗甲,兩側各有4枚肋鱗甲,緣甲每側11枚,肛甲2枚,腹面鱗甲12枚,淡黃色。四肢扁平,指、趾間具蹼。

分佈 多羣居,常棲息在川澤湖池中,肉食性。分佈於湖北、湖南、安徽、江蘇等省。

採製 全年均可捕捉,殺死後,剔除筋肉,取其腹甲,洗淨,曬乾。

成分 含膠質、脂肪及鈣鹽等。

性能 鹹、甘,平。滋陰潛陽,補腎健骨。

應用 治腎陰不足,骨蒸癆熱,吐血,衄血,久嗽遺精,崩漏帶下,骨痿,小兒囟門不合等。用量15～40 g。

文獻 《大辭典》上,2348。

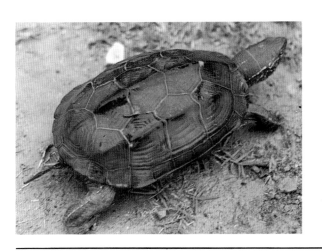

1470 三綾閉殼龜

來源 龜科動物三綾閉殼龜 Coura trifasciata (Bell) 的全體。

形態 頭部光滑無鱗,鼓膜明顯而圓,頸角板狹長,椎角板5塊,肋角板每側4塊,緣角板每側11塊,臀角板長大於寬。背角板有 3 條縱棱。背甲與腹甲幾等長,兩側以韌帶相連,背面角棕色,腹面黑色,邊緣角板帶黃色。

分佈 生長於山谷溪流間,雜食性。分佈於中國福建、廣東、海南島、廣西等地。

採製 夏秋季捕捉,鮮用。

成分 主含膠質、鈣鹽等。

性能 甘,寒。活血,消腫,解毒。

應用 用於咽喉腫痛,瘰癧膿腫,風濕痹痛,慢性骨髓炎,骨關節結核,肥大性脊椎炎等。用量6～10 g。

文獻 《中國藥用動物誌》 二,290。

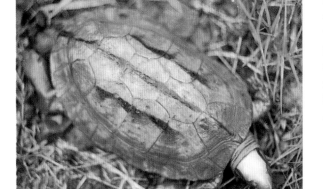

1471　眼鏡蛇

來源　眼鏡蛇科眼鏡蛇 Naja naja (Linnaeus) 去內臟全體、膽、蛇蛻等入藥。

形態　體長88～120 cm，尾長11～21 cm，頭略微扁圓。無頰鱗，上唇鱗7片，下唇鱗8片，眼前鱗1片，眼後鱗2～3片。體鱗光滑。鱗列在頸部共23～26行，體中部19～21行，肛前部15行。腹鱗164～178片。尾下鱗兩列，43～50片。肛片二分。體黑褐色，有窄的黃白色橫紋15個，腹面黃白色。體色多變異。典型者，在頸部有白色眼鏡架似的斑紋。受激怒時常將體前部豎起，左右擴展其頸部，"呼呼"作響噴氣。毒牙屬溝牙類。

分佈　生活於平原、丘陵和山地森林地帶的岩石洞縫、田間，水溝邊等洞穴。分佈於長江流域以南地區。

性能　甘、鹹，性溫。有毒。袪風活血，強筋骨。

應用　治風濕病，關節炎，半身不遂。鮮肉炖服，用量每次半斤；泡酒服，每天飲酒50～100 g。（1 kg蛇泡50度白酒10 kg，密封2個月後服用）

文獻　《廣西藥用動物》，182。

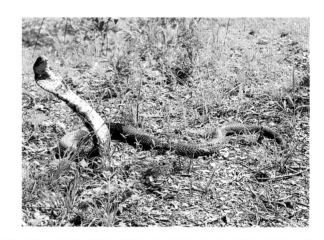

1472　金環蛇

來源　眼鏡蛇科動物金環蛇 Bungarus fasciatus (Schneider) 除去內臟的全體。

形態　體長可達180 cm。頭細小，橢圓形。眼小。鼻鱗2，上唇鱗7，眼前鱗1，眼後鱗2，前顳鱗1，後顳鱗2。體鱗光滑無棱。背鱗15行，腹鱗212～216片，肛鱗單一，尾下鱗單列。體色黑、黃帶相間，黑帶較黃帶寬。

分佈　生活在山區或丘陵，常在濕地或水邊活動。毒性強烈，屬於神經性毒。分佈於廣東、廣西、雲南、福建、湖南、江西等省區。

採製　9～10月間捕捉，剖除內臟及毒牙，鮮用或烘乾。

成分　金環蛇毒含有神經和心臟毒素。

性能　鹹，溫。袪風濕，鎮靜，攻毒。

應用　用於風濕痹痛，四肢拘攣，半身不遂，口眼喎斜，惡瘡，破傷風等。用量3～5 g。

文獻　《廣西藥用動物》，333。

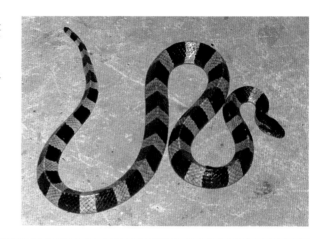

1473　揚子鱷（鼉）

來源　鼉科動物鼉 Alligator sinensis (Fauvel) 的乾燥鱗甲。

形態　全長可達200 cm。頭部扁平，吻鈍圓；外鼻孔一對；眼大，有上下眼瞼及瞬膜；耳孔呈縫裂狀，有瓣膜可合閉。上頜每側有圓錐狀槽生齒18枚，下頜每側有19枚。頸部較細，軀幹部較扁平。背部有17排矩形鱗片，鱗上有縱棱。腹部有28排鱗片。尾長而側扁，尾上方有縱脊2條，在尾後端漸合而為一。前肢五指，無蹼；後肢較大，四趾，趾間有蹼；指、趾端均具爪。

分佈　穴居生活於水邊或竹林地帶，產於安徽、江蘇、浙江和江西等地。

採製　夏秋捕獲，取鱗甲，曬乾或烘乾。

成分　外殼表皮由 β-角蛋白組成。鱗甲含大量骨膠原。

性能　逐瘀，消積，殺蟲。

應用　主治癥瘕積聚，瘰癧，頑癬等症。用量3～6 g。

文獻　《中國藥用動物誌》二，344。

附注　本種為國家保護動物。

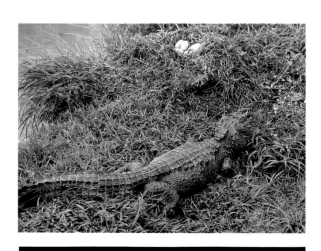

1474 金腰燕 (燕窩泥)

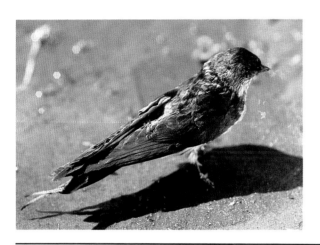

來源 燕科動物金腰燕 Hirundo daurica Linnaeus 的巢泥。

形態 大小似家燕。背部藍黑色，腰部有顯著的栗黃色橫帶，腹面棕白色，密佈以棕色縱紋。因栗黃腰帶非常顯，故稱金腰燕。尾羽分叉呈剪刀形。

分佈 金腰燕是常見的一種夏候鳥，春來秋往，棲息在山間村落附近。除新疆、台灣以外，都有分佈。

採製 隨用隨取。

性能 鹹、腥，寒。清熱解毒。

應用 用於哮喘，濕疹，惡瘡，丹毒等。用量；外用適量。

文獻 《中國藥用動物誌》一，239。

1475 黃胸鵐

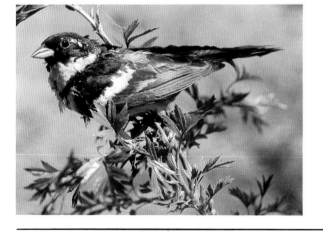

來源 雀科動物黃胸鵐 Emberiza aureola pallas 除去羽毛及內臟的鮮體。

形態 體形似麻雀而稍大。雄鳥頭頂、背部為栗色，兩翼各有一白斑，腹部黃色，胸前有一項圈。雌鳥頭和背均為暗褐色，腹部淡黃色。幼鳥與雌鳥體色相似。

分佈 喜成羣活動在耕地或灌叢間，以穀物為食。分佈於全國各地。

採製 春季捕捉。拔去羽毛，除去內臟，洗淨血迹，放炭火烤乾。

性能 甘，溫。滋補，壯筋骨，通經絡，祛風。

應用 用於頭昏目眩，腰膝酸痛，老人氣血虛弱，四肢乏力，風濕性關節疼痛。用量3～5隻。

文獻 《廣西藥用動物》，399。

1476 灰頭鵐

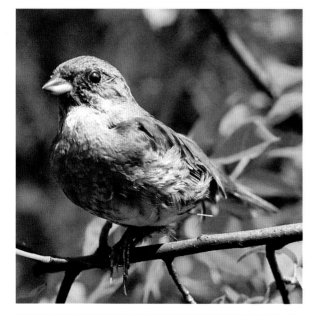

來源 雀科動物灰頭鵐 Emberiza spodocephala Pall. 去羽毛及內臟的全體。

形態 體形比麻雀稍小。頭頂部暗綠色，背面橄欖褐色，帶有灰色條紋，下體亮黃色。雌雄鳥很相似，但雌鳥色澤較淡。

分佈 棲於山谷、河岸或平原沼澤地的疏林或灌叢中。分佈於中國東北。遷徙時遍佈華北和華中。在華南越冬。

採製 春秋季捕捉，捕後去毛及內臟，鮮用或焙乾備用。

性能 甘，溫。無毒。補益，解毒。

應用 用於陽痿，酒中毒，蠱中毒等。用量4～5隻。

文獻 《大辭典》下，5117。

1477 黑熊 (熊膽)

來源 熊科動物黑熊 Selenarctos thibetanus G.Cuvier 的乾燥膽囊。

形態 大型林棲獸類。頭寬，四肢粗壯。前後肢均具5趾。吻短，耳大而圓。尾極短。全身被黑毛，胸部有一個很明顯的白色新月形或倒人字形的大白斑。是黑熊鑒別上的一個重要的特徵。

分佈 喜棲於針葉林或針闊混交林中。有冬眠習性。分佈於中國各地，以東北、華北地區較多。

採製 多於冬季獵取，立即剖腹取膽，吊在通風處陰乾。

成分 膽汁酸主要爲去氧熊甘膽酸 (glyco - ursodesoxycholic acid) 水解生成牛黃酸 (taurine)、去氧熊膽酸 (ursodesoxycholic acid)。

性能 苦，寒。解毒，清肝，明目。

應用 用於熱盛驚癇，黃疸，肝熱目赤，膽囊炎，惡瘡腫毒等。用量0.1～0.3g。

文獻 《中國藥用動物誌》一，263。

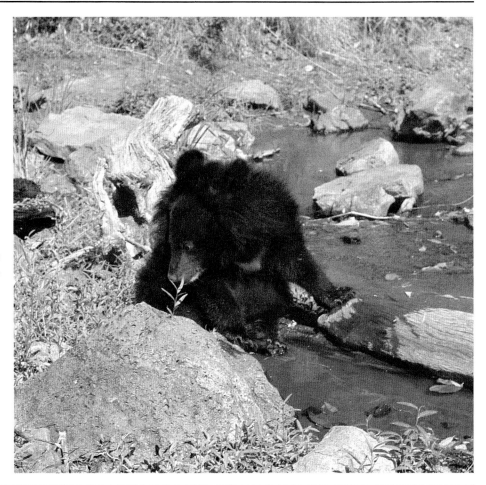

1478 山狸子骨

來源 貓科動物豹貓 Felis bengalensis Kerr 的骨骼和肉。

形態 形似家貓，體長540～650 mm，重2～3 kg。頭圓耳小，尾粗，長爲體之半。背色淺黃或灰黃；頭頂部具四條棕黑色縱紋，其中兩直延至尾基部。眼睛內側有縱長白斑，頰部兩側具兩條橫黑紋；耳背上端黑色下端灰黃色，遍體均佈黑色斑點。腹面灰白色，亦佈黑斑。尾上具有黑斑和半環。北方產者體大色淺。

分佈 棲息於丘陵多樹叢處。夜間尋食。全國各省均有。

採製 四季獵捕，去淨筋肉，取骨曬乾。

性能 甘、溫，無毒。安神，祛風除濕，殺蟲。

應用 用治失眠，風濕關節疼痛，疳疾，瘰癧，痔瘻，惡瘡。用量25～50 g，炒酥研末服。用豹貓肉3～6 g，煅存性，研末服。

文獻 《中國藥用動物誌》一，272。

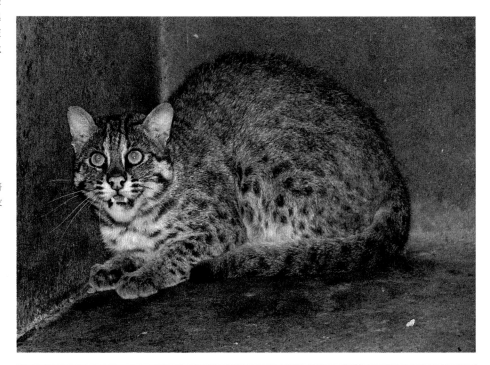

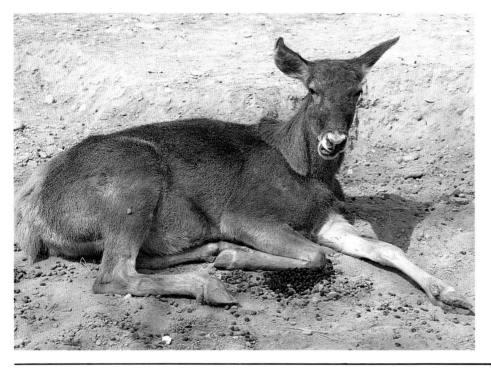

1479　白唇鹿

來源　鹿科動物白唇鹿 Cervus albirostris Pzewalsni 的未骨化角、骨化角和其他藥用部分。

形態　體長2 m 左右，肩高約1．2 m。鼻端裸露並延伸到上唇。耳長而尖，可達頭長之半。肩背部的粗毛倒生逆行，呈肉峯狀。臀部有明顯塊斑，尾短僅30 mm。雄性角大扁平，一般4～5叉，多者可達8個分叉，角尖光滑無棱。鼻端兩側、下唇、下頜爲純白色，耳內白色。體暗褐，體側有點狀斑紋。

分佈　產於西藏、青海、甘肅及四川等地。

採製　藥材鹿茸（未骨化角）、鹿骨和其他藥用部分採製同梅花鹿。

性能　甘、鹹，溫。壯元陽，補氣血，益精髓，強筋骨。

應用　治心悸，眩暈耳鳴，貧血，陽痿，遺精，腰膝痿弱，瘡瘍不愈等症。用量鹿茸3～5 g，鹿角5～15 g。

文獻　《中國藥用動物誌》一，300。

1480　馴鹿

來源　鹿科動物馴鹿 Rangifer tarandus Linnaeus 的角。

形態　體形中等，重100～140 kg。耳短，頸長，肩部稍隆，背部和臀部平直，四肢不長，主蹄圓大，側蹄上緣有毛，有蹠腺，尾短。雌雄都長有角，雄者較雌者角大。角分枝不多，但分枝分叉複雜且左右常不對稱。角的分枝側扁，角面光滑。

分佈　僅產於中國黑龍江省。

採製　春季拾取脫落的角（退角）；10月至翌年2月間，將鹿處死，連腦蓋骨砍下（砍角）。鎊成薄片或研成細粉供藥用。其他藥用部分參見梅花鹿有關項下。

成分　含骨質、膠質、磷酸鈣、碳酸鈣及氮化物等。

性能　鹹，溫。滋腎補虛，行血消腫。

應用　治瘡瘍腫毒，瘀血作痛，虛勞內傷，腰脊疼痛。用量5～10 g。

文獻　《中國藥用動物誌》一，302。

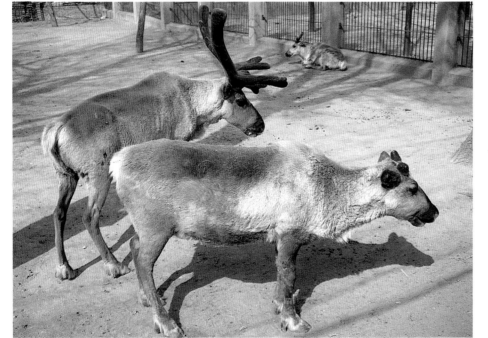

1481 不灰木

來源 爲硅酸鹽類礦物角閃石石棉 Hornblende asbestos。

形態 全體呈細纖維狀，纖維一般2～4 cm 長，淺青綠或深灰色而均勻。具光澤、摸之有柔軟感。微有土臭，味無。

分佈 爲變質作用產物。主產於內蒙古、山西、河北、陝西、四川。

採製 採挖後除去雜石，選纖維狀者。

成分 含量順序爲鐵、鎂、鈣、鋁、鈦、錳、釩、鋅、銅、硅等。

性能 甘，寒。清熱，除煩，利尿。

應用 用於肺熱咳嗽，咽喉腫痛，小便不利。用量內服入丸、散2～3 g；外用適量。

文獻 《礦物藥》，33。

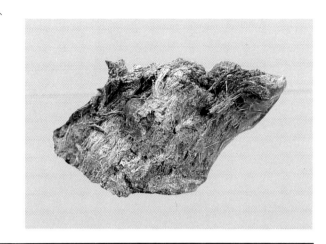

1482 玉

來源 爲礦物透閃石質軟玉 Nephrite。

形態 呈不規則塊狀，淺綠至乳白色而均勻。具棱角、質較重且硬（硬度4）。斷面現片狀，蠟樣光澤。氣、味皆無。

分佈 爲變質作用產物。主產於新疆，遼寧。

採製 採挖後除去雜石，泥土。

成分 含量順序爲鎂、鐵、鋁、鈣、錫、錳、鈦、鋅等。

性能 甘，平。潤心肺，清胃熱。

應用 用於喘息煩滿，消渴，目翳。用量內服3～5 g；外用適量。

文獻 《礦物藥》，48。

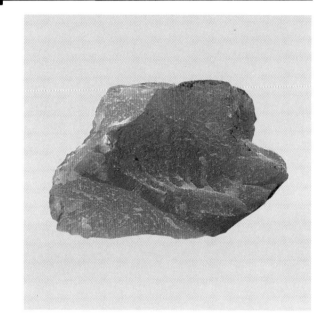

1483 白堊

來源 爲含碳酸鈣的硅藻土 Chalk。

形態 呈不規則塊狀，具棱角。灰至淺灰色而均勻。質較輕較疏鬆，斷面顆粒狀顯層。氣微，微有土味。（藥用白堊也可是以高嶺石爲主的多礦物集合體，似白石脂）。

分佈 形成於溫暖淺海中。主產於山東。

採製 採得後除去雜石、泥土。

成分 含量順序爲鋁、鐵、硅、鎂、鈣、鈦、鋅、鉛、銅、鉬、鎢等。

性能 甘，平。溫中，澀腸，止血，斂瘡。

應用 用於瀉痢，吐血，衄血，惡瘡。用量內服入丸、散5～10 g；外用適量。

文獻 《礦物藥》，77。

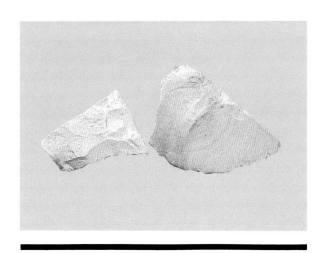

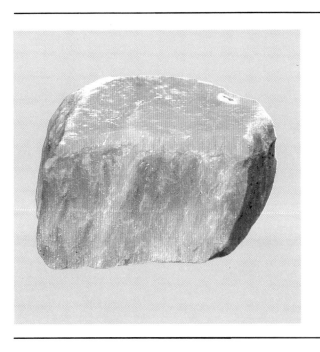

1484 石膏

來源 爲硫酸鹽類礦物纖維石膏 Sericolite。

形態 呈白色扁平塊狀（似糕），多分層，層間或隙縫處常夾有灰褐色泥岩。表面多附着一薄層黃色或淺紅色黏土。質較重性脆，常縱向裂開，斷面纖維較粗具絹絲光澤。氣、味皆無。

分佈 多爲鹽湖沉積物。主產於安徽、河南、山東、四川、湖南、廣東、廣西、雲南、新疆、遼寧。

採製 採挖後除去雜石、洗淨曬乾。

成分 含量順序爲鈣、鎂、鋁、硅、鈦、錳、鐵、硼、錫、鎢、銅、鉛等。

性能 辛、甘，寒。解肌清熱，除煩止渴。

應用 用於熱病壯熱，心煩神昏，譫語發狂，胃火牙痛，口舌生瘡。用量內服10～30 g；外用適量。

文獻 《礦物藥》，62。

1485 應城石膏（石膏）

來源 爲硫酸鹽類礦物應城的纖維石膏 Sericolite Ying Cheng。

形態 呈純白色扁平厚塊（似糕）狀，分層，層間很少夾灰褐色泥岩。表面多附着一薄層黃色至淺黃色黏土。質較重性脆，易縱向裂開。斷面纖維特細而呈直立狀，具絹絲光澤。氣、味皆無。

分佈 多爲鹽湖沉積物。主產於湖北應城。

採製 採挖後除去雜石，洗淨曬乾。

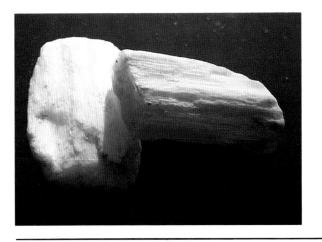

成分 含量順序爲鈣、鎂、鋁、硅、鐵、錳、鈦、鎢、錫、硼、銅等。

性能 辛、甘，寒。解肌清熱，除煩止渴。

應用 用於熱病壯熱，心煩神昏，譫語發狂，胃火牙痛，口舌生瘡。用量內服10～30 g；外用適量。

文獻 《礦物藥》，62。

1486 代赭石

來源 爲礦物赤鐵礦 Hematite。

形態 呈棕紅色不規則塊狀。表面密集排列丁頭狀小突起。底面呈與表面小突起相應的凹窩。斷面有隨小突起起伏的均勻薄層，層厚約5 mm。層間常夾有黃色黏土。氣、味皆無。

分佈 屬淺海沉積物。主產於河北、湖南、山西、山東、四川。

採製 採挖後除去雜石、選取有丁頭者。

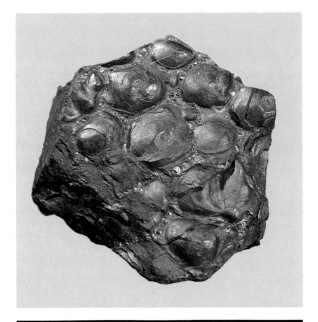

成分 含量順序爲鐵、鎂、鈣、鈦、錳、五氧化二磷、鋅、銅、鎳、砷、鉛等。

性能 苦，寒。平肝鎮逆，涼血止血。

應用 用於噫氣嘔逆，噎膈反胃，哮喘，驚癇，吐血，腸風，痔瘡，崩漏帶下。用量內服10～20 g；外用適量。

文獻 《礦物藥》，89。

1487　無丁赭石 (代赭石)

來源　為水針鐵礦 Qelitic hematite 的鮞狀或塊狀的集合體。

形態　呈不規則塊狀，表面棕紅色但不均勻，常有紅黃色或紫褐色斑紋，偶而有泡狀突起。氣、味皆無。

分佈　屬淺海沉積物。主產於遼寧、山東、河北、湖南。

採製　採挖後除去雜石、泥土。

成分　含量順序為鐵、鈣、硅、鎂、鋁、鉀、鈉、五氧化二磷、鈦、錳、鋅、鉛、銅等。

性能　苦，寒。平肝鎮逆，涼血止血。

應用　用於噫氣嘔逆，噎膈反胃，哮喘，驚癇，吐血，腸風，痔瘡，崩漏帶下。用量內服10～20 g ；外用適量。

文獻　《礦物藥》，89。

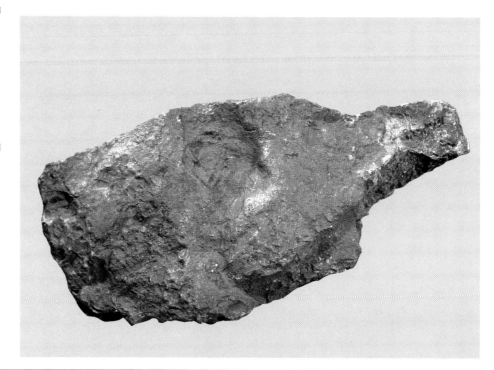

1488　鈣芒硝 (玄精石)

來源　為鹽湖中化學沉積的鈣芒硝 Glauberite 。

形態　呈無色透明長條狀晶體，質較輕性酥，表面常因風化成白色粉末。易溶於水。味微鹹。

分佈　形成於地質時代的湖相沉積層中。主產於新疆、四川、湖南、陝西。

採製　採挖後除去泥土，取純潔白色者。於密閉容器貯存。

成分　主含鈣芒硝。

性能　鹹，寒。滋陰，降火，軟堅，消痰。

應用　用於陽盛陰虛，壯熱煩渴，頭風腦痛，目赤障翳，口舌生瘡，咽喉腫痛。用量內服5～10 g ；外用適量。

文獻　《礦物藥》，96。

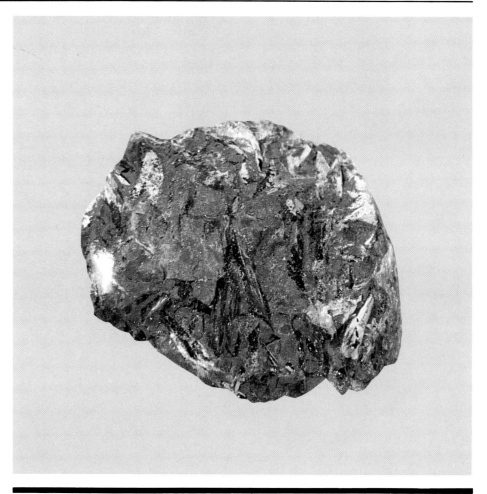

1489　伏龍肝

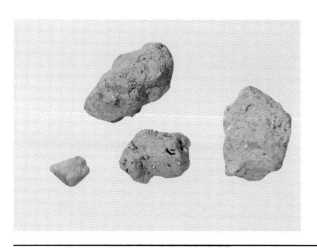

來源　爲多年燒柴草竈中堅硬的黃土塊 Terra tiavausta。

形態　呈不規則土塊狀，大小不一。黃色至深紅色。質較輕較酥。斷面粗糙，微顯顆粒狀。有土腥氣，略吸舌。

分佈　經茅草火多年燒結而成。全國各地均可自行選取。

採製　取竈內紅色土塊、於密閉容器中貯存。

成分　含量順序爲鋁、鈣、鐵、鎂、硅、鈦、錳、釩、鋅、錫、鎳、鋰等。

性能　辛，溫。溫中燥濕，止嘔止血。

應用　用於嘔吐反胃，腹痛泄瀉，吐血，妊娠惡阻，潰瘍。用量內服煎湯（布包）10～20 g 或煎湯代水煎藥；外用適量。

文獻　《礦物藥》，105。

1490　褐鐵礦（自然銅）

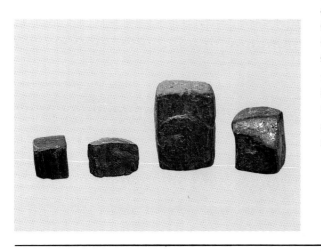

來源　爲黃鐵礦礦物己褐鐵礦化 Limonnized pyrite。

形態　略呈方塊形。直徑0.5～1.5 cm。表面呈褐色、灰色或微黃色，幾無光澤。質較重且硬。斷面中心偶可見黃色放射狀紋理（黃鐵礦）。燃之幾無硫礦氣。

分佈　多爲變質作用形成。主產於浙江、湖南、湖北、貴州、廣西、四川。

採製　採挖後除去雜石，洗淨曬乾。

成分　含量順序爲鐵、鋁、鎂、鈣、硅、釩、鈦、錳、鎳、銅、鋅、鉛等。

性能　辛，苦，平。散瘀止痛，接骨續筋。

應用　用於跌打損傷，骨折，血瘀疼痛，癭瘤，瘡瘍，燙傷。用量內服多入散劑3～5 g；外用適量。

文獻　《礦物藥》，108。

1491　光明鹽

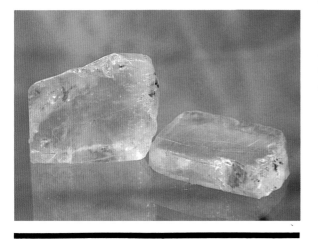

來源　爲一種湖鹽 Lake salt 的較大晶體。

形態　呈方或長方形塊，大小不一。具棱角或因潮解變鈍。無色透明，性脆。易溶於水，味鹹。

分佈　爲在較穩定環境中析出。主產於青海、甘肅、新疆。

採製　採後選完全透明潔淨者，用紙包裹，貯存於密閉容器中。

成分　主含氯化鈉。微量成分爲鈣、鎂、鋁、鈦、錳、硼、鎢、銅、鉀等。

性能　鹹，平。袪風，明目，潤下。

應用　用於頭面諸風，食積，脹痛，目赤腫痛，迎風流淚。用量內服1～1.5 g；外用適量。

文獻　《礦物藥》，117。

1492　花蕊石

來源　爲含有一定量蛇紋石的大理岩 Serpentiniated marble。

形態　呈不規則塊狀，具棱角。白色灰色或灰綠色均間有黃色斑點或彩暈。質較重較硬，斷面多具閃爍的亮星。氣、味皆無。

分佈　爲石灰岩經變質作用形成。主產於陝西、河北、河南、浙江、江蘇、湖南、山西、四川。

採製　採挖後選取有黃色斑點者。

成分　含量順序爲鈣、鋁、鎂、硅、鐵、錳、鈦、鎳、錫、鋅、銅、五氧化二磷、鉛等。

性能　酸，平。化瘀，止血。

應用　用於吐血，衄血，便血，崩漏，產婦血暈，胞衣不下，金瘡出血。用量內服入散劑5～15 g；外用適量。

文獻　《礦物藥》，138。

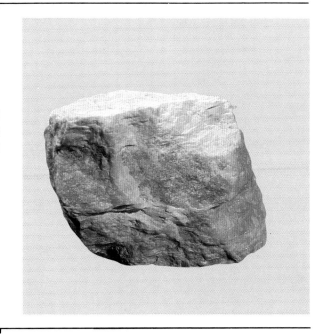

1493　赤石脂

來源　爲硅酸鹽類礦物紅色高嶺石 Kaolinite。

形態　呈不規則塊狀，多具棱角。紅色或紅白色相間。質較輕稍酥，有滑膩感染指，稍有土腥氣、微吸舌。

分佈　主要是風化作用產物。主產於福建、江蘇、陝西、湖北、山東、安徽、山西、河南。

採製　採挖後除去雜石、揀去雜質。

成分　含量順序爲硅、鋁、鐵、鉀、鈣、硫、鈉、鈦、錳、鋅、銅、鉛等。

性能　甘，平。澀腸，止血、收濕、生肌。

應用　用於久瀉，久痢，便血，脫肛，遺精，崩漏，帶下，潰瘍不斂。用量內服10～20 g；外用適量。

文獻　《礦物藥》，132。

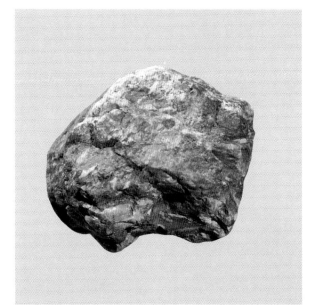

1494　長石

來源　爲硫酸鹽類礦物硬石膏 Anhydrite (granular structure)。

形態　呈層狀結構的不規則塊狀。由白、灰、淺紅等色層或顆粒相交。半透明、質較重較硬。氣、味均無。

分佈　形成於低溫熱液脈、灰岩或白雲質灰岩層中。主產於山西、陝西、湖北。

採製　採挖後除去雜石、泥土，洗淨曬乾。

成分　含量順序爲鈣、鎂、鋁、鐵、硅、鈦、錳、硼、銅、鎢等。

性能　辛，寒。除煩，清熱，止渴。

應用　用於熱病壯熱，口渴，小便不利，目赤腫痛，胸滿。用量內服10～20 g；外用適量。

文獻　《礦物藥》，30。

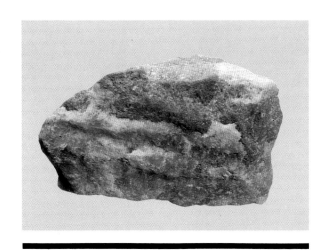

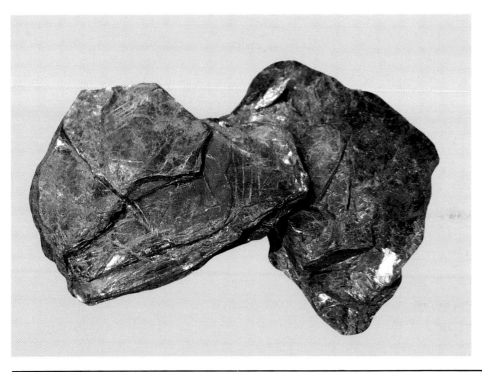

1495　金精石

來源　爲硅酸鹽類礦物水金雲母 Vermiculite。

形態　呈均勻片狀，大小不一，金黃色或稍黑較均勻。表面光滑，具玻璃光澤。質稍柔軟有韌性，燒之卷曲。斷面顯層，可單層剝離。氣微，味淡。

分佈　爲先形成金雲母，再被熱液作用水化轉變爲水金雲母。主產於內蒙古、河南、山東、山西、湖南、四川。

採製　採挖後除去雜石，選片狀金黃色者去泥土。

成分　含量順序爲鎂、鋁、鐵、鈣、硅、鈹、鋇、鈦、錳、錫、銅、鋅、鎳、鉛等。

性能　鹹，寒。鎮驚安神，明目去翳。

應用　用於心悸怔忡，心神不安，目赤腫痛，翳障，用量內服入丸、散3～5 g；外用適量。

文獻　《礦物藥》，149。

1496　砒石

來源　爲含砷礦物在氧化帶次生變化的砒石 Orpiment; Pigment 結晶。

形態　呈不規則塊狀。紅黃色而均勻，半透明。質較重性脆。斷面有較強的光澤。具特異臭氣。勿嘗。

分佈　主要爲礜石、雌黃、雄黃在氧化帶次生形成。主產於江西、湖南、湖北、貴州。

採製　採挖後除去雜石，選較純者。

成分　含量順序爲砷、鐵、鎂、錫、鈣、鋁、鈦、錳、五氧化二磷、鋅、鎢、釩等。

性能　辛、酸，熱。有大毒。祛痰截瘧，殺蟲，蝕惡肉。

應用　用於寒痰哮喘，瘧疾，休息痢，痔瘡，走馬牙疳，瘰癧。用量內服入丸、散0.03～0.05 g；外用適量。

文獻　《礦物藥》，162。

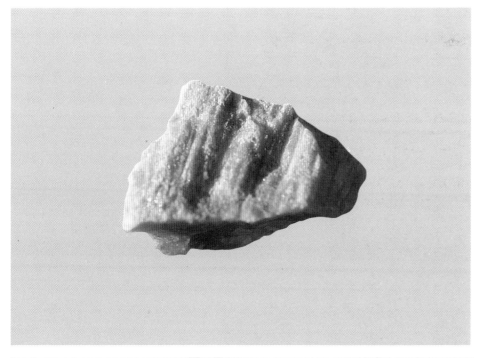

1497　脊突苔蟲骨骼 (海浮石)

來源　爲胞孔科動物脊突苔蟲 Costazia aculeata Canu et Bassler 的骨骼化石。

形態　略呈扁圓形，直徑2～5 cm。灰白或灰黃色。基部平坦，另面突起，作叉狀分枝，小枝堅硬而脆，斷面具細密的小孔。體輕，入水不沉，氣微腥，味微鹹。

分佈　爲蟲體分泌的石灰質形成的骨骼。主產於廣東、福建、山東、遼寧。

採製　從海里撈出，洗淨，曬乾。

成分　主含碳酸鈣；微量成分爲鎂、鐵等。

性能　鹹，寒。清肺火，化老痰，軟堅，通淋。

應用　用於痰熱咳嗽，老痰積塊，癭瘤，瘰癧，淋病，瘡腫，目翳。用量內服10～15 g；外用適量。

文獻　《大辭典》下，3995。

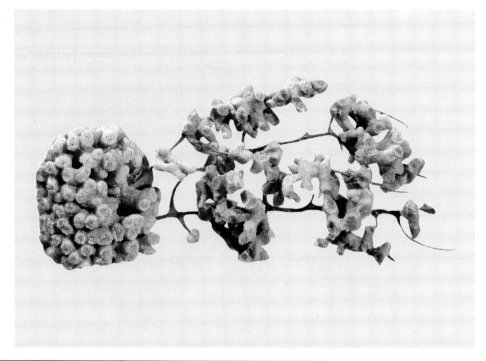

1498　人工砒石 (砒石)

來源　爲人工製成的砒石 Arsenic blanc。

形態　呈不規則塊狀，具灰、白、黃、紅色，顏色分佈不均勻。呈現爲熔融狀，或可見殘存的雌、雄黃。性脆。有蒜和硫磺樣的臭氣。勿嚐。

分佈　爲人工製品。

採製　用礬石、雄黃、雌黃，經加熱熔融後，冷却即成。

成分　含量順序爲砷、鐵、鎂、錫、鈣、鋁、鉛、鈦、錳、鋅等。

性能　辛、酸，熱。有大毒。祛痰截瘧，殺蟲，蝕惡肉。

應用　用於寒痰哮喘，瘧疾，休息痢；痔瘡，走馬牙疳，瘰癧。用量內服入丸、散0.03～0.05 g；外用適量。

文獻　《礦物藥》，162。

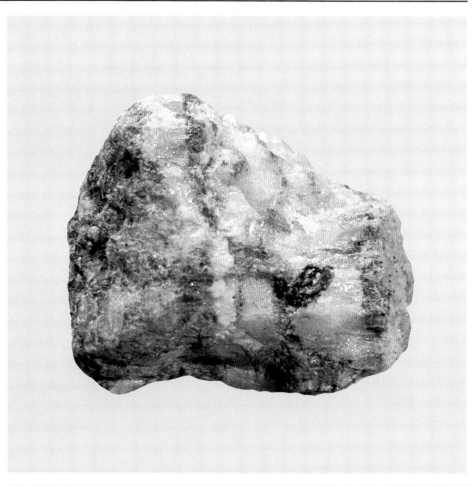

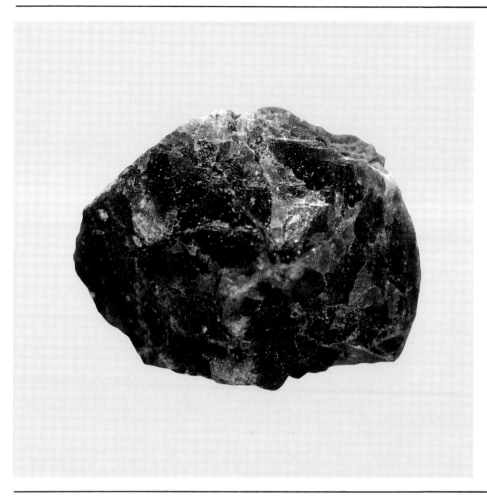

1499　紫硇砂 (硇砂)

來源　爲食鹽加工製成的紫硇砂 Purple salt 。

形態　呈重結晶的不規則塊狀。多呈不均勻的紫色。大塊有接觸皿器痕迹。質重性脆，易溶於水。有氨氣，味極鹹刺激舌。

分佈　爲人工製品。

採製　以食鹽爲主要原料加工製成。

成分　含量順序爲氯、鈉、鉀、鐵、五氧化二磷、鈦、錳、鈣、鋁等。

性能　鹹、苦，溫。消積軟堅，破瘀散結。

應用　用於癥瘕，噎膈反胃，痰飲，喉閉，經閉，疣贅，疔瘡，目翳。用量內服入丸、散0.5～1 g ；外用適量。

文獻　《礦物藥》，192。

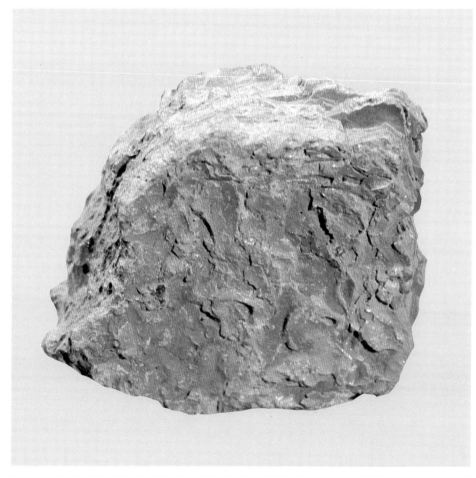

1500　密陀僧

來源　爲粗製的氧化鉛 Litharge 。

形態　呈不規則厚片狀，表面橙紅或黃色不均一，具較强光澤。質重性脆，斷面顯層，色澤不均勻。微有特異臭氣。

分佈　爲人工製品。

採製　將鉛熔化，用鐵棒在熔鉛中旋轉，熔鉛附着鐵棒後，取出浸入冷水中，熔鉛冷却即爲氧化鉛。

成分　含量順序爲鉛、鈉、鈣、鐵、鎂、鋁、硼、錫、銅等。

性能　鹹、辛，平。消腫殺蟲，收斂防腐，墜痰鎮驚。

應用　用於創傷，驚癇，久痢，潰瘍，濕疹，痔瘡。用量內服入丸、散0.3～0.8 g ；外用適量。

文獻　《礦物藥》，293。

參　考　書　目

一、中文

三畫

《大辭典》——《中藥大辭典》
（上、下冊及附編），江蘇新醫學
院編。上海：上海人民出版社，
1977。

四畫

《中草藥》——國家醫藥管理
局中草藥情報中心站，天津。

《中草藥學》——南京藥學院
《中草藥學》編寫組編。江蘇：江
蘇科學技術出版社，1976。

《中國植物學會50周年年
會論文滙編》——中國科學院植
物研究所和中國植物學會編，
1984。

《中國藥用植物圖鑑》——
第二軍醫大學藥學系。上海：上
海科學技術出版社，1961。

《中國藥用眞菌》——劉波
編著。太原：山西人民出版社。
1984。

《中國藥用眞菌圖鑑》——
應建浙、卯曉嵐等。北京：科學
出版社，1987。

《中國藥用眞菌》——楊雲
鵬、岳德超。哈爾濱：黑龍江科
學技術出版社，1981。

《中藥誌》（一至四冊）——
中國醫學科學院藥物研究所等編
著。北京：人民衛生出版社。

《中國動物藥》——鄧明
魯、高士賢編著。長春：吉林人
民出版社，1981。

《中國藥用動物名錄》——
高士賢等：長春中醫學院學報，
第二期（長春，1987）。

《中國藥用動物誌》（一至
二冊）——中國藥用動物誌編寫
組。天津：天津科學技術出版
社，1979，1983。

《中國有毒魚類和藥用魚
類》——伍漢霖等。上海：上海科
學技術出版社，1978。

《中國名貴珍稀水生動
物》——中國名貴珍稀水生動物編
委會編。杭州：浙江科學技術出
版社，1987年。

《中國植物誌》——中國科
學院中國植物誌編委會。北京：
科學出版社，1978～1987。

五畫

《生藥學》——樓之岑主編。
北京：人民衛生出版社，1965。

六畫

《吉林省中藥資源名
錄》——吉林省中藥資源普查辦公
室編，1988。

《吉林省有用有害眞
菌》——李茹光編著，長春：吉林
人民出版社，1980。

《西雙版納傣藥誌》——西
雙版納州民族藥辦公室編，1979
～1980。

《江蘇植物誌》——江蘇省
植物研究所編。南京：江蘇科學
技術出版社，1982。

《吉林省長白山區野生經
濟植物名錄》——吉林省農業區
劃委員會辦公室編，1985。

八畫

《長白山植物藥誌》——吉
林省中醫中藥研究所等編。長
春：吉林人民出版社，1982。

《東北動物藥》——吉林醫
科大學第四臨床學院中藥敎研室

編著。長春：吉林人民出版社，1977。

《東北草本植物誌》（三至七册）——中國科學院瀋陽林業土壤研究所編。北京：科學出版社，1975～1981。

《杭州藥用植物名錄》——杭州藥用植物園編印，1975。

《長白山藥用植物資源調查報告》——嚴仲鎧等。吉林省中醫中藥研究院，1980。

九畫

《思茅中草藥》——雲南省思茅地區文衛組編，1971。

十畫

《浙藥誌》——《浙江藥用植物誌》（上、下册），浙江藥用植物誌編寫組編。杭州：浙江科學技術出版社，1980。

《浙江動物藥資源及利用研究初報》——林乾良：《浙江中醫學院學報》增刊，1981。

十二畫

《雲南中草藥》——雲南省

衛生局編。昆明：雲南人民出版社，1975年。

《雲南中草藥選》——昆明軍區後勤部衛生部編，1970。

十三畫

《新華本草綱要》——江蘇植物研究所等編。上海：上海科技出版社，1988。

《滙編》——《全國中草藥滙編》（上、下册），全國中草藥滙編編寫組編。北京：人民衛生出版社，1976。

《新疆中草藥》——新疆維吾爾族自治區等編（烏魯木齊），1975。

十五畫

《廣西藥用動物》——林呂何編，南寧：廣西人民出版社，1987。

《廣西民族藥簡編》——黃燮才等主編。廣西壯族自治區衛生局藥品檢驗所，1980。

《廣西藥用植物名錄》——廣西壯族自治區中醫藥研究所編。南寧：廣西人民出版社，1986。

《廣東民間草藥》——廣州市衛生局藥品檢驗所編。廣州：廣東省藥政局，廣州市衛生局，1962。

《廣西藥用動物》——林呂何編，南寧：廣西人民出版社，1987。

十九畫

《藥典》——《中華人民共和國藥典一九八五年版》（一部），衛生部藥典委員會編。北京：人民衛生出版社，1985。

《藥學學報》——中國藥學會，北京。

二十畫

《礦物藥》——《中國礦物藥》，李大經等編著。北京：地質出版社，1988。

二、英文及其他外文

《蘇聯藥用植物圖誌》——莫斯科，1962。
（Н.В. Цицин: *АТЛАС ЛЕКАРСТВЕННЫХ РАСТЕНИЙ СССР* ГОСУДАРСТВЕННОЕ ИЗДАТЕЛЬСТВО МЕДИЦИНСКОЙ ЛИТЕРАТУРЫ МОСКВА 1962）

C.A. – Chemical Abstracts (weekly), The Chemical Abstracts Service, U.S.

拉 丁 學 名 索 引

Clintonia udensis Trautv. et Mey. *1425*

Codonopsis lanceolata (Sieb. et Zucc.) Trautv. *1378*

Codonopsis ussuriensis (Rupr. et Maxim.) Hemsl. *1379*

Coleus scutellarioides (L.) Benth. *1350*

Commelina communis L. *1419*

Conyza canadensis (L.) Cronq. *1392*

Cordyceps militaris (L. ex Fr.) Link *1002*

Coreopsis tinctoria Nutt. *1393*

Cornus macrophylla Wall. *1311*

Corydalis pallida (Thunb.) Pers. *1141*

Corylus heterophylla Fisch. ex Bess. *1070*

Costazia aculeata Canu et Bassler *1497*

Costus speciosus (Koenig)Smith *1443*

Costus tonkinensis Gagnep. *1444*

Coura trifasciata (Bell) *1470*

Craspedolobium schochii Harms. *1204*

Crataegus cuneata Sieb. et Zucc. *1169*

Crotalaria anagyroides H. B. K. *1205*

Crotalaria sessiliflora L. *1206*

Cryptomeria fortunei Hooibrenk ex Otto et Dietr. *1062*

Cryptotympana pustulata Fabricius *1462*

Curculigo capitulata (Lour.) O. Kuntze *1436*

Cuscuta japonica Choisy *1343*

Cyathula officinalis Kuan *1096*

Cyathus stercoreus(Schw.) de Toni *1039*

Cycas siamensis Miq. *1057*

Cymbidium goeringii (Rchb. f.) Rchb. *1446*

Cymbidium sinense (Andr.) Willd. *1447*

Cynanchum glaucescens (Decne.) Hand. – Mazz. *1338*

Cynanchum komarovii Al. Iljiuski *1339*

Cypripedium guttatum Sw. *1448*

Cypripedium macranthum Sw. *1449*

Daphne genkwa Sieb. et Zucc. *1289*

Daphne Koreana Nakai *1290*

Dasiphora fruticosa (L.) Rydb. *1170*

Daucus carota L. var. sativa DC. *1307*

Deeringia amaranthoides (Lam.) Merr. *1097*

Dianella ensifolia (L.) DC. *1426*

Dianthus chinensis L. *1100*

Dianthus chinensis L. var. morii (Nakai) Y. C. Chu *1101*

Dianthus superbus L. *1102*

Docynia delavayi (Franch.)Schneid. *1171*

Dolichos lablab L. *1207*

Drosera rotundifolia L. *1154*

Duchesnea indica (Andr.) Focke *1172*

Echinops gmelini Turcz. *1394*

Echinops latifolius Tausch. *1395*

Edgeworthia chrysantha Lindl. *1291*

Elaeagnus angustifolia L. *1292*

Elaeocarpus hainanensis Oliv. *1272*

Elephantopus scaber L. *1396*

Embelia ribes Burm. f. *1319*

Emberiza aureola pallas *1475*

Emberiza spodocephala Pall. *1476*

Epilobium amurense Hausskn. *1295*

Epilobium cylin drostigma Kom. *1296*

Epimedium koreanum Nakai *1131*

Equisetum diffusum D. Don *1043*

Eriocheir sinensis H.Mirne–Edwards *1460*

Eschscholzia californica Cham *1142*

Euonymus bungeanus Maxim. *1255*

Euphorbia humifusa Willd. *1248*

Euphorbia savaryi Kiss. *1249*

Euphrasia tatarica Fisch. *1358*

Euryale ferox Salisb. *1109*

Exochorda racemosa (Lindl.)Rehd. *1173*

Fatsia japonica Decne. et Planch. *1302*

Felis bengalensis Kerr *1478*

Filipendula palmata (Pall.) Maxim var. glabra Ledeb. ex Kom. et Alis *1174*

Fomes fomantarius (Fr.) Kickx *1006*

Fomitopsis annosa (Fr.) Karst. *1007*

Forsythia giraldiana Lingelsh. *1322*

Fragaria ananassa Duchesne *1175*

Fritillaria ussuriensis Maxim. *1427*

Gagea lutea (L.) Ker.-Gawl. *1428*

Galinsoga parviflora Cav. *1397*

Ganoderma applanatum (Pers. ex Gray) Pat. *1008*

Ganoderma sinense Zhao, Xu et Zhang *1009*

Ganoderma tsugae Murr. *1010*

Gentiana squarrosa Ledeb. *1330*

Gentiana triflora Pall. *1331*

Geranium eriostemon Fisch. *1230*

Geranium japonicum Franch. *1231*

Geranium paishanense Y. L. Chang *1232*

Glauberite *1488*

Gleditsia melanacantha Tang et Wang *1208*

Gloeophyllum trabeum (Pers. ex Fr.) Murr. *1011*

Glycosmis parviflora (Sims) Kurz. *1237*

Glycyrrhiza uralensis Fisch. *1209*

Gnaphalium affine D. Don *1398*

Gryllotalpa afuricana Palisot et Beauvois *1461*

Gymnadenia conopsea (L.) R. Br. *1450*

Halenia corniculata (L.) Cornaz. *1332*

Haliotis discus Hannai Ino *1454*

Haliotis diversicolor Reeve *1453*

Hedyotis auricularia L. *1368*

Hedysarum ussuriense I. Schischk. et Kom. *1210*

Hematite *1486*

Henricia liviuscula (Stimpson) *1464*

Hericium coralloides (Scop. ex Fr.) Pers. ex Gray *1004*

Hericium erinaceus (Bull. ex Fr.) Pers. *1005*

Hibiscus sabdariffa L. *1275*

Hirudo nipponica (Whitman) *1451*

Hirundo daurica Linnaeus *1474*

Hohenbuehelia serotina (Schead. ex Fr.) Sing. *1025*

Hornblende asbestos *1481*

Humata tyermanni S. Moore *1049*

Hylomecon japonica (Thunb.) Prantl et Kündig *1143*

Hypericum ascyron L. *1281*

Hypericum patulum Thunb. *1282*

Ilex latifolia Thunb. *1253*

Impatiens balsamina L. *1258*

Impatiens furcillata Hemsl. *1259*

Impatiens noli-tangere L. *1260*

Indigofera fortunei Craib. *1211*

Indigofera pseudotinctoria Matsum. *1212*

Inocybe fastigiata (Schaeff. ex Fr.) Quél. *1035*

Inula salsoloides (Turcz.) Ostenf. *1399*

Iris ensata Thunb. *1441*

Jasminum floridum Bunge. *1323*

Jasminum mesnyi Hance *1324*

Jeffersonia dubia (Maxim.) Benth. et Hook. f. *1132*

Juncus setchuensis Buchen. *1420*

Kaolinite *1493*

Kochia scoparia (L.) Schrad. *1094*

Lactarius piperatus (L.ex Fr.) Gray *1021*

Lactarius volemus Fr. *1022*

Lactuca sativa L. *1400*

Lake salt *1491*

Lamprotula leai (Gray) *1458*

Lanceolaria grayana (Lea) *1457*

Larix olgensis Henry *1058*

Lathyrus pratensis L. *1213*

Ledum palustre L. var. angustum N. Busch. *1314*

Leontopodium leontopodioides (Willd.) Beauv. *1401*

Leonurus artemisia (Lour.) S.Y.Hu *1351*

Lepidogrammitis drymoglossoides (Bak.) Ching *1055*

Lepisorus ussuriensis (Regel et Maack) Ching *1056*

Lespedeza bicolor Turcz. *1214*

Leucojum aestivum L. *1437*

Ligularia japonica (Thunb.) Less *1402*

Ligusticum jeholense (Nakai et Kitag.) Nakai et Kitag. *1308*

Ligustrum lucidum Ait. *1325*

Ligustrum sinense Lour. *1326*

Limonnized pyrite *1490*

Lindera angustifolia Cheng *1139*

Liriope platyphylla Wang et Tang *1429*

Litharge *1500*

Litsea cubeba (Lour.) Pers. *1140*

Lobelia chinensis Lour. *1380*

Lonicera caerulea L. var. edulis Turcz. ex Herd. *1370*

Lonicera monantha Nakai *1371*

Loropetalum chinensis (R. Br.) Oliv. *1167*

Luculia intermedia Hutch. *1369*

Ludwigia prostrata Roxb. *1297*

Lychnis coronata Thunb. *1103*

Lychnis fulgens Fisch. *1104*

Lycogala epidendrum (L.) Fr. *1001*

Lycoperdon perlatum Pers. *1037*

Lycoperdon pyriforme Schaeff. ex Pers. *1038*

Lycopodium annotinum L. *1041*

Lycoris aurea (L.Hérit) Herb. *1438*

Lycoris sprengeri Comes *1439*

Lysimachia klattiana Hance *1321*

Maackia amurensis Rupr. et Maxim. *1215*

Macrolepiota procera (Scop. ex Fr.) Sing. *1034*

Maesa japonica (Thunb.) Moritzi *1320*

Magnolia denudata Desr. *1133*

Magnolia officinalis Rehd. et Wils. var. biloba Rehd. et Wils. *1134*

Maianthemum bifolium (L.) Fr. Schmidt *1430*

Malachium aquaticum (L.) Fries *1105*

Mallotus japonica Muell. -Arg. *1250*

Mallotus tenuifolius Pax *1251*

Malus baccata (L.) Borkh. *1176*

Malus halliana (Voss.) Koehre *1177*

Malva rotundifolia L. *1276*

Matricaria chamomilla L. *1403*

Medicago hispida Gaertn *1216*

Melandrium firmum (Sieb. et Zucc.)Rohrb. *1106*

Memorialis hirta (BL.) Wedd. *1078*

Menyanthes trifoliata L. *1333*

Metaplexis japonica (Thunb.) Makino *1340*

Michelia figo (Lour.) Spreng *1135*

Morus australis Poir. *1076*

Mukdenia rossii (Oliv.) Koidz. *1162*

Naja naja (Linnaeus) *1471*

Narcissus tazetta L. var. chinensis Roem *1440*

Nelumbo nucifera Gaertn. *1110*

Neottopteris nidus (L.) J. Sm. *1053*

Nephrite *1482*

Nerium indicum Mill. *1335*

Nitraria sibirica Pall. *1234*

Onoclea sensibilis L. var. interrupta Maxim. *1054*

Onychium japonicum (Thunb.) Kunze *1051*

Ophioglossum pedunculosum Desv. *1044*

Ophioglossum thermale Kom. *1045*

Ophioglossum vulgatum L. *1046*

Oplopanax elatus Nakai *1303*

Orostachys cartilaginea A. Bor. *1155*

Orpiment; Pigment *1496*

Orychophragmus violaceus (L.) O. E. Schul *1152*

Oryza sativa L. *1412*

Osmanthus cooperi Hemsl. *1327*

Oudemansiella mucida (Schrad. ex Fr.) Hohn. *1030*

Oxyria digyna (L.) Hill *1084*

Oxytropis anertii Nakai *1217*

Panax ginseng C. A. Mey. *1304*

Panellus stypticus (Bull. ex Fr.) Karst. *1026*

Papaver pseudo-radicatum Kitag. *1144*

Parthenocissus tricuspidata (Sibe. et Zucc.) Planch. *1271*

Patrinia sinensis (Levl.) Koidz. *1375*

Paulownia tomentosa (Thunb.) Steud. *1359*

Pedicularis palustris L. *1360*

Pedicularis verticillata L. *1361*

Peganum nigellastrum Bunge *1235*

Penaeus orientalis Kishnouye *1459*

Pennisetum alopecuroides (L.) Spr. *1413*

Perilla frutescens (L.) Britt. var. acuta (Thunb.) Kudo *1352*

Petasites japonicus (Sieb. et Zucc.) F.Schmidt *1404*

Pharbitis purpurea (L.) Voigt *1344*

Phellinus igniarius (L.ex Fr.) Quel. *1012*

Phellinus linteus (Berk. & Curt.) Teng *1013*

Phellinus rimosus (Berk.) Pilat *1014*

Phellodendron chinense Schneid. *1238*

Phlogacanthus curviflorus (Wall.) Nees *1366*

Pholiota adiposa (Fr.) Quél. *1036*

Phragmites communis (L.) Trin. *1414*

Picea jezoensis Carr. var. komarovii (V. Vassil) Cheng et L. K. Fu *1059*

Pinus bungeana Zucc. *1060*

Pinus sylvestris L. var. sylvestriformis(Takenouchi) Cheng et C.D.Chu *1061*

Pistacia chinensis Bunge *1252*

Plantago lanceolata L. *1367*

Platycarya strobilacea Sieb. et Zucc. *1067*

Platycodon grandiflorum (Jacq.) A. DC. *1381*

Pleurotus citrinopileatus Sing. *1027*

Pleurotus ostreatus (Jacq. ex Fr.) Quel. *1028*

Polemonium villosum Rud. ex Georgi *1345*

Polygala arillata Buch.-Ham. *1244*

Polygonum chinense L. *1085*

Polygonum divaricatum L. *1086*

Polygonum laxmanni Lepech. *1087*

Polygonum longisetum De Bruyn *1088*

Polygonum thunbergii Sieb. et Zucc. *1089*

Polygonum viscosum Buch. Ham. *1090*

Polygonum viviparum L. *1091*

Polytricum commune Hedw. *1040*

Poria cocos (Schw.) Wolf. *1015*

Potentilla bifurca L. var. glabrata Lehw. *1178*

Potentilla fragarioides L. *1179*

Potentilla freyniana Bornm. *1180*

Prunus japonica Thunb. *1181*

Prunus japonica(Thunb.) Lois. var. nakaii (Lévl.) Yü et Li *1182*

Prunus maackii Rupr. *1183*

Prunus mume (Sieb.) S. et Z. *1184*

Prunus persica (L.) Batsch *1185*

Pseudostellaria heterophylla (Miq.) Pax et Pax et Hoffm. *1107*

Psophocarpus tetragonolobus DC. *1218*

Pteris semipinnata L. *1050*

Pulsatilla chinensis (Bge.) Regel. *1128*

Purple salt *1499*

Pyrola minor L. *1312*

Pyrola tschanbaischanica Chou et Y. L. Chang *1313*

Pyrus calleryana Dcne. *1186*
Quercus glandulifera Bl. *1072*
Qelitic hematite *1487*
Rangifer tarandus Linnaeus *1480*
Ranunculus muricatus L. *1129*
Raphanus sativus L. *1153*
Rauvolfia serpentina (L.) Benth, ex
Kurz. *1336*
Rhamnus davurica Pall. *1261*
Rhamnus diamantiaca Nakai *1262*
Rhamnus ussuriensis J. Vass. *1263*
Rheum officinale Baill. *1092*
Rhodiola angusta Nakai *1156*
Rhododendron brachycarpum D. Don
1315
Rhododendron chrysanthum Pall. *1316*
Rhododendron parvifolium Adams.
1317
Rhynchanthus beesianus W.W. Smith
1445
Ribes komarovii A. Pojark *1163*
Ribes mandshuricum (Maxim.) Kom.
1164
Robinia pseudoacecia L. *1219*
Rosa acicularis Lindl. var. taguetii
Nakai *1187*
Rosa banksiae Aiton. *1188*
Rosa koreana Kom. *1189*
Rosa roxburghii Tratt. *1190*
Rosa rugosa Thunb. *1191*
Rubus corchorifolius L. *1192*
Rubus crataegifolius Bunge *1193*
Rubus hirsutus Thunb. *1194*
Russula emetica (Schaeff. ex Fr.) Pers.
ex Gray *1023*
Russula nigricans (Bull.) Fr. *1024*
Salsola ruthenica Iljin *1095*
Sanguisorba sitchensis C. A. Mey.
1195
Santalum album L. *1080*
Saraca dives Pierre *1220*
Saurauia napaulensis DC. *1277*
Saxifraga manshuriensis (Engler)
Kom. *1165*
Saxifraga punctata L. *1166*
Schisandra chinenesis (Turcz.) Baill.
1136
Scorzonera divaricata Turcz. *1405*
Scrophularia ningpoensis Hemsl.
1362
Securidaca inappendiculata Hassk.
1245
Sedum kamtschaticum Fisch. *1157*
Sedum pallescens Freyn *1158*
Selaginella doederleinii Hieron *1042*
Selenarctos thibetanus G. Cuvier
1477
Senecio cannabifolium Less. var.
integrifolius (Koidz.) Kitam.
1406

Sericolite *1484*
Sericolite Ying-Cheng *1485*
Serpentiniated marble *1492*
Siegesbeckia glabrescens Makino
1407
Silene repens Patr. *1108*
Smilacina dahurica Turcz. *1431*
Solenognathus hardwickei Gray *1466*
Solidago canadensis L. *1408*
Solidago virgaurea L. ssp. dahurica
Kitag. *1409*
Sophora alopecuroides L. *1221*
Sorbus pohuashanensis (Hance) Hedl.
1196
Spiraea pubescens Turcz. *1197*
Stachys baicalensis Fisch. ex Benth.
1353
Stachys japonica Miq. *1354*
Stachys oblongifolia Benth. *1355*
Stemona japonica (Bl.) Miq. *1421*
Stenoloma chusanum (L.) Ching *1048*
Stereum sanguinolentum (Alb. et
Schw.) Fr. *1003*
Strophanthus divaricatus (Lour.)
Hook. et Arn. *1337*
Strychnos nux-vomica L. *1328*
Strychnos walli-chiana Steud. *1329*
Syngnathus acus Linnaeus *1467*
Synurus deltoides (Ait.) Nakai *1410*
Tamarindus indica L. *1222*
Ternstroemia gymnanthera (Wight et
Arn.) Sprague *1279*
Terra tiavausta *1489*
Thermopsis chinensis Benth. *1223*
Tilia mandshurica Rupr. et Maxim.
1273
Torilis japonica (Houtt.) DC. [Torilis
anthriscus (L.) Gmel.] *1309*
Trametes cinnabarina (Jacq.) Fr. *1016*
Trametes gibbosa (Pers. ex Fr.) Fr.
1017
Trametes orientalis (Yasuda) Imaz.
1018
Trametes suaveoleus (L. ex Fr.) Fr.
1019
Trifolium lupinaster L. *1224*
Trifolium repens L. *1225*
Tripterygium regelii Sprague et Tak.
1256
Tropaeolum majus L. *1233*
Turbo chrysostomus (Linnaeús) *1455*
Turbo cornutus Solander *1456*
Tyromyces sulphureus (Bull. ex Fr.)
Donk *1020*
Ulmus parvifolia Jacq. *1074*
Uraria crinita Desv. var. macrostachya
Wall. *1226*
Urtica angustifolia Fisch. ex Hornem.
1079

Vaccinium uliginosum L. *1318*
Ventilago leiocarpa Benth. *1264*
Veratrum dahuricum (Turcz.) Loes. f.
1432
Veratrum oxysepalum Turcz. *1433*
Verbena officinalis L. *1348*
Vermiculite *1495*
Veronica didyma Tenore. *1363*
Viburnum dilatatum Thunb. *1372*
Viburnum plicatum Thunb. f.
tomentosum (Thunb.) Rehd.
1373
Viburnum sargentii Koehne *1374*
Vicia cracca L. *1227*
Vicia venosa (Willd.) Maxim. *1228*
Viola acuminata Ledeb. *1283*
Viola odorata L. *1284*
Viola xanthopetala Nakai *1285*
Whitmania pigra (Whitman) *1452*
Xanthium sibiricum Patrin. ex Widd.
1411
Xylosma japonicum (Walp.) A. Gray
1286
Yucca filamentosa L. *1434*
Zanthoxylum planispinum Sieb. ex
Zucc. *1239*
Zanthoxylum schinifolium Sieb. et
Zucc. *1240*
Zanthoxylum simulens Hance var.
Podocarpum Huang *1241*
Ziziphus mauritiana Lam *1265*

中文名稱索引